前 言

新生命降临之际，每一个家庭都沉浸在喜悦之中、满怀希望与憧憬，同时也可能充满了对未知领域的困惑与担忧。在这个信息爆炸的时代，关于新生儿护理的各类信息纷繁复杂，其中不乏充斥着错误的信息，这给新手父母带来了不必要的焦虑、困扰甚至误导。正是基于此背景，北京协和医院新生儿重症监护室（NICU）的护理团队，精心编纂了这本《协和新生儿婴幼儿护理全攻略》。

本书由长期奋战在新生儿救治一线的护士们执笔，她们以丰富的临床经验、深厚的专业知识及对新生儿护理事业的无限热爱，精心挑选并解答了300余个家长最为关心、最为迫切的新生儿护理问题。这些问题涉及如何了解婴幼儿奇怪但正常的现象，如何轻松快乐母乳喂养，如何识别与初步应对婴幼儿常见症状，如何预防婴幼儿生病受伤，父母必备急救技能，对此编者逐一进行深度剖析与解答，旨在为广大家长提供一本权威、实用、易于理解的护理指南。

本书摒弃了传统的说教式讲解方式，转而采用“问题导入+谣言粉碎机+专业解答”的独特模式，针对各种流传甚广的婴幼儿护理谣言，进行了逐一的澄清与反驳，旨在应用科学的证据和专业的知识，通过最直接、最有效的方式，解答婴幼儿护理过程中遇到的各种疑问与困惑。

我们相信，通过本书的引导与帮助，每一位家长都能逐步成长为最好的婴幼儿护理专家。这一过程不仅需要您掌握专业的护理知识与技能，更需要您拥有一颗充满爱心与耐心的心。让我们一起努力，为婴幼儿的成长撑起一片爱的天空，让他们在关爱与呵护中茁壮成长。

最后，衷心感谢每一位选择本书的家长，您的信任与支持是我们不断前进的动力。愿这本书成为您育儿路上的良师益友，陪伴您与宝宝共同度过这段珍贵而美好的时光。

编　者

2024年1月

协和新生儿婴幼儿
护理全攻略

主　编　郭　娜　蔡永华　冯淑菊

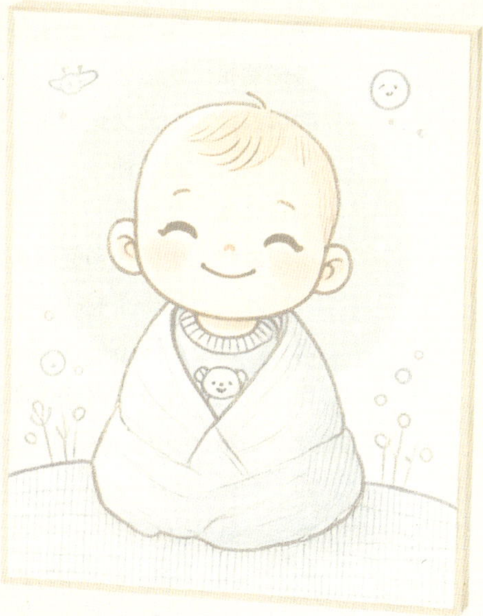

中国协和医科大学出版社
北　京

图书在版编目（CIP）数据

协和新生儿婴幼儿护理全攻略 / 郭娜, 蔡永华, 冯淑菊主编. -- 北京：中国协和医科大学出版社, 2025. 7. -- ISBN 978-7-5679-2458-1

Ⅰ. R174

中国国家版本馆CIP数据核字第20246BN937号

主　　编　郭　娜　蔡永华　冯淑菊
责任编辑　沈冰冰
封面设计　知沛文化传媒（天津）有限公司
责任校对　张　麓
责任印制　黄艳霞
出版发行　**中国协和医科大学出版社**
（北京市东城区东单三条9号　邮编100730　电话010-65260431）
网　　址　www.pumcp.com
印　　刷　北京联兴盛业印刷股份有限公司
开　　本　710mm×1000mm　1/16
印　　张　20.25
字　　数　260千字
版　　次　2025年7月第1版
印　　次　2025年7月第1次印刷
定　　价　75.00元

编者名单

主　编　郭　娜　蔡永华　冯淑菊

副主编　周　叜　王亚静

编　者（按姓氏笔画排序）

于素杰　王亚静　田春辉　冯淑菊

李　悦　李海洋　杨　冰　张　倩

陈　瑶　周　瑛　周　叜　胡米佳

莫雅睿　郭　娜　唐　娜　崔国凤

淡海涛　景亚琳　谢羽庭　蔡永华

目 录

第一章

淡定从容

——婴儿奇怪但正常的现象

1. 为什么顺产的宝宝头是长的?

宝宝的头相对于妈妈的产道来说通常比较大，并且宝宝的颅骨骨缝未完全闭合，胎头在通过产道时，为了适应产道，被不断挤压塑形，从而顺利娩出，所以多数顺产宝宝出生时的头是长的，像个橄榄，这是正常现象。

2. 如何让宝宝长大后拥有小圆头?

前3个月是宝宝头型塑造的关键时期。首先给宝宝选择软硬适中的床垫，均匀释放头部压力，并注意变换头与床垫接触的部位，在采用俯卧、左侧卧、右侧卧时，应在大人看护下进行。当宝宝可以坐起来时，选择合适的载婴工具如背带等，减少宝宝头部和座椅、床垫的接触时间。

3. 宝宝出生时，头上有个“包”，是怎么回事?

顺产的宝宝除了头会变长，头皮上还可能出现隆起的“包”，这个“包”称为先锋头，也称产瘤（图1-1）。

先锋头是胎儿经过产道娩出时，因胎头大于产道，在产道扩张中胎头受软组织压迫使静脉回流受阻，水分外渗造成头皮软组织水肿而形成的（图1-2）。常见于胎膜早破、分娩时间过长、使用胎头吸引器或者产钳辅助生产。

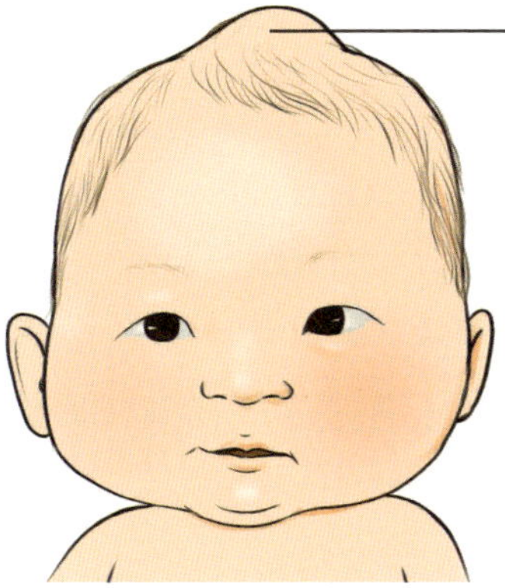

图 1-1　先锋头

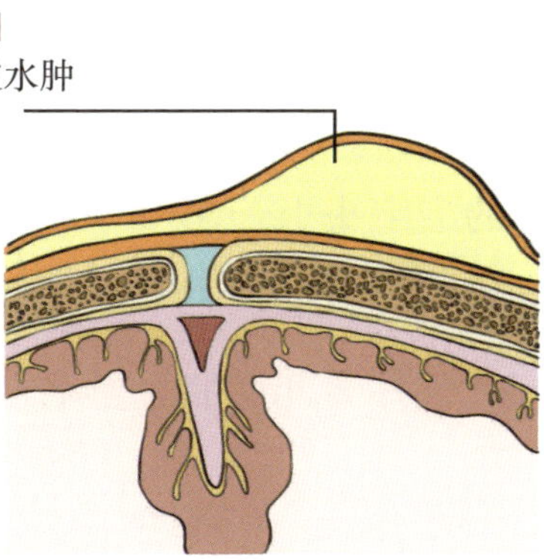

图 1-2　头皮水肿剖析图

4. 先锋头能消失吗？会有后遗症吗？

先锋头是经阴道分娩的新生儿正常的生理现象，无须处理，一般数天内可自行吸收，宝宝的头后期会逐渐圆起来，边缘隆起的“棱”也会消失，不会对宝宝产生影响。

5. 揉一揉可以使“包”快速消失吗？

揉一揉不但不会帮助水肿吸收，还可能使水肿加重，另外，宝宝的头部有未闭合的囟门，所以不建议搓揉宝宝的头部。

6. 有“先锋头”的宝宝需要注意什么？

先锋头无法完全预防，常并发头皮血肿。头皮血肿可能导致黄疸值的增高和/或头皮血肿感染，家长们需要关注宝宝黄疸的进展及表皮创面情况。

7. 宝宝头上的黄色痂片是什么?

有的宝宝头上长了厚厚的黄色鳞片状的痂皮，主要分布在囟门附近，在民间也有它的很多传说，如舅舅屎、牛屎堆、胎毒等，这其实叫作头皮乳痂，也称婴儿胎脂，学名脂溢性皮炎，常出现于3周龄至1岁时（图1-3）。

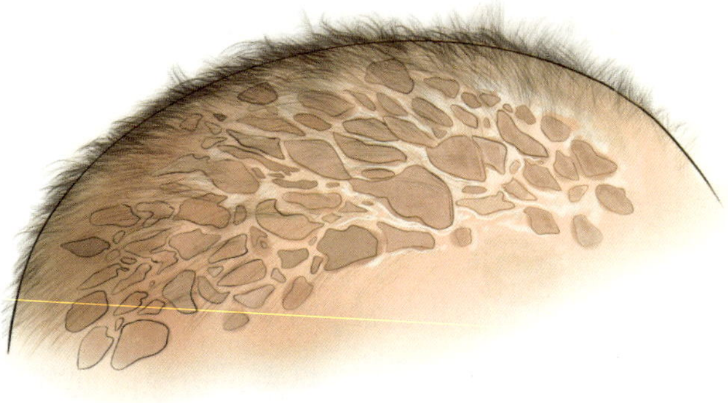

图1-3　头皮乳痂

8. 头皮乳痂是如何形成的?

婴儿刚出生时，在皮肤表面有一层油脂，这是一种由皮肤和上皮细胞分泌形成的黄色物质。如果婴儿出生后经常不洗头，时间一长，这些分泌物和灰尘聚集在一起就会形成较厚的头皮乳痂。

9. 如何处理宝宝头上的乳痂?

如果宝宝没有任何不适，无须特殊处理，待自然脱落即可。如果乳痂堆积过多引起头皮瘙痒，或过厚影响对囟门的观察，可以适当清洗，避免抓挠或抠除痂皮，以免损伤宝宝头皮，继而引发感染。

我们可以在给宝宝洗澡前在头皮涂抹抚触油，用量以不滴落为宜，用保鲜膜包裹头皮，等待痂皮软化后再用清水加少量宝宝专用洗发水洗头，不建议用肥皂或香皂给宝宝清洗，洗头时配合指腹轻轻按摩宝宝头皮，清洗后痂皮就会越来越少。乳痂一般不能一次清洗干净，家长要耐心多给宝宝清洗几次。需要注意的是，有的宝宝头皮乳痂比较严重，有明显的发红、瘙痒，可能存在真菌感染，需要去皮肤科及时治疗。

10. 怎么预防再长头皮乳痂？

宝宝头皮出汗会加重乳痂的症状，定期给宝宝洗澡洗头，每周至少2～3次；注意宝宝的穿衣厚度，避免大量出汗，让宝宝头皮保持干燥清爽，这样就可以预防再长头皮乳痂了。

11. 宝宝总是斜着看东西，眼睛是不是有问题？

正常的眼部聚焦能力是宝宝正常视力发育的关键因素，但部分新生儿由于眼部肌肉失衡，使得双眼运动不协调，表现为双眼不能同时注视同一目标，我们称之为斜视。新生儿斜视较常见，属于生理性斜视，一般3个月后会逐渐改善，但如果宝宝斜视持续到6个月以后，建议带宝宝到眼科门诊咨询。

12. 如何促进宝宝眼睛正常发育？

（1）注意宝宝的眼部卫生和用眼习惯。不要长时间在固定位置悬挂饰品、玩具，减少灯光、电子屏幕等对宝宝眼睛的刺激，避免阳光直射眼睛。

（2）经常变换身体的位置，不要长期偏向一侧，例如，妈妈不能总睡在宝宝的某一侧，抱宝宝时不能总用单侧抱。

（3）引导宝宝转动眼球，例如，用玩具吸引宝宝的视线，使眼球跟着转动。

（4）多带宝宝到户外活动，接触大自然，看看花草树木来放松眼睛。

13. 如何识别真性斜视?

当孩子看东西时眯眼或歪头，阳光下喜闭一只眼睛，手眼协调差，走路总摔跤，上台阶总是迈步不准确，出现这些异常情况时，家长要警惕孩子可能出现了斜视。家长最好每年带孩子到眼科检查，以便及早发现斜视。有斜视遗传史的孩子，应尽早行眼部检查。

斜视需要早发现，早干预，早期治疗，越早治疗效果越好，所以及时发现很重要。

14. 宝宝眼睛为什么会有分泌物?

主要有以下几种原因。

（1）鼻泪管发育不全：宝宝鼻泪管相对比较狭窄，眼泪产生后无法顺畅地流到鼻腔，只能积在眼睛里（图1-4）。当眼泪中的水分蒸发后，会形成白色或黄色的分泌物。鼻泪管会随着宝宝的生长发育逐渐成熟，功能也会随之完善。

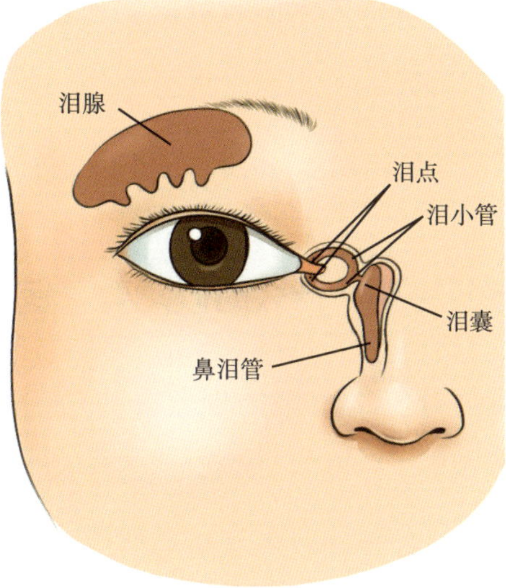

图1-4　鼻泪管及相关解剖

（2）倒睫：由于宝宝鼻梁发育不成熟，宝宝鼻梁上端与额部相连处的鼻根扁平，使得下眼睑易向内卷，长在下眼睑上的眼睫毛向眼球的方向生长，便形成了倒睫。倒睫会使眼球受到摩擦刺激，导致分泌较多眼泪，家长会发现宝宝早上醒来眼睛上可能有些白色分泌物。这种现象会随着宝宝鼻梁的发育而自行改善，一般1岁左右，睫毛会自然向外生长，分泌物便渐渐减少了。所以家长不必过于担忧，也不要自行拔除睫毛，以免操作不当对宝宝造成伤害。如果倒睫情况比较严重，可以带宝宝到医院就诊，请医生处理。

（3）外界因素：睑腺分泌的油脂和白天进入眼球的灰尘混合在一起也会形成分泌物。

15. 宝宝眼睛里的分泌物如何处理?

如果宝宝的眼泪或分泌物不是很多，无须治疗，家长需清洁双手后用干净的纱布或纸巾将其擦掉。如果眼睛分泌物比较干，可以用温热的毛巾湿敷，软化后再将其轻轻擦掉。另外，也可以用手指按摩宝宝的鼻泪管帮助疏通。

16. 宝宝眼睛有分泌物，什么时候需要看医生?

如果宝宝出现眼睛分泌物增多的现象，甚至出现深黄色浓稠的分泌物，或者伴有眼充血、发红，说明可能出现了细菌感染。细菌侵入到泪囊可能会并发角膜炎，甚至影响视力发育。这时我们不要擅自处理，需要及时到医院就诊。

17. 宝宝眼睛里进了睫毛，如何取出来?

首先，如果宝宝没有不舒服的表现，可以不做处理，睫毛会随着宝宝眨眼或流眼泪移动到眼睛边缘，自然滑出眼球；如果宝宝出现揉眼睛等不适表现，可用眼药水（人工泪液）或无菌生理盐水冲洗眼睛，注意不能使用自来水。滴眼药水前，家长要将手洗干净，轻轻拉开宝宝的下眼睑，将眼药水滴在下眼睑和眼球之间。

不建议家长用手或棉签去除睫毛，因为眼部比较敏感，宝宝不能很好地配合，操作不当，很容易损伤眼角膜。

18. 宝宝为什么会频繁地打喷嚏，是生病了吗?

打喷嚏是宝宝天生具有的一种机体自我保护机制。新生儿刚刚离开子宫，呼吸系统中还留有积存的羊水和较多的黏液，需要通过打喷嚏的方式将其排出。另外，由于组织器官还未发育成熟，鼻黏膜非常敏感，对新环境的温度、气味等不适应，当遇到灰尘、烟雾、冷空气等刺激时，都会用打喷嚏来缓解不适。宝宝通过打喷嚏既能帮助清除鼻腔内的异物，还能防止灰尘等小异物进入呼吸道。因此，宝宝会出现打喷嚏的现象。

19. 如何辨别宝宝打喷嚏是生病了？

如果宝宝打喷嚏并伴有流清涕、咳嗽、呛奶或轻微咳嗽、没有食欲、发热（体温超过38℃），我们就需要警惕是否有上呼吸道感染的情况。我们要观察宝宝的精神状况及体温变化，必要时及时就医，以免耽误病情。

20. 宝宝打喷嚏时，家长需要做什么？

调节室内温度，注意不要让宝宝受凉；保持室内合适的湿度，室内过于干燥会导致鼻腔黏膜干燥，进一步引起打喷嚏的情况发生；定时通风，不要在屋内放置鲜花，不要喷香水，不要在新生儿周围抽烟；鼻腔内分泌物阻挡也容易导致打喷嚏，我们可以给宝宝简单清洗，用棉签或棉条蘸上生理盐水放入宝宝的鼻孔内，轻轻旋转几下后拉出来，即使没有什么东西出来也可以帮助宝宝打喷嚏，让分泌物随着喷嚏打出来。由于宝宝鼻腔黏膜脆弱，容易受损伤引起鼻出血，要注意动作轻柔。不要私自用药，新生儿打喷嚏一般通过调节可以改善，不要自行给宝宝服用药物，以免影响宝宝的健康发育。如果除打喷嚏还出现发热、呛奶等症状，需要及时就医，遵医嘱用药。

21. 宝宝脸蛋两边鼓鼓的是什么？

每一个新生儿口腔两侧颊部都有一个较厚隆起的脂肪垫，俗称“螳螂嘴”，由于每个宝宝脂肪垫的厚度不同，有的表现明显，有的不明显，它不仅不妨碍新生儿吸奶，反而有利于吸吮。

“螳螂嘴”是一种新生儿时期正常的生理现象，无须做任何处理，以后随着年龄的增长会逐渐消失。一定不能用针挑破、刀割或用粗布擦拭。新生儿时期唾液腺的功能尚未发育成熟，口腔黏膜比较干燥且极为娇嫩，如果口腔出现破溃，细菌极易由损伤的黏膜处侵入造成感染，甚至引起败血症。

22. 新生宝宝牙龈上有白色米粒大凸起，是长牙了吗？

新生儿口腔上腭中线两侧和牙龈边缘有散在黄白色、米粒大小隆起，看起来好像牙齿，我们称之为“马牙”或“板牙”（图1-5）。这是由先天唾液残留，上皮细胞堆积或黏液腺分泌所致。“马牙”是新生儿一种正常的生理现象，对宝宝吃奶和生长发育没有影响。

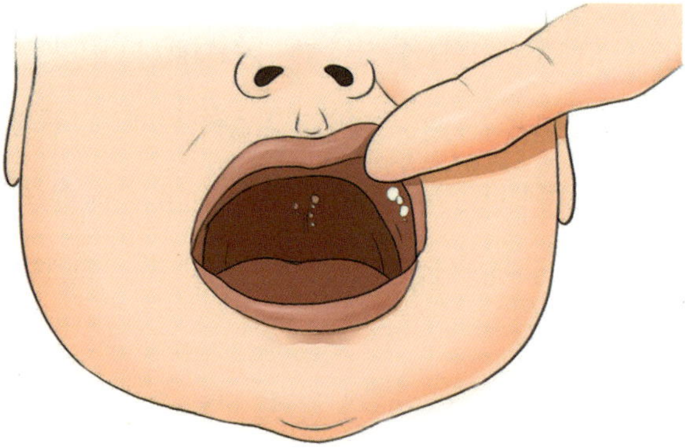

图1-5 “马牙”

23. 宝宝长了“马牙”，需要处理吗？

不需要处理。宝宝长“马牙”的时候一般没有不适感，个别宝宝会出现摇头、烦躁、咬乳头甚至拒食，这是由局部发痒、发胀等不适引起的。“马牙”无须治疗，数周或数月后可自然消退。需要注意的是，一定不可擦拭或挑破，以免发生感染。

24. 宝宝一出生就长了真的牙，正常吗？

婴儿一出生就萌出的牙齿称为诞生牙，也叫出生牙（图1-6）。诞生牙是正常乳牙过早萌出，由于萌出时间过早，大多数牙根尚未发育，通常比较柔软、松散，且颜色为浅黄色。虽然诞生牙的生长概率非常低，但是长诞生牙并不是代表宝宝的身体就不健康。

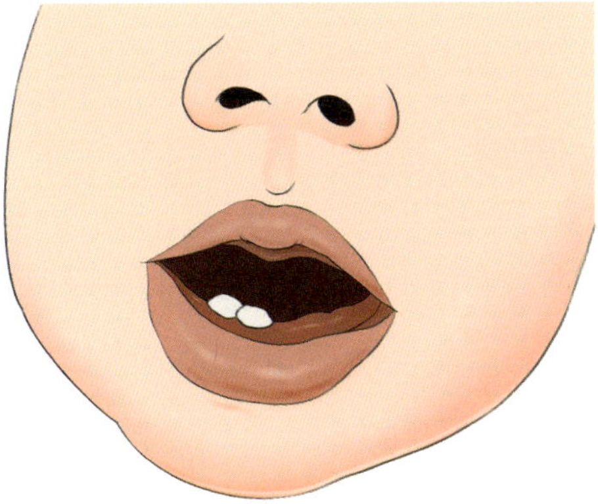

图1-6　诞生牙

25. 诞生牙需要拔除吗？

如果宝宝的诞生牙很松散，影响哺乳或有可能脱落而被吸入气管造成危险，则应该及时拔除。如果不松动，也不影响正常母乳喂养的过程，暂时可以保留先不处理，因为诞生牙是正常的乳牙，拔除后就不会再长，以后可能造成乳牙缺失。

诞生牙多长在下颌，如果保留则有可能在吸吮时对宝宝的舌系带造成摩擦而导致溃疡。如果出现这种情况，可以调磨诞生牙或改用汤匙喂养，溃疡处涂用药物治疗。

26. 宝宝喉咙里发出呼噜呼噜的声音，是有痰吗?

有的宝宝在呼吸过程中喉部会发出高音调的呼吸声，即呼噜呼噜的声音，像是嗓子里含着痰，又像是打鼾，尤其平躺时更为严重，这种现象叫先天性喉喘鸣。主要由于宝宝喉软骨发育不良，吸气时咽部组织下降，导致咽喉部气道狭窄，气流通过狭窄的管腔产生湍流，从而形成，这是婴儿期比较常见的体征。

27. 宝宝出现喉喘鸣，需要注意什么?

一般情况下，宝宝只要没有出现频繁呛奶或呼吸困难，家长则无须过度担心，不用特殊治疗。随着宝宝逐渐长大，喉软骨逐渐发育成熟，喉喘鸣现象就会消失。

但当宝宝发生异物吸入或呼吸道感染时，也可能会出现喉鸣音，家长要特别注意观察和识别。当宝宝出现频繁呛奶，呼吸增快，大口喘气，口唇/甲床青紫或者吸气时鼻孔忽大忽小时，应立即就医，寻求医疗支援。

28. 宝宝总是不停地打嗝，是吃得太多了吗?

打嗝是膈肌痉挛的表现，属于宝宝生长发育过程中的一种正常生理现象。膈肌是位于胸腹之间的肌肉纤维结构，相对于成人而言，婴儿的膈肌较为敏感脆弱。当宝宝吃饱时，膨胀的胃部就会刺激膈肌，造成膈肌痉挛，宝宝便会开始打嗝（图1-7）。另外，由于新生儿胃肠功能较弱，当宝宝哭闹时或喂养姿势不当时，会吸入大量气体，从而使胃膨胀刺激膈肌，造成膈肌痉挛。所以，新生儿打嗝的现象十分常见。

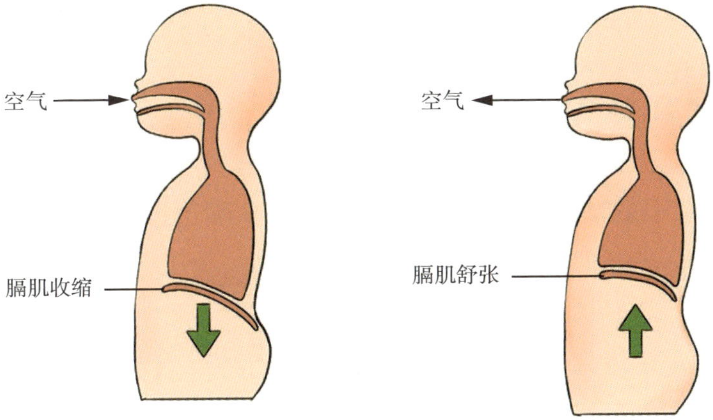

图1-7　呼吸时膈肌舒缩模式

29. 如何帮助宝宝缓解打嗝?

与成人不同的是，宝宝打嗝无须处理可自行平复，不用过度担心。如果宝宝在吃奶过程中出现打嗝，可以先停止吃奶，给宝宝换个姿势；或帮助宝宝放松下来，不要让宝宝一边哭闹一边吃，这样会令宝宝吞下更多的空气，增加不适甚至吐奶。也可以试着给宝宝拍嗝：将宝宝竖直抱在胸前，头靠在妈妈肩膀上，一只手扶住宝宝的头和背，另一只手呈空心状在宝宝的背上轻轻拍打。

30. 为什么不能用多喝水来帮宝宝止嗝?

宝宝在6个月之前如果喂养良好，小便次数逐日增加，一天可以达到6～10次甚至更多次，尿色呈淡黄色、清亮透明。在宝宝摄入量足够的情况下，宝宝是不需要喝水的，由于宝宝肾脏功能还未发育成熟，多喝水会增加肾脏负担。其次，宝宝的胃容量较小，需要在有限的胃容量下保证宝宝摄入足够的奶量，满足宝宝的生长发育。

31. 常有奶液从宝宝嘴边流出是怎么回事?

新生儿在喂奶后时常会有少量奶液反流从嘴边溢出，常发生在哺乳后不久或给宝宝变换体位时（如换尿布），有些宝宝甚至每次吃完奶后嘴角都会流出一些奶液，这便是溢奶，常见于6个月以内的宝宝。

32. 宝宝为什么会发生溢奶现象?

宝宝出现这种情况与其胃部的解剖特点和发育程度有很大关系。成人的胃是斜立的，呈“口袋状”（图1-8A）。在不吃东西时，人体内食管与胃部连接的贲门括约肌处于紧张收缩的状态，可将食物保留在胃内，避免食物反流回食管，而胃部与肠道连接处的幽门括约肌相对松弛、舒张，经过胃部消化的食物可顺利进入肠道。

宝宝的胃呈水平位，再加上宝宝胃肠道发育不成熟，胃容量也较小，贲门括约肌较薄弱，而幽门括约肌相对发育较好，宝宝吃完奶后腹部稍用力或立即平躺，奶液就很容易反流回食管，出现溢奶现象（图1-8B）。

此外，宝宝吃奶时很容易将空气一起吸入胃内，尤其是哺乳方法不正确会导致胃内有更多气体，使宝宝会出现打嗝的情况，将奶液带出，出现溢奶现象。

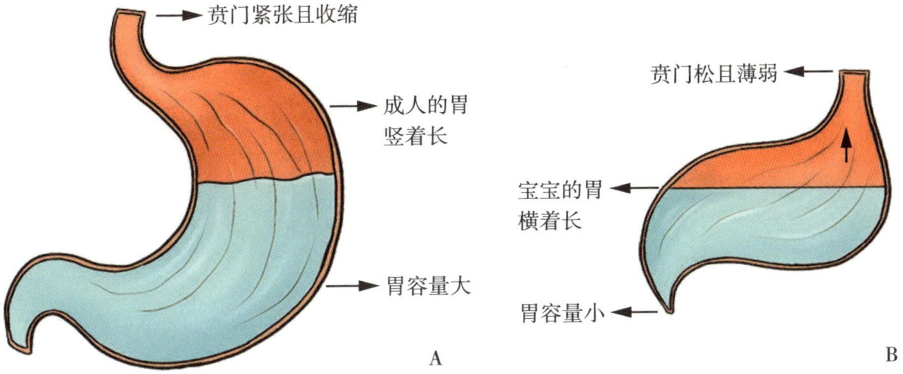

图1-8　成人（A）和宝宝(B)胃部结构图

33. 宝宝溢奶，该如何护理？

首先，尽量不要等到宝宝大哭再喂奶，此时胃内已经积攒了部分空气。其次，喂奶时，尽量避免让宝宝喝奶的同时喝入空气，亲喂的妈妈要保证宝宝含乳姿势正确（详见第二章第46问）。如果是瓶喂，喂奶时应保持奶瓶倾斜，让奶嘴中充满奶液（图1-9）。

喂奶后，把宝宝竖起，轻拍背部帮助宝宝自助打嗝（或者竖直抱起10～20分钟）。放到床上时头部略抬高，如采取平卧位，建议头部侧向一方，防止呛奶。头下给宝宝垫上方巾，及时擦拭口周，避免出现口周皮疹。

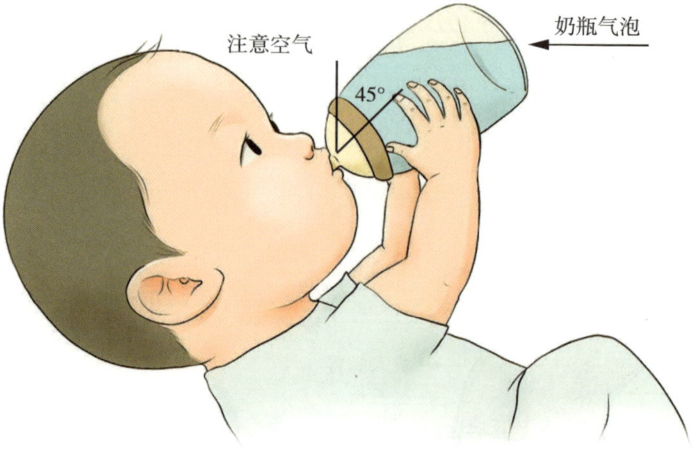

图1-9　瓶喂含接姿势

34. 新生宝宝乳腺肿大是发育异常吗?

新生儿出生1周内可能出现乳腺肿大，触感上有蚕豆或山楂大小的硬结，有些宝宝乳腺肿大的同时还会出现淡黄色的乳汁分泌，男宝宝和女宝宝都可能会出现这种情况，乳腺肿大和分泌乳汁的现象并不是乳腺发育异常，这是一种正常的生理现象（图1-10）。

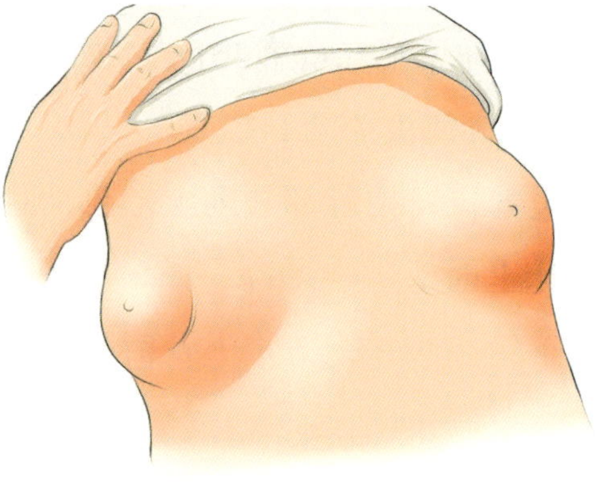

图1-10　新生儿乳腺肿大

35. 为什么宝宝会出现乳腺肿大?

妈妈妊娠期间，体内的激素会通过胎盘进入胎儿体内，使胎儿体内也有一定数量的雌激素、孕激素和催乳素，而雌激素和孕激素在一定程度上有抑制催乳素的作用。宝宝出生后来自母体的雌激素与孕激素中断了，而催乳素失去雌激素与孕激素的抑制，消退较慢，当催乳素水平较高时，宝宝就会出现乳腺肿大，甚至分泌乳汁。

36. 宝宝乳腺肿大需要处理吗?

在宝宝出生2～3周后，随着来自母体激素水平的降低，最后全部分解排出体外，乳腺肿大和乳汁分泌的现象会逐渐消失，家长无须处理。但如果宝宝的一侧乳腺肿大或伴有局部发红、发热等症状，应当警惕是否发生新生儿乳腺炎，需及时就医。

37. 宝宝刚出生就乳头凹陷了怎么办?

新生儿乳头凹陷是十分常见的事情，且男宝宝和女宝宝都可能出现，多数随着年龄的增长和生长发育，乳头会慢慢长出来，只要不伴随疼痛，一般没什么问题。

如果乳头凹陷到青春期还没有改善，多半会持续终身，这种属于先天性乳头凹陷，与遗传因素有关。家长可在孩子青春期时，寻求专业人员指导来纠正凹陷，切不可自行挤压或牵拉，这样不但不能改变凹陷，还可能造成乳腺损伤。

38. 给宝宝挤乳头，可以防止乳头凹陷吗?

错，无论宝宝是乳头凹陷还是乳腺肿大，都不可以通过挤压改善。新生儿乳腺组织发育尚未成熟，外力挤压会对乳腺组织造成损伤，甚至导致其发育异常。另外，局部挤压容易损伤宝宝稚嫩的皮肤，使细菌乘虚而入引发感染，甚至导致新生儿乳腺炎或败血症的发生（图1-11）。

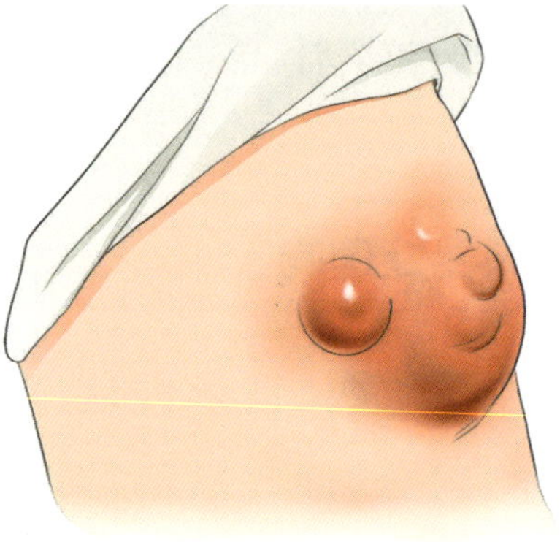

图1-11 新生儿乳腺炎

39. 宝宝纸尿裤上出现砖红色物质，是尿血了吗?

新生宝宝偶尔会排出砖红色的尿，有的家长会误以为宝宝尿血了，其实这是新生儿时期正常的结晶尿现象。正常尿液中含有许多晶体物质和非晶体物质，这些物质可因尿液酸碱度、温度改变、代谢紊乱或缺乏抑制晶体沉淀的物质而发生沉淀，形成尿结晶。

40. 为什么宝宝会出现砖红色尿?

宝宝出生前几天，可能会因为吸吮力弱或妈妈母乳不足等原因，导致奶量摄入不足。另外，当外界环境温度高，或包裹过厚时，宝宝排汗会增加，都可能使宝宝机体缺水，尿液浓缩，导致高浓度的尿酸盐结晶，纸尿裤上就会出现砖红色尿。

41. 如果宝宝出现砖红色尿，家长该怎么做?

当发现宝宝出现砖红色尿时，家长不必过分担心，随着哺乳次数的增多，环境温度调整适宜，砖红色尿液会逐渐消失。但如果砖红色尿持续出现或者宝宝出现体重明显下降、皮肤干燥没有弹性、尿量减少或排尿次数减少等脱水症状，则需要及时就医。

42. 女宝宝阴道有分泌物，正常吗?

很多女宝宝在刚出生的几周里，阴道会分泌一些物质，乳白色或黄色透明的、无臭味，没有泡沫或凝块，这都属于正常现象。这些分泌物是阴道黏液，是因为宝宝在胎儿期吸收了妈妈体内的雌激素，出生后脐带立即剪断，宝宝体内的雌激素暂时失衡，在雌激素的作用下宝宝会出现阴道分泌物。当宝宝体内的雌激素水平恢复正常后，分泌物就会消失。

43. 女宝宝的阴道分泌物要清理掉吗?

很多家长看到这些分泌物，总是想清理掉，其实它是一道天然屏障，有抑菌、杀菌的作用，能够保护局部黏膜免受来自大便中的细菌的侵扰，不需要特别护理，过度清洁反倒容易造成外阴损伤和增加局部感染的风险。

44. 女宝宝出现血性分泌物，是阴道出血吗？

女宝宝出生后5～7天可能会出现少许血性分泌物，像来月经一样。如果宝宝没有不适表现且出血量较少，则有可能是生理性阴道出血（俗称假月经）。这是因为宝宝受母体雌激素消失的影响，体内雌激素水平迅速下降，属于正常的生理现象，遇到这种情况不用特殊处理，数日内可自愈。但如果出血量多，分泌物有异味，持续时间长，需及时到医院就诊。

45. 为女宝宝清洁私处时，需要注意什么？

（1）由上至下清洗（图1-12），不要来回擦：由于女宝宝的尿道口与肛门离得比较近，来回擦很容易使粪便污染尿道口，增加尿路感染的风险。

（2）不要过度摩擦：宝宝阴部皮肤特别娇嫩，过度摩擦容易造成外阴损伤。

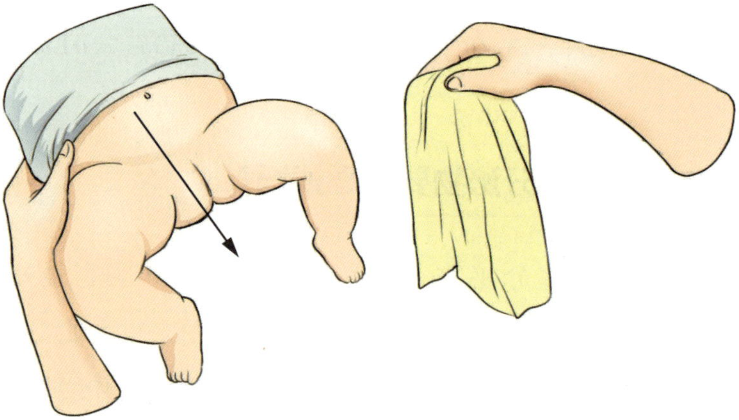

图1-12　由上至下清洁私处

（3）不要刻意分开阴唇粘连的地方清洗：由于宝宝体内雌激素分泌较少，25%～30%的新生女宝宝存在阴唇粘连的情况，女宝宝的阴唇包括大阴唇和小阴唇，外层为大阴唇，内侧为小阴唇，阴唇粘连多指小阴唇粘连在了一起，多数情况粘连会随着宝宝年龄增长自行消除。在给宝宝进行私处护理时，如果发现有粘连的情况，不要用手强行分开进行清洗，这样很容易造成阴部黏膜损伤，甚至引发炎症。

46. 男宝宝阴囊一边大一边小，正常吗？

有的男宝宝会出现阴囊一大一小的现象，用手去触摸小的一侧，是软的，即摸不到睾丸，这种现象称为隐睾（图1-13）。这是由于胚胎时期，睾丸位于肾脏的水平，随着发育逐渐下降至阴囊，如果宝宝出生时睾丸还在腹腔内，就会形成隐睾。此现象多发生在早产儿，足月儿发生率相对较低，一般出生后6个月内会自行下降到阴囊。如果睾丸迟迟未降下来，建议咨询医生是否需要进行治疗，如果是双侧隐睾建议尽早就医。

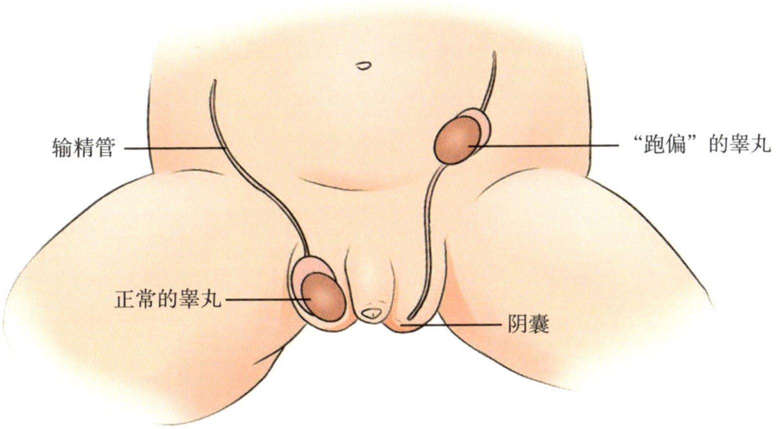

图1-13 男宝宝睾丸结构图

47. 男宝宝一侧阴囊肿大，怎么回事？

当轻触宝宝阴囊，摸到光滑而富有弹性的圆形或梨形肿块时，可以将室内灯光调暗，用手电筒照射肿胀的部位，可透出光亮，这种现象称为精索或睾丸鞘膜积液。这是由于胚胎时期睾丸下降到阴囊时，有两层腹膜形成盲袋，一般出生前后会闭合，当没有完全闭合时，腹腔内的液体会流出腹壁，积存在精索或睾丸鞘膜内，就会使阴囊肿大。大部分宝宝会随着年龄增长“盲袋”逐渐闭合，鞘膜积液会自然消退，家长不必恐慌。

精索或睾丸鞘膜积液一般不会有疼痛感，如果宝宝阴囊皮肤胀到发亮，手感较硬，或是到宝宝2岁后仍没有消失，建议及时就医。

48. 男宝宝包皮长，容易藏脏东西，如何护理？

（1）大小便及时清理：宝宝大便后首先要把肛门周围擦干净。清洗时候把小鸡鸡轻轻抬起来，轻柔擦拭根部和里面藏匿污垢的地方。

（2）清洗时不翻宝宝的包皮：婴儿期（1岁以内）的男宝宝不建议翻开包皮清洗，因为这时宝宝的包皮和龟头还是连在一起的，皮肤又比较嫩，翻包皮可能会造成损伤，从而导致细菌入侵引发感染。

（3）不要过度刺激：由于包皮垢属于油脂类分泌物，不溶于水，因此家长不要过度清洗去刺激宝宝的包皮、龟头处。可以在宝宝的包皮或龟头处涂上适量橄榄油，等待1～2分钟，再用浸满油的棉签轻轻擦拭，包皮垢就可以清除干净了。

（4）尿裤需勤换，不要勒太紧。

（5）平时多观察：包皮垢若由于包皮过长导致尿垢生成，我们需要检查宝宝龟头和尿道口有无红肿热痛的现象，观察宝宝有无尿频、尿急及宝宝尿尿是否会哭等表现。若尿道口出现脓性分泌物，需及时去医院就诊，完善相关检查。

49. 新生宝宝为什么总像一只青蛙一样屈曲着？

新生宝宝的四肢常常呈屈曲状态，上肢肩关节、肘关节及腕关节屈曲类似“W”，下肢髋关节、膝关节、踝关节屈曲类似“M”，并且上肢关节和下肢关节在一个平面，像一只小青蛙，这是新生儿正常的生理姿势，也是宝宝肌张力正常的表现（图1-14）。

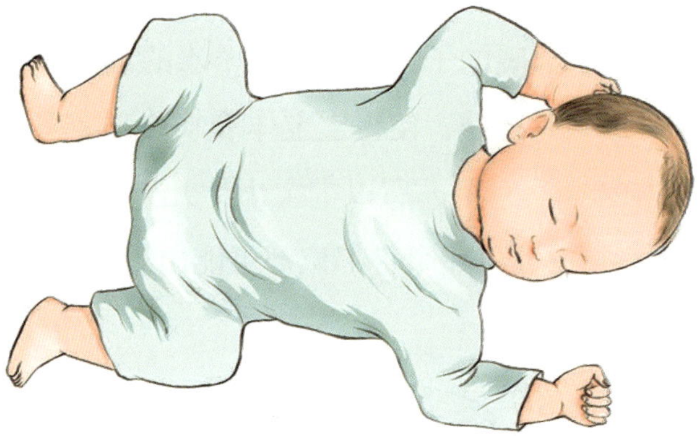

图1-14 新生儿常见睡姿

由于宝宝出生前，妈妈子宫内空间有限，宝宝常处于头向腹部靠，双手抱于胸前，下肢屈曲状，所以出生后短时间内仍会保持蜷缩状态。随着宝宝月龄的增加，屈曲的四肢会逐渐伸展开，这就是宝宝的“超能力”，家长无须顾虑。

50. 绑腿可以让宝宝长大后腿变得更直?

宝宝长大后会不会罗圈腿与绑腿没有关系，罗圈腿是后天由于不适当的行为造成的。不能强行捆绑拉直宝宝的四肢，这会对宝宝的骨骼和生长发育造成不良影响。

为了让宝宝睡得更踏实，有时家长会用布单包裹宝宝，建议直接以四肢屈曲的状态轻轻包裹，给宝宝增加安全感即可。

51. 宝宝脱皮正常吗?

新生儿脱皮是正常现象，几乎所有的新生儿都有脱皮现象（图1-15）。

宝宝出生后脱离了温暖的子宫，没有了羊水的浸泡，进入干燥的空气中，强烈的湿度变化刺激皮肤，使得宝宝体表水分迅速蒸发。另外，宝宝的皮肤最外层角质发育不完善，所以宝宝出生几天后就会出现脱皮现象，通常持续2～3周。脱皮现象在全身部位都可能出现，尤其是四肢和耳后。

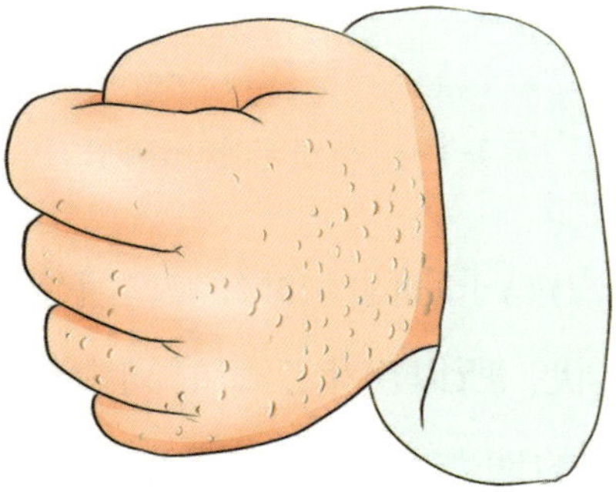

图1-15　新生儿脱皮

52. 遇到宝宝脱皮的情况如何护理？

（1）新生儿脱皮不需要特别的护理，这是一个正常的过渡反应，让其自行脱落即可，注意不要强行撕掉或者搓掉。

（2）不要过度清洁宝宝的皮肤，脱皮期间洗澡时，可不使用沐浴露，避免将皮肤表面的油脂洗掉，加重皮肤的干燥。

（3）洗完澡后用润肤霜或润肤露涂抹全身，保持宝宝皮肤的湿润，避免皮肤干燥情况加重甚至出现小裂口。

53. 宝宝皮肤上的“小豆豆”是什么？

新生宝宝皮肤上常见的“小豆豆”（皮疹）有以下几种。

（1）新生儿红斑：也称新生儿毒性红斑，出生后1～2天出现，可在头部、躯干和四肢出现大小不等、形状不一的红色斑丘疹和/或脓疱。新生儿红斑对健康没有任何威胁，不用处理，避免刺激，1～2天可自然消退。

（2）粟粒疹：新生儿鼻尖、鼻翼、颜面部可见米粒大小的黄白色皮疹（图1-16），是皮脂腺堆积所致。粟粒疹是新生儿正常的生理现象，也可以自然消退。

（3）新生儿痤疮：通常在宝宝1月龄左右出现，这是由于妈妈孕期激素影响宝宝皮脂腺分泌。新生儿痤疮主要表现为炎症性红斑、丘疹或脓疱，主要发生在面部（图1-17），偶有胸前、后背。新生儿痤疮具有自限性，通常持续几个月消失，并且可能在消失前还有加重的情况。

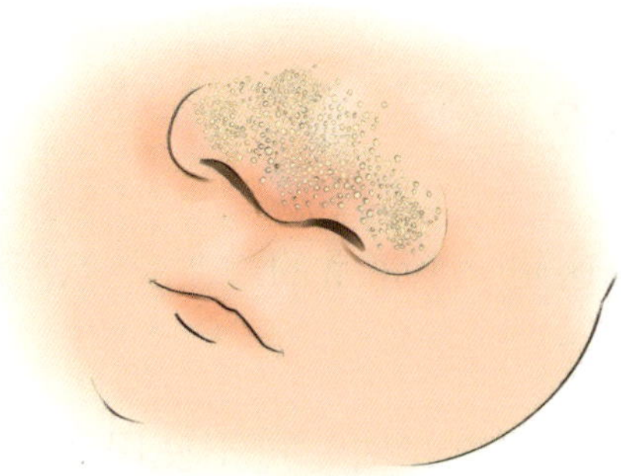

图1-16　新生儿粟粒疹

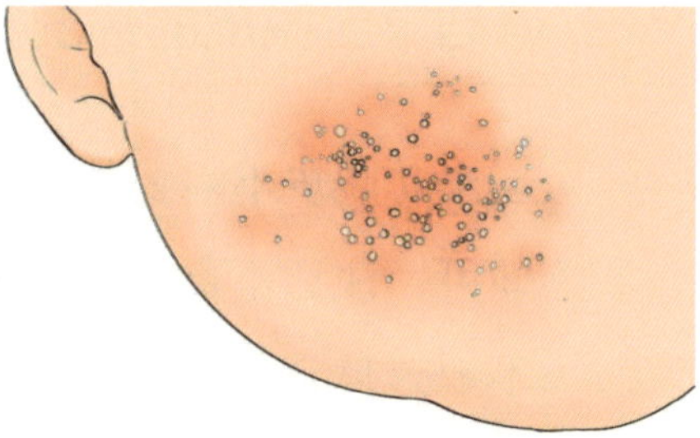

图1-17　新生儿面部痤疮

54. 宝宝皮肤上有一块“胎记”，长大后能消失吗？

部分新生宝宝，出生时皮肤上可能会有一些奇怪的印记，我们常称之为“胎记”，这些印记对宝宝有没有影响、能不能消失，要区分来看。

（1）蒙古斑：属于胎记，亚洲人中比较多见，主要出现在宝宝的腰背部或臀部，表现为皮肤表面平滑，含有过量的色素，呈现棕色、灰色甚至蓝色片状（图1-18）。蒙古斑通常在学龄前会消失，不需要治疗。

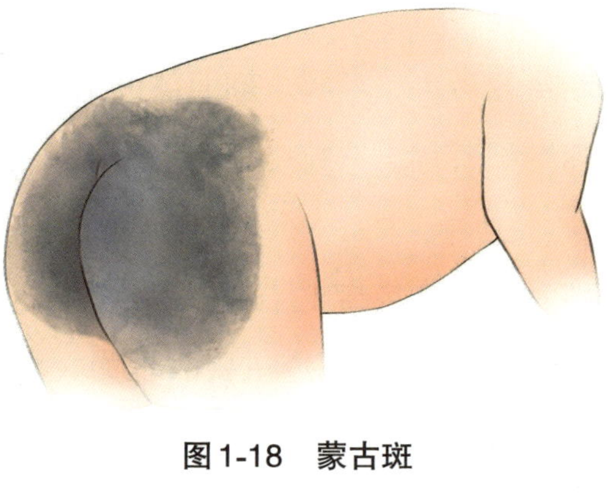

图1-18　蒙古斑

（2）咖啡斑：这种胎记可出现在全身任何部位，呈淡褐色，边缘规则，形状不一，表面平滑，会随着宝宝长大而逐渐增大，一般不会自行消失。当出现6个以上直径＞1.5cm的咖啡斑时，建议咨询皮肤科。

（3）无色素痣：是一种先天性、色素减少或完全缺失的胎记，可在出生时或3岁内出现，表现为白色的斑块，其白色不会变得更白，也不会消退，面积会与身体呈比例生长，通常不影响健康。

（4）鹳吻痕（图1-19）：也是胎记的一种，常见于宝宝的鼻梁、额头下部、上眼皮、脑后和颈部，表现为一些或深或浅的红色斑纹。西方人给它取了个好听的名字叫“天使之吻”，通常几个月内消失，也可在几岁内消失。如果这种胎记逐渐变小，妈妈可以继续观察，如果有长大的趋势，建议带宝宝到皮肤科门诊咨询。

（5）葡萄酒色痣（图1-20）：属于痣，通常分布在面部或颈部，很大块平滑的、不规则深红色或紫色斑块，这种痣未经治疗不会自行消失，少数宝宝可能会合并眼部或颅内的血管畸形。有葡萄酒色痣的宝宝需要及时就医。

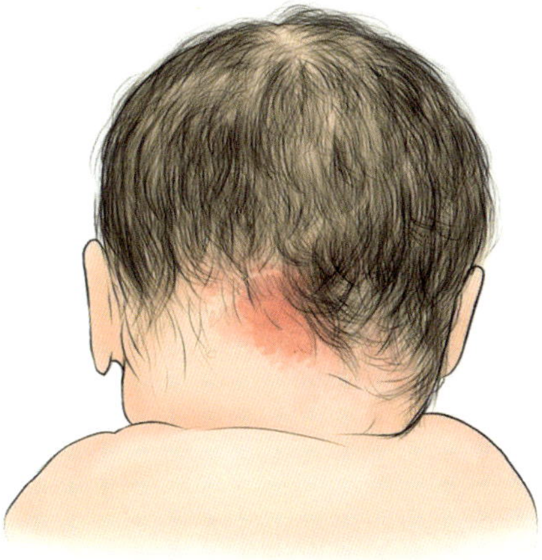

图1-19　鹳吻痕

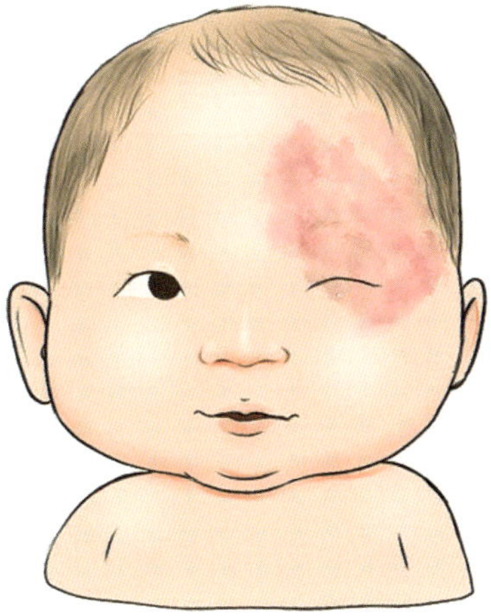

图1-20　葡萄酒色痣

（6）血管瘤（图1-21）：常表现为凸起于皮肤表面，颜色呈鲜红色或蓝紫色，由于颜色和形状都近似草莓，又称草莓痣。血管瘤通常在宝宝1月龄内被发现，然后快速生长，1岁左右生长停滞，多数会在学龄前自行萎缩，甚至完全消失，少数情况需要使用激光治疗。血管瘤可以在身体任何部位出现，其危害取决于它的生长部位、大小及组织成分。需要注意的是，保护好皮肤表面不要有破损，以免发生感染。如果血管瘤长得面积过大或者部位特殊（如长在腹部的血管瘤易并发脏器的血管瘤），需要及时就医。

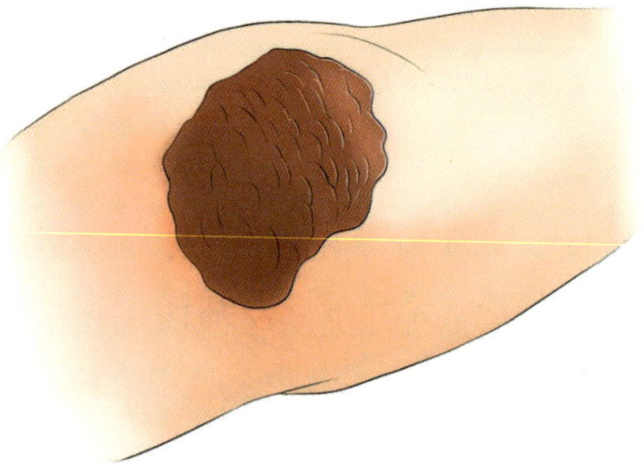

图1-21　血管瘤

55. 宝宝出生后，体重为什么不升反降，是吃不饱吗？

宝宝出生后1周内由于摄入量少、胎脂的吸收、水分的丢失及胎粪排出等原因可导致体重出现暂时性下降，甚至比出生时候还低，这属于正常现象，在临床上称为生理性体重下降。

56. 新生宝宝体重下降多少算正常？什么时候能恢复？

生理性体重下降平均范围在6%～9%，一般不超过出生体重的10%，

7～10天恢复到出生体重。低体重的早产儿，生理性体重下降时间持续更长，一般需要2～3周可恢复到出生体重。之后宝宝体重会慢慢增长。

57. 关于宝宝体重下降的问题，家长需要注意什么？

（1）观察体重的变化：每天固定时间用固定的体重秤监测宝宝的体重并记录，与前一天的体重进行对比。如果宝宝体重下降超过10%，例如，宝宝出生体重为3000g，测量体重低于2700g（3000−3000×10%），或者出生后10天仍没有恢复到出生体重，这时候需要继续查找原因，是喂养不当、奶量不足，还是宝宝生病了。

（2）观察喂养情况：在无其他基础疾病的基础上，观察宝宝的喂养量是否充足。如果纯母乳喂养，需要关注母乳量是否足够，当母乳量不足时，妈妈可多让宝宝吸吮，刺激母乳分泌，同时保证夜间哺乳频次。如果依然不能满足宝宝，可酌情添加配方奶粉。如果是混合喂养或者纯配方奶粉喂养，我们需要严格按照奶粉说明调配奶粉，以保证宝宝获取足够的营养物质。

58. 宝宝呼吸时快时慢，甚至暂停一会儿再呼吸，正常吗？

新生宝宝呼吸通常是不规律的，有时呼吸频率慢且间隔时间长，有时又突然加快，这属于正常现象，是因为新生儿肺、大脑的呼吸中枢系统没有发育成熟。有的宝宝在睡觉时，甚至会出现短暂的呼吸停止。这是由于新生儿肋间肌薄弱，呼吸主要靠膈肌的升降，若吸气时胸廓软弱而凹陷，通气效能低，则可能会出现呼吸短时间停顿，这是宝宝在调整和适应现在的呼吸方式。

59. 宝宝呼吸频率受哪些因素影响呢?

新生儿呼吸频率受环境因素、体温及是否有感染等因素的综合影响。如果室内环境温度过高，宝宝的体温就会升高，呼吸也会随之增快。当体温下降至正常以后，呼吸频率就会恢复正常。若宝宝合并感染，比如有支气管肺炎的情况出现，也有可能出现呼吸频率的增快，如果宝宝长时间呼吸持续大于60次/分，则需带宝宝就医。

60. 如何观察宝宝的呼吸情况?

新生儿以腹式呼吸为主，家长可在宝宝安静状态下，通过观察宝宝的腹部起伏，起伏一次即算呼吸一次，由于新生儿呼吸不规律，需要观察记录至少1分钟，新生儿正常的呼吸频率一般在40～60次/分。

61. 如何判断宝宝呼吸异常?

如果宝宝出现以下情况之一，需引起重视，立即带宝宝就医。

（1）宝宝频繁出现呼吸暂停（呼吸停止超过20秒，口唇或面色发绀、发青）。

（2）呼吸频率加快（持续超过60次/分）。

（3）宝宝呼吸频率很慢，每分钟只有30次甚至20次。

（4）呼吸时鼻翼扇动，呼气时有异常气味或发出呼噜声。

（5）吸气时胸骨上方、锁骨上方及肋骨出现凹陷，伴随呼吸困难。

62. 宝宝除了吃奶，一天都在睡觉，正常吗？

宝宝在被分娩的过程中，也要消耗大量的体力来配合妈妈，因此出生后需要长时间的睡眠休息。另外，新生宝宝每次吃奶都要消耗大量的体力，所以每次吃奶后都要用睡眠来补充体力，为下次吃奶做准备。所以月子里的宝宝常常除了吃奶就是在睡觉。新生儿每天睡眠总长为18～20小时，充足的睡眠是其生长发育所必需的。随着月龄的增加，宝宝的睡眠时长会逐渐缩短（表1-1）。

表1-1 宝宝每天需要睡多久

月龄	每次清醒时长（h）	白天小睡次数	全天总睡眠时长（h）
0～3	0.5～1.5	4～6	15～18
4～5	1.5～2.0	3～4	14～16
6～7	2.0～3.0	3	14～15
8～9	2.5～3.5	2～3	14
10～12	3.0～4.0	2	14

63. 如果宝宝一直睡觉不吃奶，要叫醒吗？

这要分情况而定，如果是正常足月儿，不必担心，宝宝饿了自然会醒来觅食。如果是早产或低出生体重的宝宝，可以轻轻地用奶头刺激宝宝的嘴唇或捏捏宝宝的小耳垂，待宝宝慢慢苏醒再哺喂。只要宝宝的生长发育正常，我们无须过度担心。

64. 宝宝为什么睡一会儿就醒了？

（1）饥饿：新生宝宝胃容量很小，每次摄入的奶量较少，所以饿得也快，多数宝宝2小时左右就会醒来一次。随着宝宝长大，醒来的间隔也会变长。

（2）太热：如果给宝宝穿盖偏多，容易导致过热。若室温高，再加上婴儿自身散热能力差，就会感到热而醒来。

（3）不舒服：尿裤湿了或勒得太紧会让宝宝翻来覆去睡不安稳。

（4）大脑神经尚未成熟：由于宝宝生理上还未建立规律的作息时间，所以会总醒。

65. 宝宝夜里频繁醒来，抱着就睡，放下就哭，是怎么了？

宝宝对于安全感的需求是与生俱来的，当爸爸妈妈抱着宝宝，宝宝安全感需求得到满足的时候，情绪会更容易放松，从而安心入睡。通常而言，宝宝会在3～6个月实现自主入睡，这与他们的大脑发育及良好的进食习惯养成有关。

66. 一些帮助宝宝睡眠的小技巧，你知道吗？

（1）睡眠信号识别：当宝宝开始发呆、打哈欠、闹情绪时，爸爸妈妈抓住时机，安抚哄睡，宝宝会很快安静入睡。

（2）与宝宝互动：爸爸妈妈可以在白天宝宝清醒的时候多互动，说说话，做做小游戏。带宝宝到户外活动，看看周围的新鲜事物。

（3）抚触：每天给宝宝做抚触，抚触有益于婴儿的生长发育，有利于促进宝宝呼吸、神经、消化系统等发育，同时可以促进亲子之间的感情培养。

（4）催眠曲：声音类的安抚也可以帮助宝宝入睡，可以播放一些舒缓的音乐或者妈妈给宝宝哼唱摇篮曲，熟悉的声音更有利于宝宝睡眠。

67. 为什么宝宝在睡觉时，有时会突然表现为惊吓状？

宝宝对突然出现的强烈刺激（包括噪声、闪光、触碰等）做出双臂伸开、双腿挺直、手指张开、背部伸展或弯曲、头朝后仰、双臂互抱的反射动作，称为惊跳反射。惊跳反射看上去好像是宝宝感到特别紧张，像是受到了惊吓，其实这个反射是在新生儿出生后就存在的，是一种正常的神经反射。足月宝宝惊跳反射3个月开始减少，6个月左右完全消失。

68. 为什么会出现惊跳反射？

由于宝宝比较小，神经系统发育还不够完善，大脑抑制功能比较弱，遇到任何刺激都会出现神经泛化的现象。

69. 碰到宝宝惊跳反射怎么办？

如果宝宝发生惊跳反射，可以给宝宝进行安抚，如拍拍背、握握小手，也可以将宝宝抱在怀中安抚，让孩子在家长身上找到安全感。

70. 惊跳反射影响宝宝睡眠，如何缓解？

（1）舒适的环境：给宝宝创造舒适的睡眠环境，光线相对暗一些，室内温度不要太高，声音不要太大。在宝宝睡着前用薄的纯棉包单给宝宝包一个襁褓，营造安全感。包裹方法（图1-22）：将包单的顶端向下折叠，宝宝仰面躺在包单中间，将包单的一角折叠盖住肩膀越过身体，将包单的角掖在另一侧身体下方。将宝宝脚下的包单向上折叠，最后将剩下的包单角越过身体掖在另一侧身下。

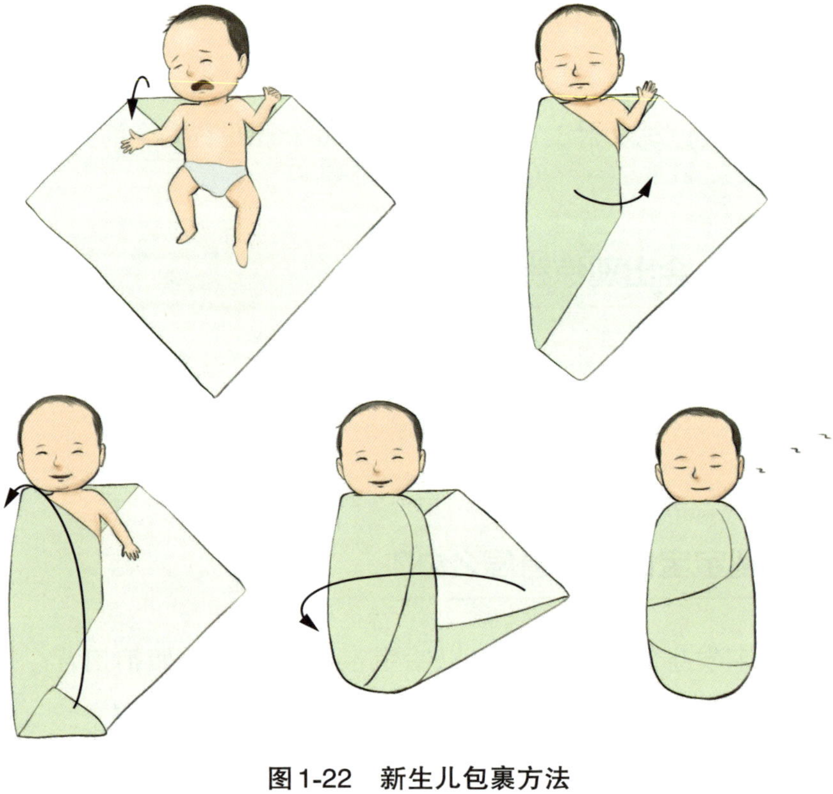

图1-22　新生儿包裹方法

（2）按摩缓解：在睡前给宝宝做全身抚触按摩，促进神经系统的发育。

（3）放松运动：在两顿奶之间锻炼宝宝四肢，做有规律、有节奏的伸展运动。

（4）适当补钙：缺钙也会导致宝宝神经敏感性过高，宝宝出生后按医嘱适当补充维生素D，增强钙吸收。

（李　悦　淡海涛）

第二章

乐享其中

——母乳喂养也可以轻松并快乐

1. 乳汁何时开始分泌?

很多准妈妈在孕后期发现乳头上有少量黄色液体，这就是初乳。其实在孕早期乳房就开始为哺乳做准备了，孕妈妈会发现乳房在慢慢变大，伴有胀感，到孕后期在激素的作用下产生乳汁。有的孕妈妈可能会想要将初乳储存起来，等待宝宝出生后直接吃，不建议这样做，这时候分泌的乳汁非常少，而且过度刺激乳房会导致宫缩。

2. 母乳是如何产生的?

在妈妈们刚刚生产完的前一周，激素水平变化迅速，此时大脑会大量分泌催乳素和催产素，刺激乳房分泌和排出母乳。

产后1周左右，激素水平趋于稳定，母乳量就由宝宝和妈妈共同决定了。每次宝宝吸吮后，大脑收到信号会分泌催乳素和催产素，就会产生母乳。所以按需哺乳，频繁有效地吸吮能够保证泌乳。同时，乳房内的乳汁含有一种泌乳抑制因子（FIL），乳房内乳汁越多，FIL也越多，就会抑制母乳产生（图2-1）。在这些激素的影响下，使母乳能够达到母婴之间的供需平衡。

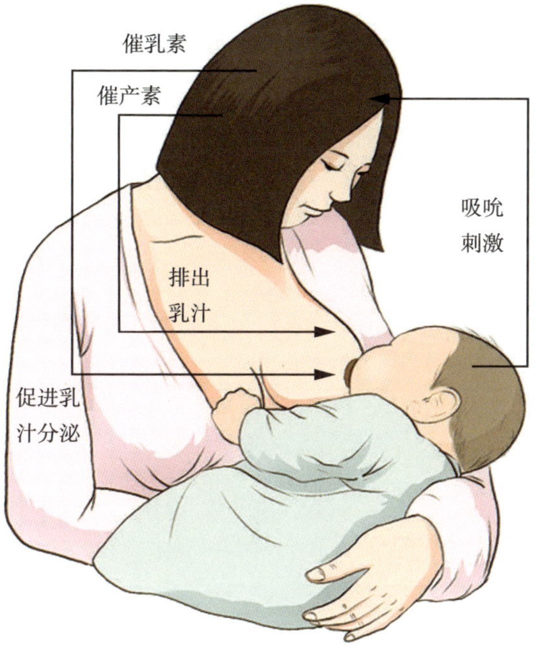

图 2-1　泌乳机制

3. 初乳为什么珍贵?

初乳有“液体黄金”的称号，含有花钱都买不到的珍贵营养成分。初乳最珍贵之处在于富含浓度较高的免疫活性物质，包括乳清蛋白还有许多生物活性物质，如免疫球蛋白（人初乳中的免疫球蛋白以sIgA为主要形式）和多种激素，提供营养的同时能够抵抗各种病原，预防宝宝许多疾病，减少感染（表2-1）。营养成分和免疫成分相互之间促进和影响，发挥最佳保护作用。

表2-1 初乳的珍贵之处

初乳的成分	功能
脂肪少，蛋白质多（90%为乳清蛋白）	易于消化
sIgA（最重要的免疫球蛋白）浓度高	增强免疫力
白细胞	减少炎症
乳铁蛋白	促进铁吸收，抗菌
表皮生长因子	促进肠道成熟，预防过敏和感染
维生素A、维生素E、维生素K，胡萝卜素含量高	抗氧化

4. 母乳都是黄色的吗?

母乳的颜色会由最初的黄色慢慢变成乳白色，代表初乳向过渡乳转变，最后变成成熟乳。初乳，通常指妈妈孕后期产生到生产后7天内分泌出的乳汁，外观呈黄色或橘黄色，具有量少、黏稠的特点。如果妈妈产后早期频繁喂养，通常在7～14天乳汁的颜色逐渐变白为过渡乳，成熟乳一般在14天之后慢慢出现（图2-2）。

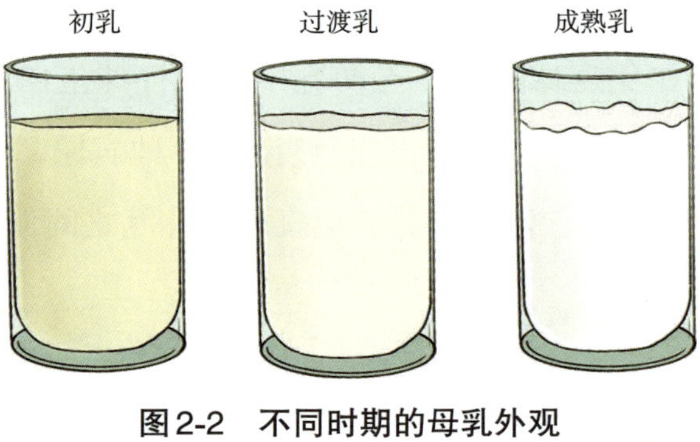

图2-2 不同时期的母乳外观

在这神奇过程中，母乳的成分也发生不同改变。初乳虽少但含有较高的蛋白质、免疫因子、溶菌酶等，尤其是早产妈妈的初乳为了满足早产宝宝的生长，乳汁中蛋白质含量明显高于足月妈妈，此时乳汁中的免疫功能远远大于营养价值。过渡乳中的蛋白质含量会下降，乳糖、脂肪、水溶性维生素逐渐增加。成熟乳中的免疫球蛋白继续下降，乳糖、脂肪热量进一步上升。这就是母乳的神奇之处，母乳的成分会随着宝宝生长发育的需求而不断变化（表2-2）。

表2-2 不同时期生后每100ml母乳成分的估量

	能量（kcal）	蛋白质（g）	脂肪（g）
早产儿			
第1周	60（45～75）	2.2（0.3～4.1）	2.6（0.5～4.7）
第2周	71（49～94）	1.5（0.8～2.3）	3.5（1.2～5.7）
第3～4周	77（61～92）	1.4（0.6～2.2）	3.5（1.6～5.5）
第10～12周	66（39～94）	1.0（0.6～1.4）	3.7（0.8～6.5）
新生儿			
第1周	60（44～77）	1.8（0.4～3.2）	2.2（0.7～3.7）
第2周	67（47～86）	1.3（0.8～1.8）	3.0（1.2～4.8）
第3～4周	66（48～85）	1.2（0.8～1.6）	3.3（1.6～5.1）
第10～12周	68（50～86）	0.9（0.6～1.2）	3.4（1.6～5.2）

5. 初乳的颜色为什么是黄色的？

大多数妈妈的初乳颜色偏黄色是因为初乳含有较多的β-胡萝卜素，对视觉发育很重要。如果吃了大量含有β-胡萝卜素的食物，如胡萝卜、南瓜、红薯、哈密瓜等，乳汁外观看起来也会偏黄色的。

6. 初乳颜色偏黄，会导致宝宝黄疸吗？

不会的。宝宝出现黄疸的原因是身体内的胆红素水平较高造成的，与吃初乳没有关系，初乳不仅营养价值高，容易被消化，更有利于胎儿排出胎便，利于宝宝的身体健康，所以妈妈可以放心喂初乳。

7. 我的初乳是淡粉色或铁锈色的，还可以给宝宝吃吗？

有些妈妈乳汁看起来是淡粉色，可能是因为乳头出现了破损，乳汁中混有一些血丝的成分。还有一个常见的原因是锈管综合征，就像是多年未用的水管流出的水带着铁锈一样，刚开始泌乳的妈妈由于乳腺导管扩张导致乳房间质的毛细血管破裂，有红细胞存在初乳中。这种乳汁是安全的，还是鼓励进行喂养的。需要注意的是，出现锈管综合征，妈妈是不痛的，不需要做任何干预，会在产后1周左右自行消失。但是如果1周后乳汁依旧是红棕色，就需要及时就医，排除其他乳腺疾病。

8. 初乳量少，宝宝能吃饱吗？

新生儿的胃容量很小，生后第一天和樱桃大小相似，胃容量为5～7ml，出生3天约核桃大小，到了1周约乒乓球大小，而乳汁的分泌量一般与新生儿胃容量是相匹配的，所以不用担心宝宝吃不饱（图2-3）。刚出生的宝宝胃容量很小，常常会感到饿，所以1～2小时就要吃一次奶，这是很正常的。随着宝宝慢慢长大，胃也会变大，吃奶间隔就会拉长了。

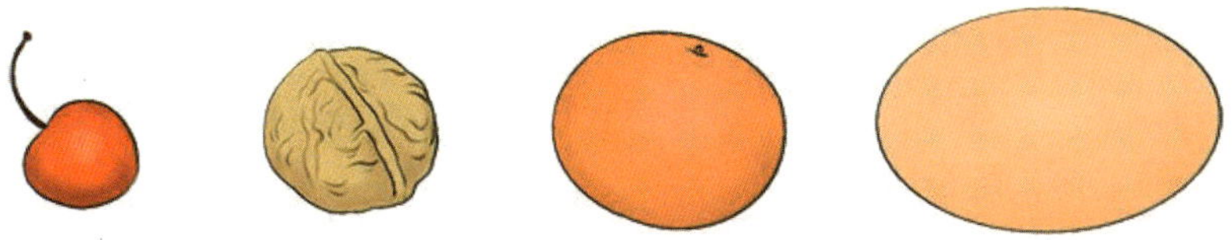

图2-3　新生儿的胃容量

9. 母乳喂养需要掐时间吗?

母乳喂养不需要掐时间。什么时间需要吃奶，每次吃多长时间都由宝宝自己来决定，即按需喂养。掐时间只会增加许多焦虑，产生一系列自我否定，对母乳喂养没有任何好处，妈妈应放松心态，顺势而为。

10. 按需喂养具体怎么实施?

按需喂养因人而异，因时而异，每对母子各有特点。但总是有共同的规律可循。

宝宝出生的第1～3天，这个阶段乳汁的分泌需要催乳素参与，宝宝的吸吮能有效地促进妈妈们催乳素分泌，越频繁地吸吮越好，这一阶段吸吮的次数和时间不设上限，每天至少8～12次，甚至更多。早期频繁地吸吮是母乳喂养成功的关键，不仅能促进尽快下奶，还能帮助子宫收缩，减少出血，加速恢复，还能保证宝宝获得所需要的母乳量，满足宝宝的需求。不管是顺产还是剖宫产，妈妈们只要经过努力，都能取得成功。刚刚经历了生产痛苦，妈妈们确实非常辛苦，但这几天的辛苦有决定性的作用，是非常值得的。当然各位妈妈还要注意正确的含接乳头，避免乳头损伤。

宝宝生后3天左右，这个阶段绝大部分的妈妈都开始下奶了，经过前期的努力，泌乳量逐渐增多，宝宝的胃口也逐渐增大，妈妈们要坚定自己的母乳一定够的信心，心无旁骛，只要宝宝想吃或是感觉奶胀就喂。

宝宝出生1周到1个月，是母乳分泌量和宝宝需求匹配的阶段，此阶段母乳分泌量与乳房排空有关。简单说，越是频繁吸吮母乳量就越多，越是少吸吮母乳量就会减少。此阶段仍是按需喂养，一般在满月时，能达到供需平衡，进入了母乳喂养良性循环中，母子之间享受母乳喂养的过程，轻松而又自然。此阶段如果奶量太多，宝宝吃完还自觉奶胀，可以用吸奶器或手挤奶稍微吸一吸，感觉不胀即可，千万不要全部吸出，全部吸出导致母乳量会越来越多。

随着宝宝月龄增大，吸吮能力逐渐增强，每次喂养的时候能摄入更多的母乳，每次哺乳时间间隔逐渐延长并形成规律。宝宝食欲和食量的差异也越发明显，没有标准答案，也没有所谓的标准统一时间表，根据宝宝的需求来按需喂养即可。此时，妈妈们不再感觉到乳胀，大家又开始陷入母乳不够的焦虑中，其实只要宝宝生长发育正常就没有什么可焦虑的，母乳是够的，只是自己感觉不到了。

11. 怎么判断宝宝想吃奶了？

出现以下几种情况表示宝宝饿了：流口水、咂嘴巴、做吸吮动作、吃手或是吃被子等，用手指轻碰宝宝嘴角，宝宝向手指方向扭头并张嘴，当宝宝出现上述表现就可以进行母乳喂养。宝宝开始啼哭已经是饥饿的最后表现，最好不要等到宝宝哭才开始喂奶。正确识别宝宝的饥饿信号，有助于新手爸妈和宝宝建立亲密关系（图2-4）。

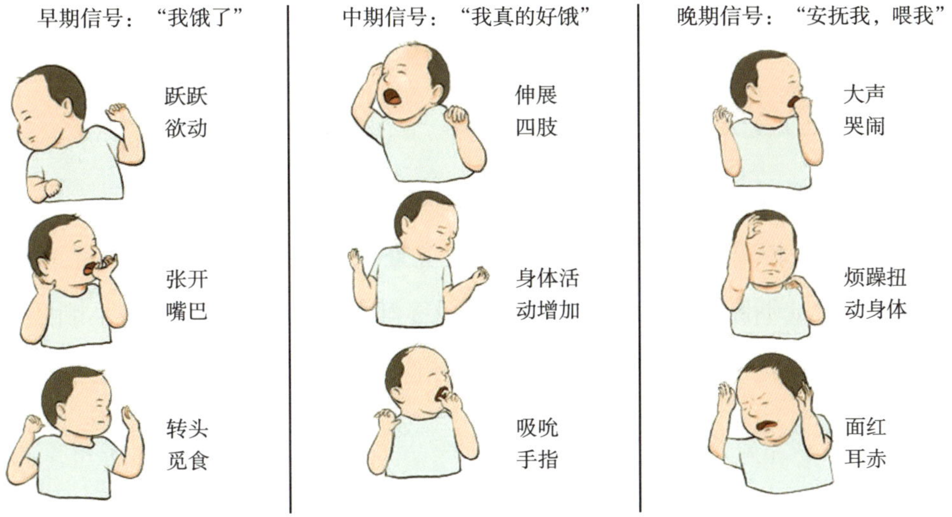

图2-4　宝宝饥饿时发出的信号

12. 怎么判断宝宝吃饱了？

宝宝逐渐减少吸吮动作，手指、手臂及脚伸展放松，脸部表情减弱，睡着，表示宝宝已经满足，可以停止喂养（图2-5）。

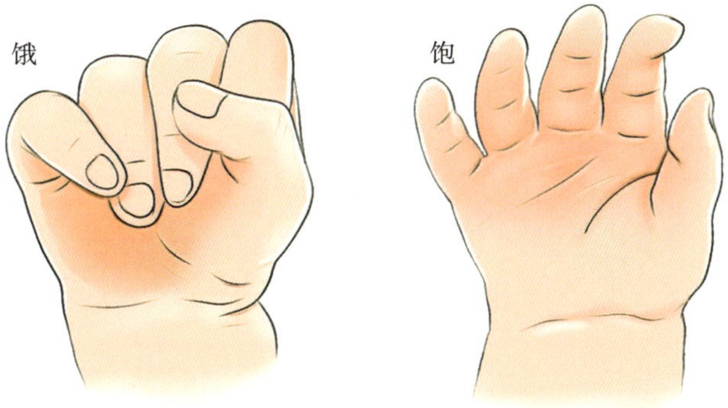

图2-5　宝宝饥饿时与吃饱后手指状态的对比

13. 夜间宝宝一般吃几次奶?

不能一概而论，每个宝宝都有自己的特点，母乳喂养的宝宝，只要宝宝想吃奶就可以喂，即按需喂养。新生宝宝夜间会频繁醒来，随着宝宝月龄增大，食量不断增大，胃排空的时间逐渐延长，深睡眠时间不断延长，夜间醒来要吃奶的次数会逐渐减少。一般6个月后，宝宝从夜醒2～3次或更少，逐渐过渡到能睡整觉。

14. 夜间母乳亲喂，影响妈妈的睡眠吗?

夜间母乳亲喂似乎会影响妈妈睡眠，其实研究结果显示，哺乳时妈妈能分泌大量的催产素，催产素能使人放松，使妈妈睡眠的质量更高。另外，研究表明，母乳喂养的妈妈比人工喂养的妈妈每天可多睡45分钟，45分钟的睡眠对于辛苦的妈妈来说非常珍贵。

15. 夜间进行母乳亲喂有哪些好处?

（1）促进宝宝生长发育：研究表明，宝宝夜奶的量占全天奶量的1/5，因此满足宝宝快速生长发育的需求。

（2）促进宝宝的睡眠：色氨酸是一种能够调节情绪和睡眠周期的激素，促进大脑功能发育。夜间母乳中色氨酸的含量分泌较日间多，能帮助宝宝睡得更好。

（3）促进乳汁分泌和排出：在宝宝生后1周内，母乳的分泌依赖于催乳素的分泌，夜间是催乳素分泌的高峰期，夜间频繁地吸吮可促进妈妈分泌更多的乳汁，满足宝宝的需求。妈妈的乳汁分泌同时依赖于乳房排空，如果夜间长时间不进行喂养，乳汁不能及时排出，导致乳汁分泌减少。另外，乳汁顺利排出还可以减少妈妈乳汁淤积、肿胀，甚至是乳腺炎的发生。因此可以说夜间哺乳是成功母乳喂养的重要环节。

（4）夜间母乳亲喂方便快捷：对于家长来说，相比于奶粉喂养，省去了热水、冲奶粉、清洗消毒奶具的步骤，相比于母乳瓶喂，省去了吸奶、热奶、清洗消毒奶具吸奶器的步骤。

16. 如何能让夜间喂养更轻松?

（1）白天多次哺喂，将宝宝喂饱。宝宝如果白天摄入的乳汁不够，需要在夜间补偿所需要的乳汁，这样宝宝会在夜间频繁地醒来。为了避免这种情况，可以在白天尽可能多哺喂宝宝，这样夜晚就不会那么频繁地醒来吃奶。

（2）妈妈在休息之前再给宝宝喂一遍奶，这样妈妈和宝宝就可以一起好好地睡一段时间。

（3）如果是足月的宝宝，不需要追赶性生长，不需要主动叫醒宝宝吃夜奶，如果宝宝夜间没有吃奶的迹象，就无须叫醒，以免打扰宝宝的睡眠。

（4）使用两侧乳房哺乳，让宝宝一次吃饱，能减少夜间醒的次数。

（5）不要让宝宝含着乳头睡觉，宝宝含着乳头入睡有增加窒息的风险，也增加了妈妈乳头破损的风险。

（6）母乳亲喂的宝宝不会咽下很多空气，不会轻易打嗝，如果确实需要拍嗝也不必起床或坐起来，半躺着就可以给宝宝拍嗝。

（7）侧躺喂。

17. 躺喂的好处有哪些?

（1）躺喂时妈妈可以放开手臂，舒服地躺着，是夜间喂养时最轻松舒适、最有助于睡眠的一种姿势。

（2）是宝宝“落地醒”的有效解决方式。

（3）奶速过快时可以尝试躺喂，减少宝宝呛咳。

18. 躺喂的诀窍有哪些?

（1）妈妈身体跟床面垂直，背后用靠枕支撑，腿部放松，两腿之间夹一个垫子（图2-6）。

（2）宝宝身体跟床面垂直，背后有妈妈的手或是靠枕支撑，头部直接放在床上，不要枕妈妈的胳膊或枕头（图2-6）。

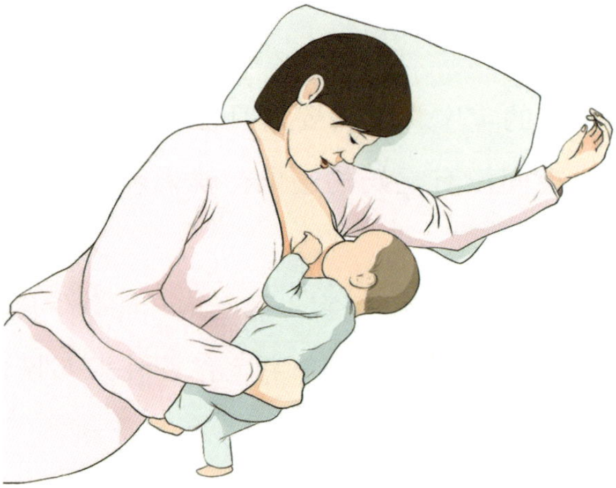

图2-6 躺喂时最常采用的姿势

（3）无论采用何种亲喂姿势都要做到，躺喂时也应如此：宝宝吃奶时头、背、臀部成一条直线，和妈妈胸贴胸、腹贴腹，脸对着乳房，鼻尖对着乳头，用乳头逗宝宝上嘴唇，宝宝抬头张大嘴，含住乳头和大部分乳晕。

19. 躺喂时如何能使宝宝容易吃到两侧乳房？

这里介绍两种方法（图2-7）。

（1）翻身，当宝宝吃完一侧乳房后，将孩子抱在胸前，一起翻向另一侧，安顿好后，将孩子靠近另一侧乳房。

（2）如果不想翻动孩子，可以将高处的肩膀放低朝向宝宝，这样宝宝就很容易吃到另一侧乳房。

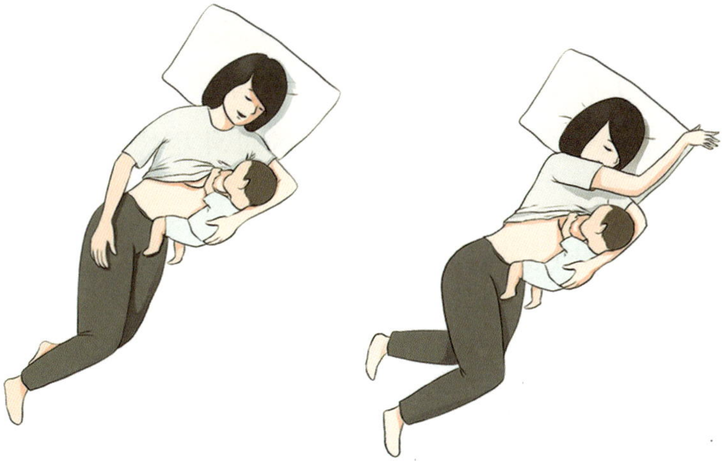

图2-7　躺喂时宝宝能吃到另一侧乳房的方法

20. 什么情况下会母婴分离？

当宝宝因为早产、黄疸、感染等疾病进入NICU，或者妈妈外出暂时离开宝宝，就会发生母婴分离。母婴分离时，会导致泌乳启动时间延迟，泌乳量不足或乳房肿胀等情况的发生。

21. 母婴分离时，如何保证泌乳量充足？

泌乳历程有三个关键期，抓住关键期，尽管在母婴分离下也能通过吸奶的方式尽量让妈妈们达到充足的奶量。

（1）泌乳启动期（产后3天内）：如果宝宝刚出生就离开妈妈，鼓励妈妈们在生后尽早（6小时内）开始手挤奶或吸奶，使用双边电动吸奶器，每天吸奶8～10次，夜间至少吸奶1次。此阶段频繁吸奶不是为了产奶，而是为了启动泌乳。初乳黏稠、量不多，可以尝试用手一滴一滴挤出来，抽吸到无菌注射器内，收集的母乳尽快送给宝宝吃或冷冻储存。

（2）泌乳关键期（3～14天）：在产后的72小时，大多数妈妈即将迎来“生理性乳胀”，又称“下奶”。这个时期，大多数妈妈会感觉乳房充盈，甚至感到胀痛。这时通过频繁有效地排空乳房，一般1～2天就可以缓解，之后就会发现泌乳量逐渐上升，乳房处于舒适松软的状态。

（3）泌乳维持期（14天以后）：这个时期，泌乳量逐渐稳定，供需平衡。维持泌乳的法则是有效频繁地排空乳房。根据泌乳原理，每天吸奶8～12次，夜间至少吸奶1次。早产儿妈妈要注意，因为早产宝宝前期吃的奶量很少，如果只在前期达到供需平衡，待宝宝吃奶量变多时，就不能满足宝宝的需求了，所以妈妈要在泌乳关键期使奶量超过宝宝的需求量，前期多储备的母乳可放冰箱冷冻室里储藏。

22. 如何选择吸奶器？

现在常见的类型有手动吸奶器、单边电动吸奶器、双边电动吸奶器。根据喷乳反射是在双侧乳房同时产生的原理下，建议妈妈选择双边电动吸奶器，更加省时、省力，效率较高。医院级吸奶器功率大，效率高，在母婴分离的情况下，能够排出更多的母乳，但费用较高。

23. 如何选择合适的喇叭罩？

喇叭罩的选择是容易被忽略的一点。应根据妈妈乳头大小进行选择，喇叭罩的内径大于乳头2～4mm即可，防止摩擦或吸入过多乳晕（图2-8）。

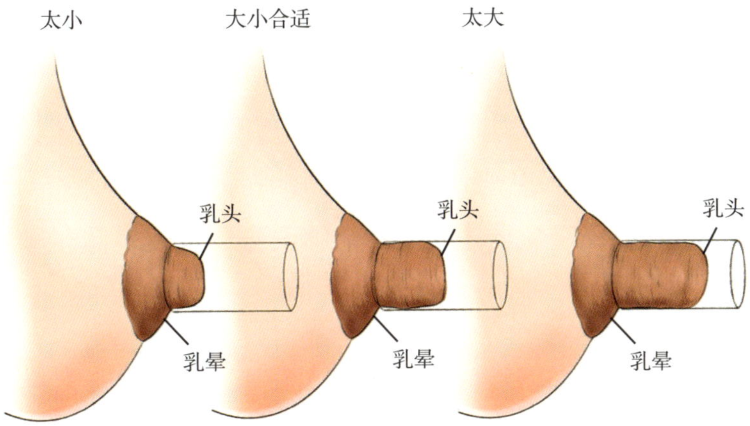

图2-8　乳头、乳晕与喇叭罩之间的关系

24. 如何正确使用吸奶器？

每次使用前应该清洁双手，将清洁干净的吸奶器各部件连接好，然后将乳头置于喇叭罩的正中央。

吸奶时，先刺激喷乳反射，待“奶阵”来临后，更换为吸奶模式。吸奶时的档位以最大舒适档位为宜，如感到疼痛则下调一档，在这样的节律下，保持吸奶15～20分钟，或直至乳汁停止流出后2分钟。

吸奶完毕后，清洁吸奶器各部件，可将奶瓶进行高温蒸煮消毒以备用。

25. 吸奶器有时吸不出来奶，怎么办？

使用吸奶器是一种高效、便捷的方法，但是对于乳头破损、乳房肿胀等，或吸奶器泵不出奶的情况，手挤奶是一种很好的方式。

26. 吸出来的母乳如何储存？

每次排出的乳汁应单独存放。在储存容器上使用记号笔注明吸奶日期、时间、吸奶量，避免混淆。为了能够安全、有效地储存母乳，建议使用有密封盖的玻璃瓶、硬质塑料——聚丙烯（PP）储奶瓶或储奶袋进行储存。将标记好的储奶瓶立即放入冰箱冷藏或冷冻室内，根据“先进先出”原则，合理进行摆放。

家中冰箱应留一部分区域，专门放置母乳，与食物分隔放置，避免被细菌污染。并且尽量不放在冰箱门上，因为冰箱门的温度相对较高，且频繁地开关门，温度不恒定，容易导致母乳变质。储存的时间见表2-3。

表2-3　母乳储存时间

母乳	室温（26℃）	冷藏（0～4℃）	冷冻（-20℃）
刚挤出的母乳	<4小时	<72小时	3～6个月
未复温解冻母乳	<4小时	<24小时	不再冷冻
已复温解冻母乳	立即食用	不再冷藏	不再冷冻

27. 母乳的运送需要注意什么?

如果宝宝在NICU住院，可以将储存好的母乳送至NICU，富余的母乳放置于冷冻室储存备用。运送母乳时建议使用有冰袋的冷藏箱或冰包，在保持低温的状态下，将母乳转运至NICU，其间保持冰包盖紧密封，不要中途打开容器。

28. 宝宝回家后如何恢复亲喂?

当住院的宝宝回家了，宝宝由瓶喂转为亲喂也是一个挑战。让宝宝回归乳房需要一些时间和方法。

（1）妈妈们多与宝宝进行肌肤接触，让宝宝熟悉妈妈的触感和气味，重新建立连接，认识到母乳亲喂的快乐。

（2）在宝宝逐渐接受后，选择安静的空间和环境，当宝宝情绪稳定，刚刚释放早期的饥饿信号，如“张开嘴巴”“舔舌头”“左右转头”的时候哺乳，不要等哭泣的时候再喂。

（3）选择宝宝喜欢的亲喂姿势，亲喂前，使用“三明治法”帮助乳房塑形，就像我们吃三明治一样，将乳房体压成椭圆形，等宝宝的嘴巴张到最大，深深含住乳头和部分乳晕，帮助宝宝达成深含乳。

（4）让宝宝在乳房上能立即满足。手挤奶数分钟能够刺激喷乳反射，含乳之前就让乳汁流出，同时帮助乳头突出，利于含乳成功。

（5）亲喂时，轻轻挤压乳房可提高乳汁流速，这样可以鼓励“急躁”的宝宝吸吮时间更久。

（6）不要轻易放弃，多些耐心和信心。如果发生乳头混淆难以纠正，可向国际泌乳顾问寻求帮助。

29. 什么是生理性乳胀？

产后母乳喂养是否顺利最关键、最惊险的一步就是“生理性乳胀”，若处理不当，可能会导致胀奶、回奶甚至乳腺炎。生理性乳胀时，乳房会有充盈满胀的感觉，又称“下奶”，是身体为正常泌乳所做的必然生理准备，意味着乳房“工厂”正式开工了。顺产一般发生在产后第三天，剖宫产发生在产后第四天，有的可延长至第七天，持续时间因人而异。有一些妈妈们可感觉乳房胀痛，痛感可到达腋下，严重时双乳紧绷发亮，乳房硬得像石头一样，俗称“石头奶”，有时会伴随短暂的发热症状，甚至体温会升高到38.5℃以上。

30. 生理性乳胀发生的原因是什么？

随着胎儿的娩出，产妇体内激素发生巨大变化，由于催乳素的作用，大量的淋巴液回流受阻造成乳腺腺体肿胀，大量的血液和组织液涌向乳房压迫乳腺导管导致出奶不畅，各方势力同时登场，引起了乳房的水肿。另外，不管是顺产还是剖宫产的产妇，产前、产中、产后输液，过多的水分进入身体以后，乳房的水肿更加严重。部分宝宝吸吮较少或力度不够，分泌的乳汁不能及时排出，造成乳汁淤积在乳房里，更加加重了乳房的肿胀。

31. 生理性乳胀怎么避免成“石头奶”？

宝宝出生后，要做到“三早”，早接触、早开奶、早吸吮是最有效预防生理性胀奶的方法。母婴同室，产后尽早哺乳最好在出生后半小时内开始吸吮母乳。频繁有效地吸吮不仅促进乳汁的分泌，还能疏通乳腺导管。宝宝吸吮越多乳汁分泌就越顺畅，生理性乳胀期的胀痛就越不明显。产后做到“三早”，不仅可以让宝宝吃到珍贵初乳，增强免疫力，对妈妈的泌乳、子宫收缩也非常好。

产后第一周，妈妈饮食宜清淡，不要过早喝催奶汤。生完宝宝第一周是妈妈排出体内潴留水分消除水肿的时候，乳腺管尚未完全通畅，喝大量催奶汤反而会加重乳房的水肿和乳腺管的堵塞，加重生理性乳胀的发生。

同时良好的心态也很重要，相信自己没有过不了的坎，家属要多陪伴，多鼓励。

32. 遭遇了“石头奶”，我该怎么办?

（1）宝宝是最好的通乳师，频繁有效地吸吮是解决乳胀最根本的方法。至少每2小时进行1次喂养，让宝宝先吸吮完一侧乳房的乳汁再换边。喂养时注意宝宝正确的方法含接乳房，能有效地避免乳头疼痛及损伤的发生（详见第二章第46问）。如果喂养后仍感觉充盈，可以用手挤奶或是吸奶器充分排空乳房。

（2）冷敷：在喂养间隙，可以冷毛巾、冰袋、圆白菜、土豆片等贴在乳房上冷敷20分钟，可以减轻胀痛感。冷敷时注意避开乳头。

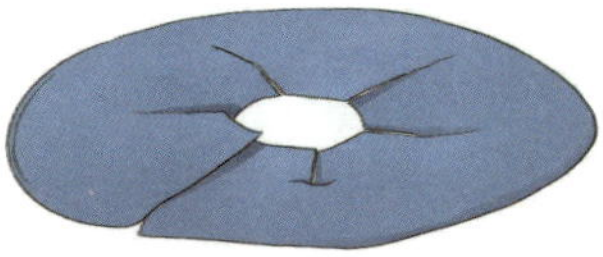

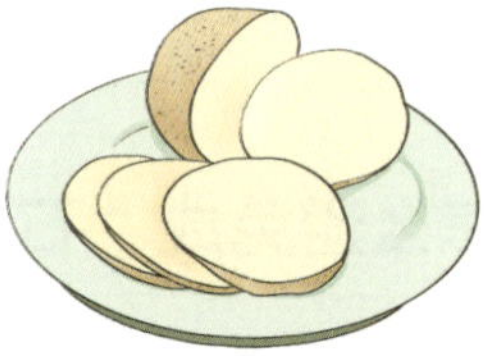

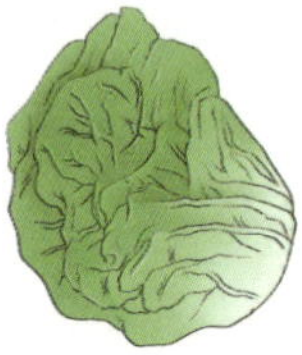

（3）药物治疗：如果出现发热或胀痛难以忍受，可以服用一些非甾体抗炎药（如布洛芬、对乙酰氨基酚），能很好地缓解不适。

（4）促进淋巴回流：可以请训练有素的催乳师沿淋巴液流动的方向轻轻按摩，改善淋巴循环，带走一部分组织液，减少乳房肿胀。但是催乳师行业鱼龙混杂，需仔细分辨，最好寻求有国家正规机构专业认证的催乳师或国际泌乳顾问。

33. “石头奶”时，有哪些不可取的做法？

（1）热敷：热敷可以增加血液及淋巴循环，需要刺激泌乳时可以使用热敷，但是肿胀已经非常明显时禁忌热敷，热敷会让肿胀更严重。

（2）不正确的按摩：此时的乳房已经非常脆弱，乳汁淤积乳腺管受压，如果直接大力按摩，不但乳汁不能排出，还可能导致乳腺组织、淋巴组织损伤，甚至造成乳腺炎。判断按摩是否正确的简单方法就是看是否引起疼痛，任何引起疼痛的按摩都是不正确的。

（3）让老公帮忙吸：成人吸吮的方式、力度和宝宝是不同的，成人的吸吮不能有效地排出乳汁。而且成人口腔中定植了大量细菌，容易导致乳头感染甚至引发乳腺炎。另外，宝宝抵抗力差，可能会引起宝宝细菌感染。

34. 乳头肿胀得厉害，宝宝含接不上怎么办?

可以采用反向按压法对母亲的乳晕轻轻施加压力，可以短暂消退乳晕下方的肿胀，让乳晕变软，使婴儿深含乳变得更容易（图2-9）。

图2-9展示手法均为反向按压法，可以根据不同的情况选择适宜的手法。手指弯曲的效果最好，且可以自己实施，单手法和双手法均可。也可

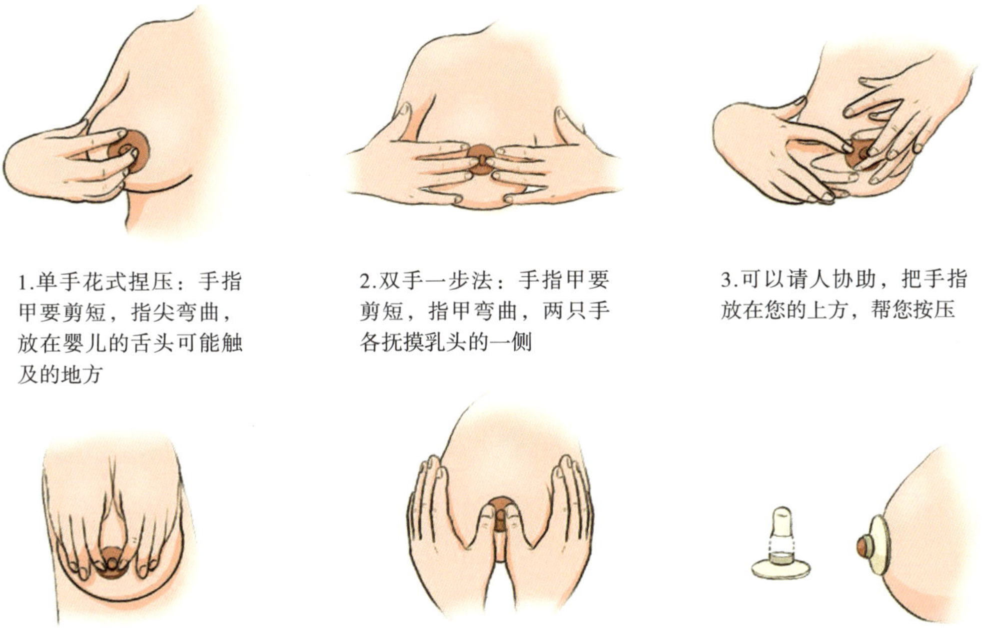

1.单手花式捏压：手指甲要剪短，指尖弯曲，放在婴儿的舌头可能触及的地方

2.双手一步法：手指甲要剪短，指甲弯曲，两只手各抚摸乳头的一侧

3.可以请人协助，把手指放在您的上方，帮您按压

4.双手两步法：两侧各使用2根或3根伸直的手指，第一指节贴近乳头。转头1/4圈，在乳头上下重复相同动作

5.双手两步法：两侧各使用2根或3根伸直的手指，第一指节贴近乳头。转头1/4圈，在乳头上下重复相同动作

6.环绕软化法：切下一个人造乳头的下半部分，放在乳晕上，用手指按压

图2-9　反向按压法

注：反向按压法由K. Jean Cotterman开发，K. Jean Cotterman©2010版权所有。

以请熟悉这一手法的人协助实施，也可以别人从旁协助。手法稍有不同，但是原理是一样的。向内朝胸壁方向施加压力，压力要稳定温和，以免造成疼痛，按压约1分钟然后放开，重复几次，直至乳晕变软，如果乳房非常肿胀，可在按压时平躺，把压力转移到背部。

35. 如果宝宝不在身边，怎么解决胀奶问题？

如果宝宝因为各种原因，不在母亲身边，没有办法吸吮乳房，我们可以用手挤奶的方式或是借助吸奶器来帮助排出乳汁。

在宝宝出生后，模仿宝宝的频率，频繁地挤奶或吸奶，每天至少8～12次，每2～3小时1次，每次15～20分钟，是促进乳汁分泌和预防“石头奶”发生的最重要、最有效的方法。

36. 如何进行正确的手挤奶？

具体的方法是洗好双手后，准备好储奶的容器，用舒适的方式放松乳房，将手呈“C”字形，拇指和其他手指分别放在乳晕的上下边缘，做到拇指、示指和乳头呈三点一线。用手指朝着胸壁垂直方向按压，按压的力度以不痛为原则，然后拇指和示指相对挤压，再放松，重复相同的动作，按压—对挤—放松三个动作连续、有节奏进行。泌乳反射来的时候可以加快手指对挤的动作，直到泌乳反射结束，手挤奶时间不要超过20分钟，一侧乳房解决之后更换另一侧乳房（图2-10）。

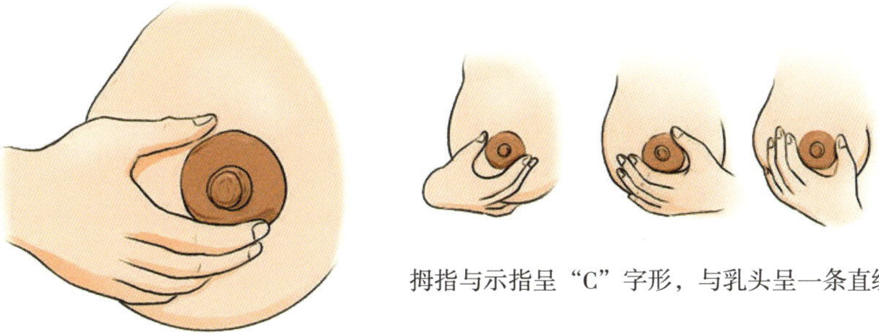

拇指与示指呈“C”字形，与乳头呈一条直线

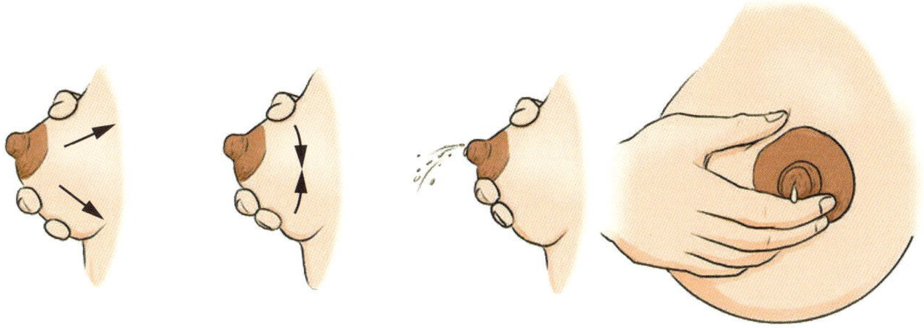

手指向胸壁垂直按压，同时对挤

图2-10　用手挤奶的方法

37. 手挤奶常见的错误有哪些?

（1）手指定位错误：手挤奶挤的是乳晕不要拉扯乳头，乳头的皮肤十分娇嫩脆弱，挤乳头不容易出奶，还会造成乳头水肿加重胀奶的症状（图2-11）。

（2）按压力度错误：向胸壁垂直按压的力度不够，没有挤到深层的乳腺体，很难挤出更多的乳汁（图2-11）。

（3）对挤动作错误：没有向胸壁垂直方向按压就急着对挤是挤不出来乳汁的，一定是拇指与示指按压同时做对挤的动作，另外两只手指一定不要滑动乳房的皮肤，错误的摩擦乳房皮肤会导致乳房腺体水肿进一步加重（图2-11）。

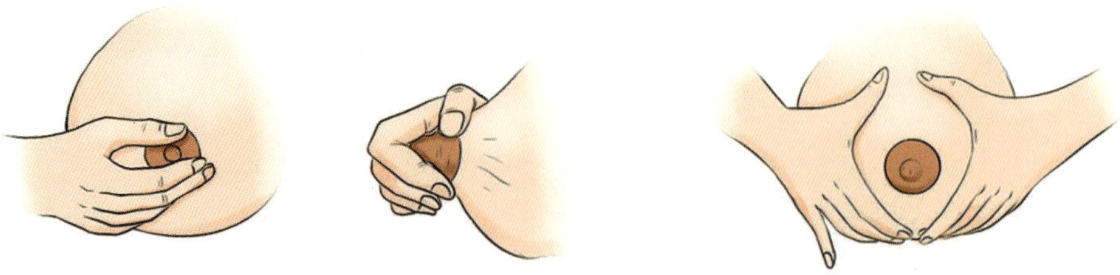

图2-11　手挤奶错误方法

注：不要牵拉乳头，不要双手在乳房上滑动。

38. 怎么判断是胀奶还是堵奶呢?

胀奶时乳房整体会充盈伴随胀胀的感受，经过宝宝吸吮很快乳房会软下来。而堵奶是伴随乳汁淤积发生的更严重的问题，典型症状是母亲一侧乳房的一个区域疼痛并且有硬块，或者感觉硬块部位发红、发烫，甚至引起发热发展到乳腺炎。

39. 为什么会堵奶呢?

（1）喂奶时间间隔太长：可能因宝宝睡着错过哺乳，导致乳汁没有及时排出，最终导致堵奶。

（2）乳汁黏稠、乳腺管较细：当哺乳妈妈饮食过于油腻，导致母乳油脂过高，脂肪粒堵塞乳腺管；有些哺乳妈妈乳腺管较细也易发生堵奶。

（3）母亲奶量大、乳汁过度分泌：经常反复堵奶，乳汁过多的妈妈平时排出一点乳汁减轻胀奶，同时避免过度排空乳房。

（4）乳房受压：内衣过紧、睡觉压到、被宝宝误踢到都可能导致堵奶。

（5）不良情绪：如果妈妈很疲劳，精神压力大、焦虑紧张的情绪也会导致堵奶。

40. 如何判断泌乳量充足？

（1）喂奶前后乳房的感觉：在哺乳的前几个月，通常喂奶前乳房会发胀，喂奶后会有松弛、轻松的感觉。大部分妈妈可在开始喂奶的几分钟后，突然感到乳房“发紧、发硬”，即俗称的“奶阵”，然后乳汁会大量喷出，这个过程就是喷乳反射。但是由于个体感受不同，小部分妈妈没有“奶阵”的感觉。

（2）宝宝吃奶的反应：宝宝每次吃奶时，妈妈可以看到宝宝吞咽的动作，听到吞咽的声音。喂奶后，宝宝会有饱食的满足感，舒适地进入梦乡，并且睡眠充足。

（3）宝宝的大小便：宝宝的尿清亮、不发黄。出生3～4天后，大便由黑绿色的胎便，逐渐过渡到黄绿色，再到黄色软便。在这样的情况下，每天需要更换6～8次纸尿裤，且每次都是沉甸甸的。

（4）宝宝的体重：宝宝的体重在正常范围之内持续增长。通常来说，6个月内的婴儿，平均每月体重增长600g或至少每周递增125g。大于6个月的婴儿，平均每月体重增长500g。

41. 泌乳量不足怎么办？

（1）坚持信心：母乳是宝宝最好的食物，建立肠道菌群，增强免疫力，能够为宝宝更全面均衡的营养。妈妈要有信心通过科学的追奶方式，可以成功母乳喂养。

（2）增加喂奶次数：宝宝的有效吸吮是促进泌乳最有效、最直接的方法。因此在追奶时应保证每天喂奶10～12次，每次15～20分钟。夜间是催乳素分泌的高峰期，因此夜间也要喂奶至少一次。如果已经开始加配方奶粉，最好让宝宝先吃母乳再吃配方奶粉，以免宝宝吃饱不再吃母乳。

（3）延长哺乳时间：每次都让宝宝吃尽一侧的乳房后再去吃另一侧。由于“前奶”富含水分、蛋白质、乳糖，“后奶”含有较多的脂肪。尽可能吃到“后奶”，不仅能够帮助宝宝获取到生长所需的热量，还能够做到母乳多排出、多产出。

（4）肌肤接触：促进乳汁分泌的激素叫催产素，它是一种神秘的“幸福激素”，当妈妈将宝宝抱于胸前肌肤接触时，会感到心情愉悦，非常幸福，这时妈妈体内就会分泌大量的催产素，从而使乳汁分泌增多。很多妈妈讲到，抱着宝宝时，就会不由自主地有乳汁排出。

（5）家人支持：许多时候家人听到宝宝一哭，就会认为是饿了，会让妈妈抓紧喂奶，这时会让妈妈产生焦虑情绪，影响乳汁排出，同时妈妈可能认为宝宝吃不饱，自己奶量不足，从而丧失信心，影响泌乳。其实宝宝哭闹有很多原因，不一定是饿了，家人要识别宝宝哭闹的原因，支持与理解妈妈，妈妈也要学会调节情绪，保持心情愉悦。

（6）保证休息：因为宝宝出生后，照顾宝宝和喂奶会让妈妈感到疲惫，也无法得到充足的睡眠。所以，家人应多为妈妈分担一些，多让妈妈休息。妈妈尽可能与宝宝磨合，将作息调节到与宝宝同步，保证睡眠。

（7）饮食均衡：哺乳期的饮食习惯应与产前相同。不同于传统坐月子的理念，不建议喝油腻的“下奶汤”如猪蹄汤、排骨汤，只要保证荤素搭配，营养均衡，饮水充足即可。

42. 泌乳量过多怎么办？

（1）按需哺乳：不要追求当“大奶牛”妈妈，根据宝宝的需求，按需哺乳，不额外吸奶或手挤奶，做到供需平衡最容易持续母乳喂养。

（2）适当胀奶：如果妈妈刚喂完奶就感到明显的胀奶，感到难受，这时我们就可以尝试减少奶量。简单总结就是——憋。妈妈们可以在感到胀奶时手挤奶或吸奶器排出一些乳汁，不要排出太多，不胀即可，这样大脑就会认为宝宝不需要这么多乳汁，从而减少乳汁分泌，达到减奶的目的。

（3）保持乳腺管通畅：胀奶时要及时让宝宝吸吮，如果宝宝已经吃饱却还有胀奶感，则排出适量乳汁不胀即可。这样可以保持乳腺管通畅，防止发生堵奶、乳腺炎。如果堵奶又不能自救成功，可向专业人员如国际泌乳顾问（IBCLC）等寻求帮助，切勿暴力通乳。

（4）冷敷：哺乳后可以冷敷乳房，使用毛巾或者冷敷垫置于乳房上，避开乳头、乳晕，减轻胀奶所带来的肿胀感。

（5）避免受压：穿宽松的哺乳内衣和衣物，注意平时睡觉姿势，避免摩擦或压迫乳房。

（6）均衡饮食：不要喝太多的“下奶汤”，该类食物脂肪过多容易造成堵奶，荤素搭配，营养均衡即可。

43. 如何鉴别乳头敏感和乳头疼痛？

（1）乳头敏感：大多数母亲开始母乳喂养时乳头不适，出现暂时的轻微疼痛感，持续30秒至1分钟消退，通常这种不适感在产后4～7天逐渐减轻，称为乳头敏感。也会有一些母亲常因排乳时“刺痛感”感到不舒服，但不会持续整个哺乳过程。

（2）乳头疼痛：疼痛感持续存在，超过7～14天，常伴有乳头破损和乳头皲裂，需寻找原因。

44. 什么原因会引起乳头疼痛？

最常见的原因是哺乳姿势不正确和含乳姿势不良。其次，宝宝存在舌系带过短问题、乳头局部过度清洁、乳头血管痉挛、吸奶器损伤、乳头感染（细菌性、真菌性）或皮炎（湿疹）等。

45. 什么样的哺乳姿势才是正确的？

常见的哺乳姿势有摇篮式、交叉摇篮式、橄榄球式、侧卧式、半躺式等。无论采用哪种哺乳姿势，哺乳时妈妈的身体放松，不过度紧绷、拘束，根据宝宝的情况选择舒适、适合的方式。

（1）摇篮式（适合大部分足月的宝宝）：是最常用的、简单易学的哺乳姿势。以吃左侧乳房为例，宝宝头部枕在妈妈左前臂或肘窝处，妈妈左臂弯支撑住宝宝的颈部，左前臂托住宝宝的脊柱，张开的手掌稳稳地托住宝宝臀部，使宝宝的头与身体呈一条直线，宝宝的脸贴近妈妈的乳房，鼻尖对着乳头，身体尽量贴近妈妈。妈妈右手张开，大拇指在乳房上、其余四指在下呈“C”字形托住乳房帮助宝宝含乳。为了更舒适地哺乳，妈妈腰部垫软枕，背靠椅子或倚在床头，双脚平放地上或放在脚蹬上，并将哺乳枕放在靠近腰部的位置（图2-12）。

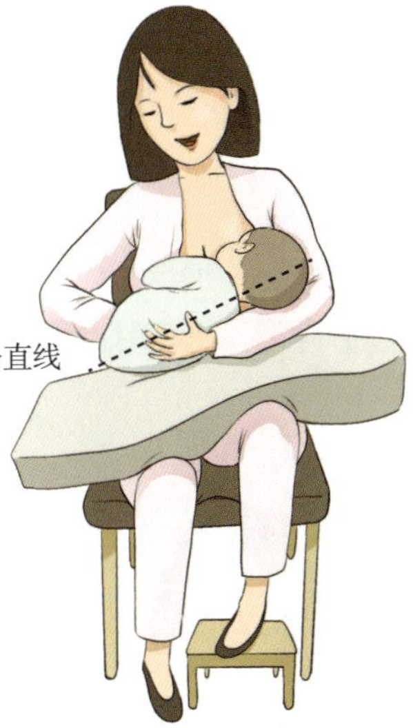

图2-12　摇篮式

（2）交叉摇篮式（适合早产的宝宝、吃奶困难的宝宝）：采用交叉摇篮式可以清楚观察到宝宝吃奶过程中的情况，对于出奶流速大的妈妈可以很好地控制出奶量。以吃左侧乳房为例，右手张开手掌托住宝宝的头颈部，右前臂支撑住宝宝的背部，右上臂夹住宝宝的身体或双腿，用哺乳枕或枕头垫高宝宝的身体高度到达乳房，宝宝的头部、鼻尖慢慢靠近左侧乳房，左手张开呈“C”字形托住乳房帮助含乳（图2-13）。

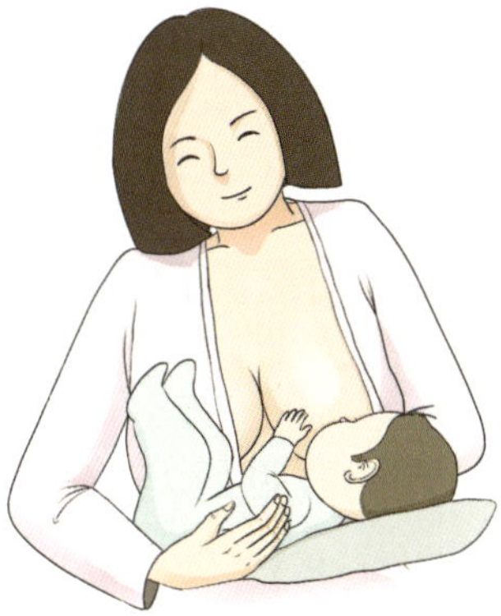

图2-13　交叉摇篮式

（3）橄榄球式（适合双胞胎、乳房过大、乳头短平或凹陷的情况）：使用橄榄球式哺乳时，以吃右侧乳房为例，妈妈将宝宝抱至右侧，右手托住宝宝头颈部，左前臂支撑背部，右腋下夹住宝宝的身体和双腿，此时的宝宝像一个橄榄球一样，使宝宝脸部靠近妈妈右侧乳房，同时右手张开呈“C”字形，托住乳房帮助宝宝含乳。使用此种方法时，宝宝身下最好垫哺乳枕或软枕（图2-14）。

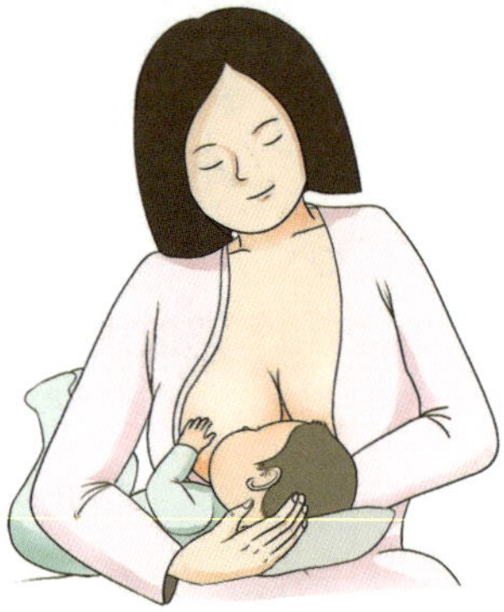

图2-14　橄榄球式

（4）侧卧式（适用由于剖宫产、有侧切不能坐起的妈妈）：侧卧式哺乳相对轻松，有助于妈妈休息，以吃左侧乳房为例，妈妈向左侧躺在床上，膝盖弯曲，妈妈的头下、背部、两腿之间可以垫枕，宝宝和妈妈面对面侧躺，妈妈的右手支撑住宝宝的头颈部和背部，宝宝的鼻尖对准乳头，妈妈的身体稍微向宝宝前倾、腹部相贴进行哺乳（图2-15）。

（5）半躺式（适用乳头短平、乳头疼痛的情况）：半躺式哺乳舒适省力，喂奶时利用宝宝重力作用使其含乳更深，减少乳头不适感和乳头疼痛。妈妈半躺在床上、沙发，向后倚靠，头颈部、背部、腰部放置软枕支撑。宝宝趴在妈妈的胸前，脸颊靠近妈妈的乳房，让宝宝自主找到乳头，保证乳头和宝宝的鼻尖在一条直线上，妈妈的一只手扶住宝宝背部，手臂搂住宝宝的身体，使宝宝的脚有支撑（图2-16）。

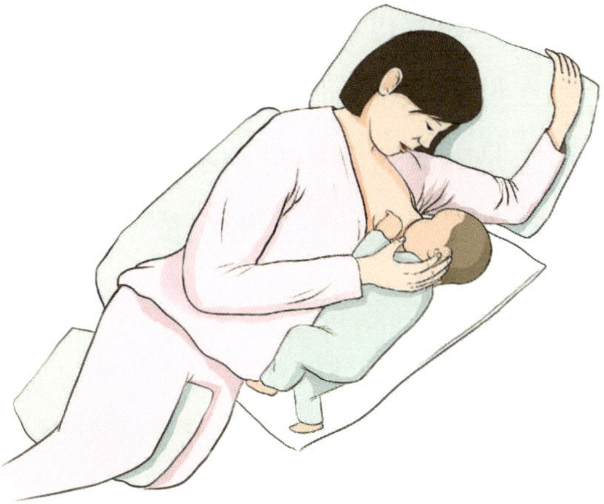

图2-15　侧卧式

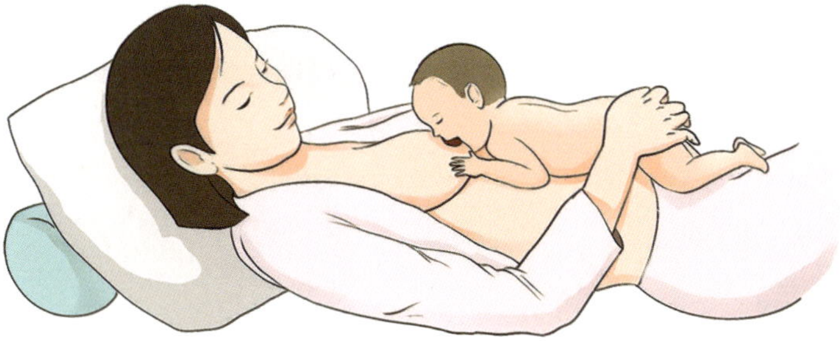

图2-16　半躺式

46. 如何判断宝宝含接乳头的姿势是正确的？

产后由专业人士指导，掌握正确的含乳姿势，喂养过程中避免过度牵拉乳头、含乳过浅的问题。

宝宝从下方略仰着头移向乳房，乳头向上朝着宝宝的前额，乳头轻碰宝宝鼻尖和上嘴唇中间的位置，让宝宝寻找乳头张大嘴，保证上下唇外翻＞100°，增加与乳房接触面积，要含住大部分乳晕不是只含住乳头。乳头在宝宝口中正确位置（软硬腭交界处）时，才不会因为宝宝过度牵拉、舌头或牙龈的摩擦感到疼痛。宝宝含乳时，乳晕上方部分比嘴唇下方露出多，下巴紧贴乳房，头部轻微过伸，既保证了宝宝呼吸通畅，也可以看到妈妈的眼睛，利于建立母婴联结（图2-17、图2-18）。

良好含接重要标志是哺乳过程中母亲不感到疼痛、婴儿享受有效吸吮过程逐渐放松双手、哺乳后母亲的乳头形状依旧是圆形的且未造成损伤。

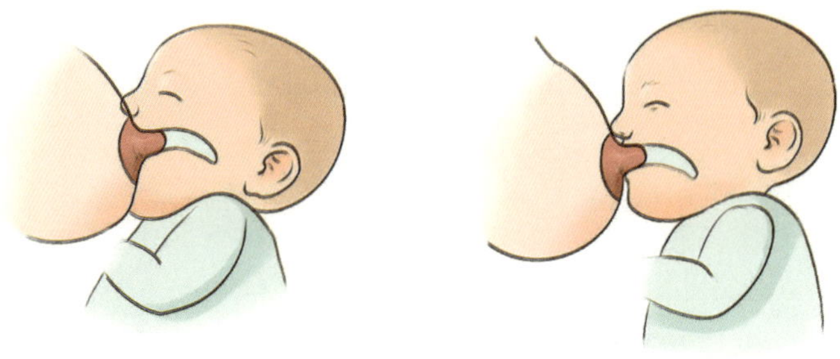

图2-17　含接乳头的错误姿势

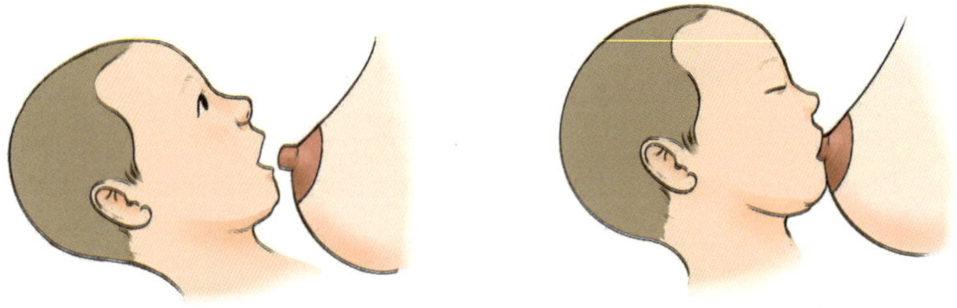

图2-18　含接乳头的正确姿势

注：上方乳晕露出多及下巴紧贴乳房。

47. 如何判断宝宝舌系带是否过短？

舌系带是舌头下面与口底连接的一条薄薄的条带样组织。舌系带过短的宝宝舌头外伸至下牙龈位置受到限制，舌尖呈“心形”。如果宝宝舌系带过短，可以尝试半躺式哺乳姿势，这时宝宝含乳较深，利于吸吮（图2-19）。

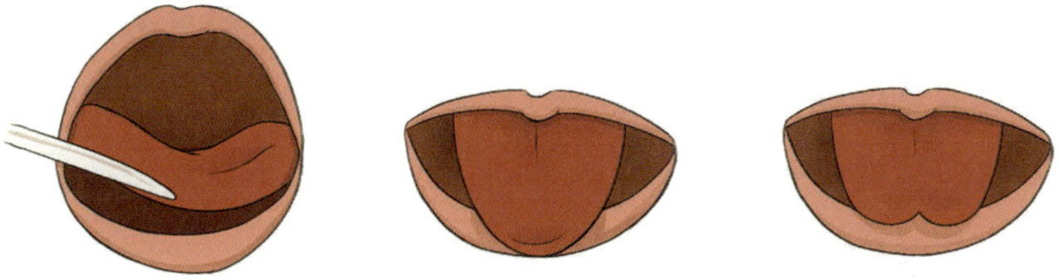

图2-19　正常舌形和心形舌

如果此方法仍无法帮助宝宝深含乳，需要请专业的口腔科医生评估，考虑是否实施舌系带切开术。不是所有的舌系带过短都会造成乳头损伤，如果不影响哺乳或发音，无须担心。

48. 如何保护乳头皮肤？

（1）乳头保持清洁：日常避免衣物与乳头摩擦接触，用清水擦洗保持乳头清洁，避免乳头过度潮湿和使用刺激性清洁用品。

（2）乳头保持滋润：母乳喂养后可以用少量乳汁风干乳头或使用纯羊脂膏，防止乳头皲裂，保持乳头滋润。纯羊脂膏已证明具有抗感染、抗菌、保护皮肤及修复屏障的作用。纯羊脂膏是可以食用的。

（3）减轻乳头疼痛：如果乳头出现疼痛，哺乳期间使用纯羊脂膏可以减轻疼痛，促进皮肤愈合。如果乳头破损伴有感染或出现真菌感染、皮肤湿疹，表现为乳头疼痛、发痒、脱屑等皮肤症状。这时需要到皮肤科寻求医生帮助，进行正规治疗，使乳头皮肤更快修复。

49. 如何正确地将乳头从宝宝口中拔除？

如果宝宝吃奶时，妈妈感觉乳头疼痛感，应立即停止哺乳，让宝宝松开乳头，重新调整哺乳姿势和宝宝的含接姿势。乳头处的皮肤是比较娇嫩的，切忌忍着剧痛强行拔出，这样会乳头损伤。正确的做法是：用一根手指轻轻伸进宝宝的嘴角，上下牙龈之间，或者轻轻下压宝宝的下巴或下嘴唇，让宝宝慢慢松嘴，再将乳头轻轻拔出。

50. 如何避免吸奶器损伤乳头？

使用吸奶器吸奶过程中出现乳头疼痛、乳头有水疱这些问题，与吸奶器太高压力的设置、吸奶喇叭罩尺寸过小、吸奶过程中乳头未处于管径中间位置导致乳头过度摩擦等原因有关。正确选择及使用吸奶器尤为重要，使用吸奶器前查阅说明书，测量乳头尺寸购买合适的喇叭罩尺寸，调整最舒适的泵奶压力等。

51. 乳头痉挛怎么办？

当乳头暴露在寒冷环境或受到挤压时，乳头会发生痉挛，此时血管收缩，导致乳头变白，并伴持续性疼痛。妈妈应选择在温暖的环境中进行哺乳，并穿着暖和的衣物，避免乳头暴露在冷空气中。如果乳头发生痉挛，可用温热的干毛巾外敷乳头，保持乳头温暖即可缓解。避免湿敷，因为蒸发吸热可能导致血管再次收缩，诱发痉挛。

52. 一次哺乳时间多久合适？

每次哺乳时间不宜太长，一侧乳房保持在15分钟左右，乳头长时间在宝宝嘴里，处于潮湿环境，易造成乳头损伤。如果哺乳过程中宝宝暂停吸吮，可以轻轻触摸脸蛋、耳朵，刺激宝宝继续吃奶。

53. 乳头吸破了还能继续喂奶吗？

先来了解乳头损伤的分级和严重程度。

Ⅰ期：乳头疼痛，表面完整，可能出现发红（红斑）、瘀斑、肿胀（水肿）。

Ⅱ期：乳头疼痛，表皮组织破损、出现磨损、浅裂口、压痕、浅溃疡。

Ⅲ期：真皮浅层损伤，出现深裂痕、深度溃疡。

Ⅳ期：真皮更深的损伤，乳头部分深度损伤。

处理方法如下。

Ⅰ期和Ⅱ期损伤属于轻度损伤，哺乳时，优先选择未损伤的一侧乳房进行哺乳，如果两侧都损伤先让宝宝吸吮受伤程度较轻的一侧。哺乳后给予纯羊脂膏涂抹整个乳头，间隔3～4小时涂抹1次，减少使用乳垫保持乳头干燥。也可以借助超薄硅胶乳盾保护乳头，缓解乳头疼痛，使用后的乳盾煮沸消毒保持清洁。

Ⅲ期和Ⅳ期损伤属于重度损伤，可以寻求医生帮助，遵医嘱治疗。需注意的是，如果疼痛难忍，为了防止乳头损伤进一步加重，此时应暂停宝宝吸吮，用吸奶器移出乳汁进行奶瓶喂养，可避免乳汁淤积引起乳房肿胀，同时给予乳头伤口愈合的时间。

54. 哺乳期乳腺炎是怎么产生的？

哺乳期乳腺炎发生的原因主要是乳汁淤积和细菌侵入。细菌无处不在：宝宝的口腔里、妈妈的内衣上，都可能存在细菌。当妈妈乳头皮肤破损，细菌会侵入乳腺组织。而乳汁营养丰富，淤积的乳汁成了细菌的培养基，细菌大量繁殖，就会导致局部炎症发生（图2-20）。

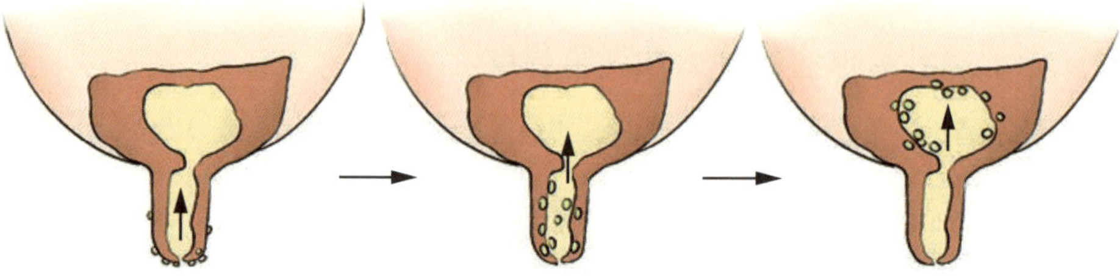

图2-20　细菌导致乳腺炎发生的机制

55. 哪些因素会诱发乳腺炎？

乳腺炎常见于初产妇产后1～2个月内，常见诱因有哺乳姿势及含乳口型不佳、乳头破损、乳头白点或白泡、乳房肿胀、乳腺管堵塞等，导致乳汁淤积，继发感染。

56. 如何判断是否发生了乳腺炎？

乳腺炎初期主要表现为乳房胀痛、皮温升高、压痛、伴有硬结。炎症发展期主要表现为乳房表面红、肿、热、痛，以及明显的硬结，并伴有寒战、高热、疼痛、无力等全身症状。进一步发展则会形成脓肿。

57. 如何预防哺乳期乳腺炎？

（1）合适的哺乳姿势：常见的哺乳姿势有侧卧式、摇篮式、交叉摇篮式、橄榄球式和半躺式。可以尝试不同的哺乳姿势，利于乳房各个部位的乳汁流出。

（2）正确的含乳口型：这一点非常重要。错误的含乳口型会导致乳头破损，不仅给妈妈带来剧烈的疼痛，而且会导致乳汁排出不畅，导致乳腺管堵塞。所以要采用深含乳的方式哺乳，宝宝的小嘴巴要包裹住部分或大部分乳晕，不能只含住乳头。正确的含乳方式见图2-21。

（3）保护乳头：避免乳头破损，可每次在喂奶后使用羊脂膏涂抹于乳头表面进行保护，如有破损应及时治疗，防止细菌侵入。

（4）按需喂养：1月龄内的宝宝一般需要2～3小时哺喂1次，若哺喂间隔时间过长，会使乳房肿胀，影响乳汁排出。如果宝宝一直睡着，对于

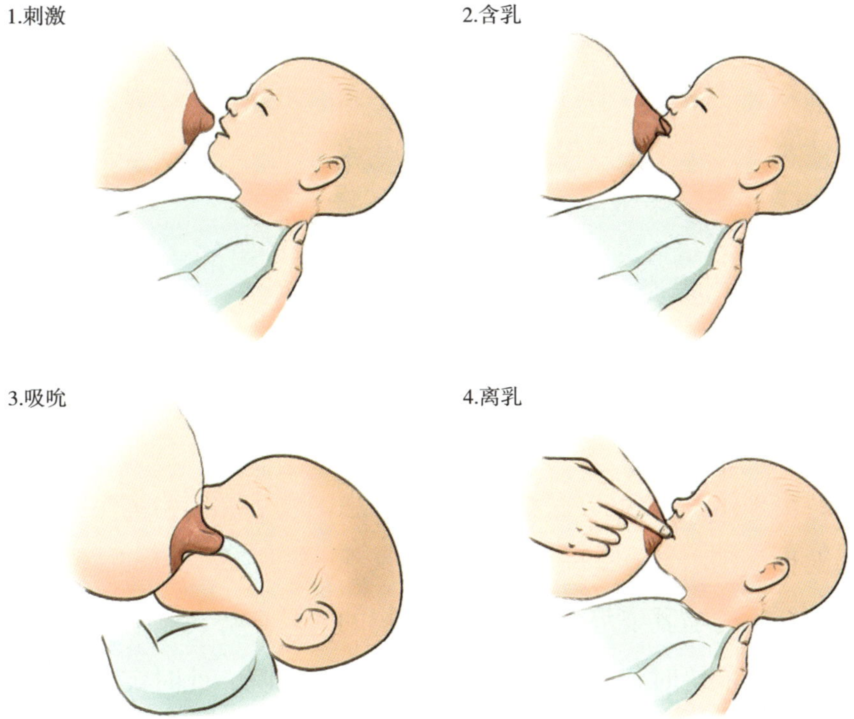

图2-21 正确的含乳方式

正常足月儿，可根据其需求哺喂，早产儿、足月小样儿等需要追赶性生长的宝宝，可以将其叫醒进行哺喂。如果宝宝不吃，需借助吸奶器将乳汁排出，避免淤积。

（5）母婴同室：宝宝和妈妈应24小时在一起，及时发现宝宝饥饿信号，及时喂养排出乳汁。喂奶时分泌的“幸福激素”——催产素，不仅会让妈妈们感到心情愉悦，还会更容易进入睡眠，让妈妈们得到充足的休息。

（6）均衡饮食：哺乳期的饮食习惯应与产前相同。一些油腻的“下奶汤”如猪蹄汤、排骨汤，该类食物过多的脂肪更容易导致乳腺管堵塞。只要保证荤素搭配、营养均衡、饮水充足即可。

（7）避免受压：哺乳期可穿着宽松舒适的衣物尤其是哺乳胸衣，还应注意睡眠姿势，避免给乳房局部过高的压力。

（8）良好的卫生习惯：哺乳前勤洗手，衣物保持干净，注意吸奶器配件的清洁，可以减少细菌侵入的机会。

58. 得了乳腺炎，该如何护理乳房？

未形成脓肿时可做如下护理。

（1）继续母乳喂养：即使有乳腺炎，也可以进行母乳喂养，而且要勤喂宝宝，多多排出乳汁。每次喂奶时先喂患侧乳房，因为宝宝有力地吸吮能够帮助患侧排出乳汁，减轻肿胀。

（2）合适的哺乳姿势：可以尝试不同的哺乳姿势，利于乳房各个部位的乳汁流出。喂奶时，让宝宝的下巴对准患处吸吮，此时宝宝下巴的律动能够帮助堵塞的乳腺管排出乳汁，缓解肿胀的情况。

（3）冷敷与热敷：在乳腺炎期间不能进行热敷，热敷时会加速血液循环，产生更多乳汁，此时若无法排出乳汁，有加剧乳腺炎的风险。喂奶后或患侧肿胀时，可以进行冷敷减轻肿胀。将冷冻后的袋装牛奶或专用冷敷贴置于患处，若感到过凉可使用小毛巾包裹。或将生卷心菜捣烂后放入冷箱冷藏后置于患处，可减轻水肿，缓解肿胀处的不适感。

（4）减轻疼痛：可以服用对乙酰氨基酚或布洛芬进行镇痛，这些药物在哺乳期内服用是安全的，不影响正常哺乳。

（5）通乳：若妈妈感到患侧乳房肿胀、疼痛明显，并且不能及时排出乳汁，使疼痛加剧，可向国际泌乳顾问（IBCLC）或专业的催乳师寻求帮助，进行手法通乳。专业的手法不仅不会使妈妈们感到疼痛或不适，反而会由于乳汁排出减轻肿胀，疼痛会有明显减轻。请妈妈们切勿接受暴力通乳。

（6）及时就医：如果妈妈体温升高超过38.5℃，并且患侧硬块无缓解，就需要及时就诊乳腺外科，以免发展为化脓性乳腺炎。在就医时要说明哺乳情况，由医生根据病情选用对哺乳没有影响的抗生素。若乳腺炎病情不允许继续母乳喂养，应使用吸奶器进行泵奶以维持泌乳量。

已形成脓肿时应做如下护理。

如果在乳腺炎初期没有及时进行处理，发展为化脓性乳腺炎，当脓肿形成，再采用以上护理措施通常效果不好，则需要及时就医进行治疗。若脓肿较小，医生可能会采用穿刺引流的方式排出脓液。若脓肿较大，医生可能会建议进行手术切开引流。所以当出现乳腺炎时，妈妈们一定要警惕，避免发展为化脓性乳腺炎。

59. 妈妈得了乳腺炎还能喂奶吗?

要视情况而定。一般即使在乳腺炎的情况下，也可以继续喂奶，并且要多让宝宝吸吮患侧乳房，多排出缓解肿胀。就算是已经形成脓肿，也可以用健侧乳房继续喂奶，患侧乳房使用吸奶器或者手挤奶来排出乳汁。

如果就医发现导致乳腺炎的细菌会影响宝宝的身体健康，或者使用不能继续哺乳的药物，则不能继续哺乳，可使用吸奶器或手挤奶维持泌乳，待病情痊愈后继续母乳喂养。

60. 乳头白点是什么？

乳头白点是由于浓稠的乳汁形成的颗粒，一般只有针尖大小，或稍大一些。颜色不一定是白色，也可以是淡黄色或淡粉色（图2-22）。

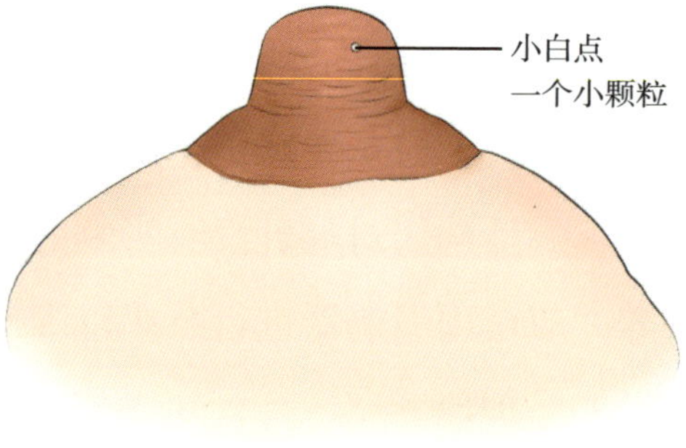

图2-22　小白点在乳头上的形状和位置

61. 乳头白点是如何形成的？

引起乳头白点的常见原因有乳汁过多、乳腺管堵塞、乳头损伤、错误的含乳口型等。当白点阻塞出乳孔后会导致乳汁不能流出，使乳房出现肿块（堵奶），严重则会发生乳腺炎。

62. 如何判断是乳头白点引起的堵奶?

当发生堵奶后，我们可以仔细观察乳头表面，一般可以发现乳头上有白色小点，轻轻摩擦后也不会消失，而是嵌入乳头出乳孔，则可以判断是乳头白点导致堵奶。

63. 如何预防乳头白点?

（1）宝宝吸吮时含乳口型正确，避免乳头长时间摩擦受损，保持乳汁移出通畅。

（2）采取多样化喂奶姿势，如侧躺式、半躺式、橄榄球式、摇篮式等，使乳汁由乳房各个部位均可排出，保持移出通畅。

（3）采用科学的方法减少过多的乳汁，达到母婴需求平衡即可。

64. 如何处理乳头白点?

（1）当白点可以随着宝宝吸吮后脱落，说明含乳口型和喂奶姿势正确，可以继续保持，保持乳汁移出通畅。

（2）当白点卡在乳头时，可将温水或橄榄油或白醋与温水1∶1比例的混合液倒在干净的棉球上，湿敷乳头10分钟左右，待白点软化后轻柔按摩乳头、乳晕，帮助其松动。在擦拭掉橄榄油或白醋后，让宝宝立即吸吮，如果白点脱落，问题暂时解决。

（3）乳头肿胀时出乳孔被挤压变小，乳腺管内的白点依然会堵在出乳孔，可以使用纯羊脂膏涂抹在乳头、乳晕，充分养护乳头。当出乳孔恢复正常大小，小的白点就不会卡住出乳孔了。

（4）如果以上方法无效，应及时就医，避免问题加重。

（5）如果白点反复出现，遵医嘱服用卵磷脂帮助脂肪分解，减少小白点形成。同时应调整饮食，减少动物脂肪摄入。

65. 什么是乳头白疱?

乳头白疱是一层覆盖在乳头上的皮，一般为透明、白色或黄色。主要是乳头表皮破损后，长出的新皮（图2-23）。如果白疱长在出乳孔上，就会造成堵奶；即使没有覆盖出乳孔，但也要找出原因及时做出调整。

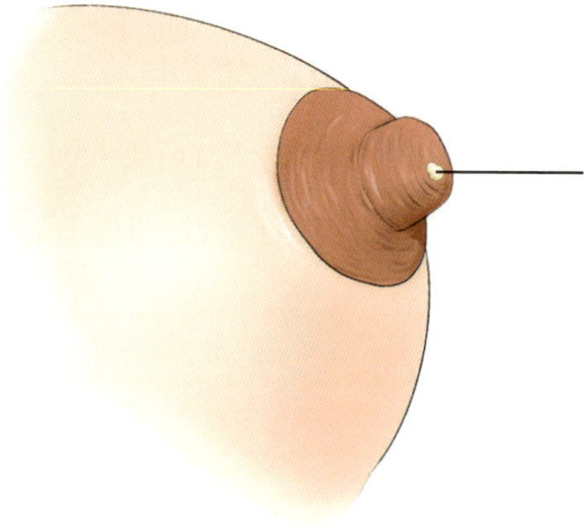

图2-23　小白疱在乳头上的形状和位置

66. 如何预防乳头白疱?

简单来说，乳头白疱是由于含接姿势不正确，乳头在宝宝的口腔内长时间被摩擦造成的，所以正确的含接姿势非常重要（图2-24）。宝宝吸吮时，应含住大部分乳晕甚至更多，以达到深含乳，这样乳头就会靠近宝宝口腔内的软腭，而不会被硬腭摩擦破损。

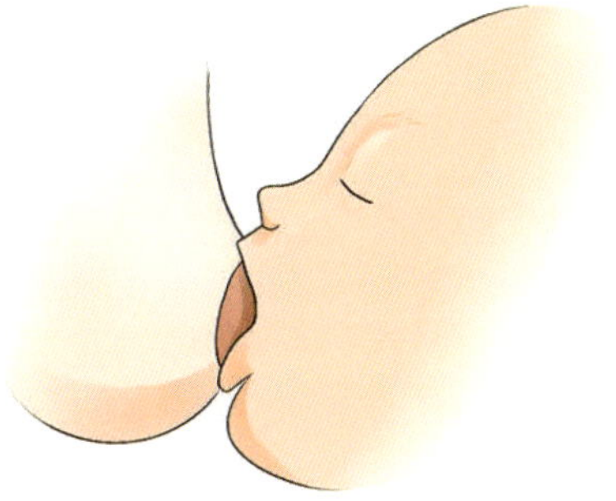

A

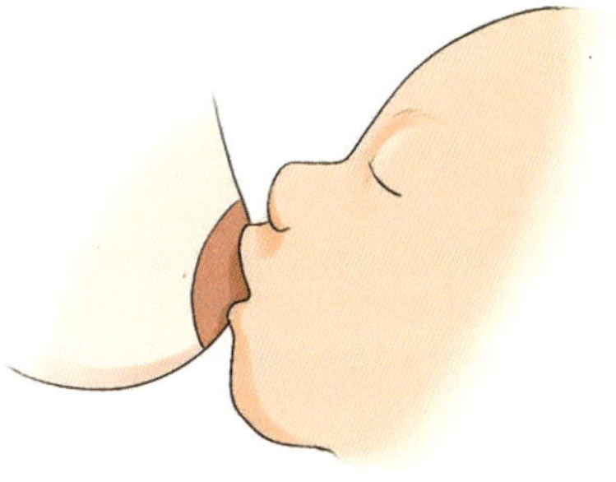

B

图2-24　正确（A）和错误（B）的含乳口型

67. 如何处理乳头白疱？

（1）在宝宝含接姿势正确的情况下，让宝宝多吸吮。由于宝宝吃奶的劲很大，如果白疱堵住了出乳孔，宝宝吸吮的力量也许能够将白疱吸破，缓解堵奶的情况。

（2）在宝宝含接姿势正确的情况下，采用多样化的喂奶姿势，也许能更快地将白疱冲破。

（3）使用温水或橄榄油，或白醋和水1∶1比例混合湿敷乳头，将白疱进行软化后轻柔按摩乳头，部分软化后的那层膜就会被搓掉，不过这种方法可能需要重复进行。

（4）如果以上方法无效，应及时就医，避免问题加重。

68. 哺乳期妈妈生病，有哪些非药物治疗方法？

很多妈妈都会有这样的顾虑，如果在哺乳期生病，不吃药的话，很难受，吃药的话，会不会影响母乳喂养呢？有些药物的确会进入乳汁，不能喂给宝宝，所以哺乳期的妈妈，使用药物需谨慎，当出现以下症状时，可以试试以下方法来缓解。

（1）咳嗽、流涕：干咳时，可以喝蜂蜜或含润喉糖等改善咳嗽症状；如果有鼻塞或流鼻涕，妈妈可使用生理盐水冲洗鼻腔，或者盐水雾化，加湿器湿化空气，利于鼻涕流出。

（2）疼痛：当妈妈喉咙发炎、疼痛时，可以用淡盐水漱口，并多喝水。肢体、关节疼痛时可以使用一些放松的技巧，如按摩、热水浴等。

（3）过敏：避免再次接触已知的过敏原，如食物、小动物毛发等。

（4）便秘：多吃粗纤维食物，如蔬菜、水果、粗粮等，刺激肠蠕动；富含B族维生素的食物，如燕麦、白菜等可促进消化液分泌，维持胃肠道正常蠕动；避免久坐久卧，保证充足的活动量；每天早上空腹喝一杯白开水，白天也要补足水分，防止因体内缺水而使粪便无法形成。

（5）腹泻：可以热敷腹部，解除肠痉挛，抑制肠蠕动，缓解腹泻；还可以吃一些烤馒头或苏打饼干。

69. 非药物疗法无效，妈妈不得不用药，如何应对?

哺乳期用药原则：①遵医嘱选择进入乳汁量少的药物；②选择对宝宝影响最小的药物，如妈妈所用药物同时适用于宝宝，则一般是安全的；③在不影响疗效的前提下，使用最小剂量；④用药时间选择在哺乳刚结束后，并尽量与下次哺乳时间间隔4小时以上；⑤如果妈妈需要长期用药或剂量较大，或者所用药物缺乏相关安全证据，建议暂时停止母乳喂养。

70. 哪些药物对哺乳期妈妈是安全的?

当妈妈需要用药时，可以对照表2-4选择推荐使用的药物，这些药物有证据证明在哺乳期使用一般是安全的，不推荐用药应避免使用。随着宝宝年龄增长，药物对其的影响越小。

表 2-4　哺乳期妈妈推荐及不推荐使用药物

疾病名称	安全	较安全	不推荐药物
发热、疼痛	布洛芬 对乙酰氨基酚（325mg 以下）		阿司匹林
感冒、咳嗽	沙丁胺醇	愈创甘油醚	可待因、伪麻黄碱、含多种成分的复方感冒药
过敏	氯雷他定 布地奈德	苯海拉明 西替利嗪	氯苯那敏
便秘、腹泻	乳果糖 开塞露 蒙脱石散 口服补液盐		小檗碱（黄连素）
肠胃用药	多潘立酮 泮托拉唑 硫糖铝 西咪替丁	奥美拉唑 雷尼替丁	
抗真菌药物	制霉菌素	咪康唑 酮康唑	两性霉素 B
抗病毒药物		阿昔洛韦 伐昔洛韦	利巴韦林
常用抗生素	青霉素类 头孢菌素类 万古霉素	氧氟沙星 阿奇霉素	四环素类 氯霉素类 磺胺类
局部用药（滴眼液、喷雾剂、软膏等）	莫匹罗星	氢化可的松	强效激素软膏（如丙酸氯倍他索、哈西奈德乳膏等）

71. 妈妈用药后进行母乳喂养，需要关注宝宝哪些问题?

妈妈用药后进行母乳喂养，要注意观察宝宝的反应，有无睡眠异常（嗜睡或精神亢奋不睡）、食欲减退、黄疸等，尤其需要长期用药的妈妈，更要仔细观察。如果宝宝出现了不良反应，妈妈又不能停药，应暂停母乳喂养。

72. 妈妈新冠病毒阳性，还能母乳喂养吗?

如果妈妈的症状非常轻，不需要服用任何药物，还是可以进行母乳喂养的。新冠病毒感染和感冒一样属于自限性疾病，可以通过自身的抵抗力而自愈，病毒并不会通过乳汁传播。相反，妈妈体内的新冠病毒抗体会通过乳汁传输给宝宝，宝宝便获得了对新冠病毒的抵抗力。但是需要注意的是，妈妈在患呼吸道传播疾病时，平时需要与宝宝隔离，喂奶时要戴好N95口罩，并做好手卫生，或者将乳汁吸出来，交给未感染的家人，用瓶喂宝宝。

如果妈妈症状比较重，如持续发热不退，不得不使用药物时，需要遵从医生建议，使用对宝宝相对安全的药物，或者暂时停止母乳喂养，并按宝宝吃奶频率，用吸奶器吸出乳汁后弃去，以保证泌乳量，待身体恢复停药后，可继续母乳喂养。

73. 咖啡因会进入乳汁，哺乳期还能喝咖啡吗?

咖啡因确实会进入乳汁，但量较少，是妈妈摄入量的0.6%～1.5%，所以如果妈妈有喝咖啡的习惯，需要将咖啡因的摄入量控制在每天200～300mg以内。当计算咖啡因的摄入量时，需要将所有含咖啡因的食物都计算在内，如茶、可乐、药物等。另外，可以在喝完咖啡后4～5小时，待咖啡因从身体里代谢掉，再进行哺乳。

74. 妈妈喝了酒，还能哺乳吗？

首先，不建议妈妈饮酒，酒精会进入母乳，当宝宝体内酒精达到一定浓度时，会导致困倦、嗜睡、生长缓慢。如果妈妈喝了酒，一定要保证身体内酒精完全清除掉再喂奶。需要注意的是，除了足够的时间，没有特效办法能加快消除酒精的速度，饮用的酒精含量越高，需要间隔的时间越长。可以这样计算，饮一杯酒间隔至少2小时，一杯定义为，啤酒（5%）341ml、红酒（12%）142ml、烈酒（40%）43ml。

75. 哺乳期可以接种疫苗吗？

根据免疫实践咨询委员会发布的《特殊情况下免疫通用最佳实践指南》，除天花和黄热病疫苗外，接种灭活或活病毒疫苗均不影响母乳喂养。流感疫苗不推荐使用鼻内用疫苗，可采用注射用疫苗替代。

76. 乙肝妈妈如何进行母乳喂养？

如果妈妈处于急性传染期，暂时不宜母乳喂养。

当妈妈服用抗病毒药物治疗后，并且宝宝在出生6小时内注射了乙肝疫苗和乙肝免疫球蛋白进行主动和被动免疫后，是可以进行母乳喂养的。

但需要注意，当宝宝口腔内有破损或溃疡，或者妈妈乳头有皲裂，应暂停母乳喂养，待伤口恢复后再哺喂。

77. 宝宝抗拒妈妈的乳房是怎么回事?

如果宝宝只是抗拒妈妈的一侧乳房，说明两侧的乳房是存在差异的，可能的原因如下。

（1）妈妈一侧乳头扁平或凹陷：这时宝宝不易有效含住乳头，自然不能顺畅地吃到奶，所以会拒绝此侧乳房。

（2）妈妈一侧乳房的乳汁流出速度过快：这种情况宝宝容易呛奶，时间久了宝宝不舒服就本能地抗拒此侧乳房。

（3）妈妈一侧乳房乳腺管细或少：相较于出奶顺畅的一侧，宝宝需要耗费更多的力气去吸吮，所以会偏爱另一侧，当在另一侧吃饱了，自然会拒绝此侧。

（4）妈妈一侧乳房过于肿胀：肿胀的乳房不利于宝宝含乳。

（5）妈妈一侧乳房过大：哺乳时，过大的乳房可能会盖住宝宝的鼻子，使其喘不上气，体验感不好，宝宝就会抗拒此侧乳房。

（6）习惯于某种喂奶姿势：宝宝可能存在斜颈导致头偏向一侧，在更换其他姿势后，宝宝感到不舒适，就会抗拒此侧乳房。

如果宝宝同时拒绝两侧乳房，除了两侧乳房同时具备以上原因以外，还可能是宝宝已经习惯了奶瓶喂养，因为相较于吃奶嘴，吸吮妈妈的乳房，需要耗费他们更多的力气，这种抗拒需要母子磨合过渡，待他们适应了妈妈的乳房就会改变。

如果宝宝是突然拒绝一侧或双侧乳房，可能是由于母乳的味道改变了，包括：某侧乳房发生了乳腺炎，乳汁味道变咸了；或是妈妈吃了刺激性的食物，使乳汁味道改变，宝宝不喜欢。

78. 宝宝偏爱一侧乳房，会有什么影响？

只要保证足量喂养，这种情况对宝宝不会有什么影响，但是如果宝宝长期只吃一侧乳房，妈妈这侧乳房的乳腺管会更加通畅，相反另一侧泌乳量会减少，这样就形成了恶性循环，宝宝会越来越偏爱一侧，然后妈妈就会逐渐形成大小胸。

79. 如何避免喂出大小胸？

找到宝宝拒绝的原因，并采取相应措施。

（1）妈妈乳头扁平或凹陷：建议妈妈在专业人员指导下，刺激乳头，使其凸出，或使用乳头保护罩。

（2）乳汁流出速度过快：妈妈可以用示指和中指夹住乳房，控制乳汁流出的速度和量，喂养过程中不断变换夹毕的方位，或尝试半躺式的姿势哺喂。

（3）一侧乳腺管细或少：在宝宝饥饿时，优先选择此侧喂养，可促进泌乳，同时保持乳腺管通畅。

（4）乳房过于充盈、肿胀：可在喂奶前湿热敷乳房，缓解肿胀，或用手挤奶方法排除部分乳汁，或反向按压手法使乳头、乳晕变软，利于宝宝含接。

（5）乳房过大：妈妈可用“C”字手法轻轻托举乳房，避免遮盖宝宝的鼻部。

（6）宝宝习惯于某种姿势：妈妈可以尝试不同的姿势，给予宝宝充足的安全和舒适感，并在开始哺喂前，让宝宝靠在拒绝的乳房一侧，待宝宝情绪好时，使其顺势吸吮。

（7）妈妈要从最初哺乳时，就坚持两侧乳房轮流喂。

80. 宝宝习惯了用奶嘴，如何纠正？

宝宝出生后的前3～4周内，是学习及完善吃奶技巧的时期，这期间长时间使用奶嘴，宝宝吸吮、吞咽奶嘴的动作就会形成记忆，这些动作与亲喂是不同的，宝宝习惯了奶嘴，就会抗拒妈妈的乳头，这种现象称为“乳头混淆”。

首先在宝宝刚出生时，应该让宝宝与妈妈早接触、鼓励宝宝去吸吮妈妈乳头，尽量避免使用奶瓶和安抚奶嘴。如果由于各种原因，宝宝已经发生乳头混淆，妈妈可在哺乳前，先通过揉捻、按压乳头等方式，刺激出奶阵，降低宝宝吮吸的难度，随后将乳头送入宝宝口中，进行哺乳。同时，及时发现宝宝的饥饿表现，不要等到大哭时再进行亲喂。另外，妈妈要更加耐心，不要看到宝宝哭就放弃。最后，纠正乳头混淆不是一两天就能完成的，妈妈和照顾者要做好长时间纠正的准备。

81. 宝宝突然拒绝吃母乳怎么办？

母乳喂养的过程是妈妈和宝宝共同参与的，所以当宝宝突然拒绝母乳时，要寻找双方的原因。

（1）妈妈方面：①妈妈乳汁味道改变。乳汁的味道会受妈妈饮食结构的影响，如果妈妈在哺乳期间吃了很多辛辣、刺激或味道重的食物，使乳汁味道改变，宝宝有味道偏好难以接受，就会拒绝母乳。妈妈要调整饮食结构，多吃新鲜的水果和蔬菜，增加鱼、禽、蛋等食物的摄入，保证营养均衡。②妈妈身体出现异常。当妈妈内分泌失调、患有乳腺炎时，也可能影响乳汁的味道，因此如果妈妈们已经出现不适症状，如乳房出现红肿等，建议及时前往医院就诊。③当妈妈更换或使用新的身体产品，如香水、乳液等时，使宝宝不适应也可能会拒绝吃奶。

（2）宝宝方面：如果宝宝明显抗拒吃奶，尝试过多种方法均没有办法改善，那么就要考虑宝宝是否存在一些身体不适。首先考虑口腔的问题，如口腔黏膜溃疡、出牙期牙龈肿胀等，此时宝宝吸吮会感觉到疼痛；其次，如果宝宝有鼻塞，在吃奶时呼吸不畅也会拒绝吃奶。当宝宝出现以上症状时，建议及时咨询医生并带宝宝检查排除。

82. 什么情况下需要给宝宝添加配方奶?

母乳是婴儿的最佳食物，WHO提倡纯母乳喂养至少6个月，但一些特殊情况下，可能需要给宝宝添加配方奶。

（1）妈妈的泌乳量不能满足宝宝生长发育的需求量，宝宝通常有以下表现：①恢复出生体重后，1周内体重下降超过8%，且没有回升的趋势。②宝宝出现明显脱水，表现为嗜睡。③巨大儿、低出生体重儿、早产儿或妈妈患有妊娠糖尿病的宝宝容易出现低血糖，当血糖值偏低，且喂养情况不佳时，可考虑加配方奶。④如果宝宝生后第5天，排出的仍然是黑乎乎的胎便，说明摄入量不足。⑤摄入不足引起的黄疸或母乳性黄疸，胆红素值超过20～25mg/dl时。

（2）宝宝患有一些疾病，如苯丙酮尿症、半乳糖血症等，此时需在医生指导下添加特殊配方奶。

（3）妈妈患有一些疾病，不适于母乳喂养。

83. 配方奶粉种类很多，如何选择？

（1）普通配方奶粉（即足月儿奶粉）：普通配方奶粉根据宝宝年龄划分为1段、2段、3段及4段。1段适用于0～6月龄，2段适用于6～12月龄，3段适用于1～3岁，4段适用于3岁以上的宝宝。更换奶粉前需仔细阅读喂养说明，因为阶段不同的配方奶冲调方式可能有所不同（图2-25）。

（2）低敏配方奶粉：普通配方奶粉的牛奶蛋白是完整的，属于大分子，我们将其比作成一整个苹果，部分宝宝的胃肠道无法完全吸收，就会发生过敏反应。而低敏配方奶粉是将牛奶蛋白分别水解到不同精细程度，包括部分水解奶、深度水解奶和氨基酸奶3种（图2-25）。

部分水解奶：牛奶蛋白被分解成小分子，如苹果块，宝宝更容易吸收，可预防宝宝过敏，但不能治疗过敏。

深度水解奶：蛋白分子更小，如苹果泥，但仍不能排除会发生过敏反应。

氨基酸奶：蛋白分子被彻底分解，如苹果汁，已经没有过敏原。

（3）早产/低出生体重儿配方奶粉：早产或低出生体重的宝宝相较于足月宝宝而言，需要更多的营养素和更高的热量，以满足其身体的快速生长，因此，早产儿或低出生体重儿配方奶粉含有更高的维生素、蛋白质及矿物质，需要在医生指导下选择和使用。

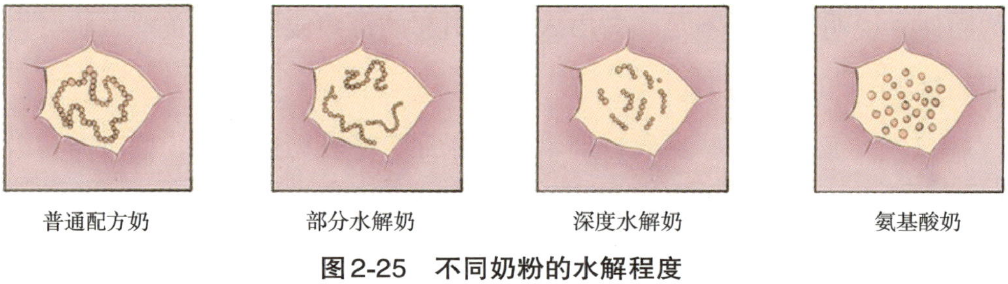

普通配方奶　　部分水解奶　　深度水解奶　　氨基酸奶

图2-25　不同奶粉的水解程度

当然，母乳才是早产宝宝最佳的食物，可以通过添加母乳强化剂来补充营养，但一定要在医生指导下使用，否则可能会引起宝宝喂养不耐受。

84. 牛奶蛋白过敏的宝宝，如何转奶?

由普通配方奶转为氨基酸奶，可直接更换，但是将氨基酸奶换回普通配方奶时，应采用降级的方式，即由氨基酸奶到深度水解奶，再到部分水解奶，最后转为普通配方奶。

由氨基酸奶转为深度水解奶应遵循由少到多、由慢到快的原则，具体方法如下。

第一天在一顿冲调好的氨基酸奶中添加30ml深度水解奶，建议选择早晨的那一次喂奶的时间来尝试，以便有充分的时间来观察孩子有无过敏的表现。如出现血便、腹泻、呕吐、哭闹、皮疹等过敏表现，需要停止转奶，继续氨基酸奶喂养。

如果孩子能够耐受，可以每隔2～3天在这一顿氨基酸奶中多增加30ml深度水解奶，直到深度水解奶完全替代这一顿的氨基酸奶。如果一顿替代后无异常，即可以尝试将剩余的氨基酸奶全部换为深度水解奶。

由深度水解奶转奶的方法也类似。

在转奶过程中，家长需要密切观察孩子至少2周，因为有些过敏症状可能要1～2周才会出现。一旦转奶过程出现异常，需要请儿科医生评估和处理。

85. 配方奶喂养，如何把握喂养量和频率？

1月龄内的婴儿胃容量变化很大，每次喂奶量应随之而变，一般生后前3天5～15ml/次，4～7天25～50ml/次，7～15天60～90ml/次，15～30天60～120ml/次。

宝宝2月龄内，2～3小时喂1次，全天奶量600～800ml；3～5月龄，3～4小时喂1次，全天奶量700～1000ml；6月龄到1岁，全天奶量700～800ml，喂奶频率和量会根据辅食添加的量而变化。由于宝宝之间存在个体差异，爸爸妈妈应根据自家宝宝的情况，按需喂养。

86. 如何冲奶粉？

（1）洗手、消毒准备：①确保所有用具（包括奶瓶、奶嘴、奶盖及密封圈）都已清洁消毒，并晾干；②冲前要用肥皂洗净双手并擦干；③阅读奶粉包装上的冲调说明，看看需要用多少水和几勺奶粉。

（2）冲调方法：配方奶粉应该用37～40℃的温水来冲调，先把水温调到合适的温度，倒入奶瓶中，用奶粉专用勺（一般和奶粉一起售卖）舀起奶粉，舀起的奶粉需松松的、不可紧压，再用刮勺刮平，对准奶瓶口倒入。

（3）喂食方法：轻轻摇晃并旋转瓶身，让奶粉与水混合均匀；将奶水滴在手腕处，温度适宜即可喂养。

（4）残余奶处置：如果冲调好的配方奶没有喝完，不建议用微波炉加热，会破坏里面的营养，也不能一直在温奶器里加热，会变质，另外常温下放置超过2小时，应扔掉。

（5）开封后奶粉的处置：根据奶粉罐上的说明，开封后的奶粉有效期一般是15天到1个月。因为奶粉罐或袋打开后，给了细菌、潮气、蒸汽等可乘之机。奶粉受潮后会成块凝结，宝宝喝了细菌污染的奶粉会出现腹泻、发热等症状。液体奶开封后建议常温环境4小时以内食用，加热后应在2小时内饮用完毕。

87. 什么时候需要断奶？

除了妈妈由于身体、心理问题或工作等原因，不得不断奶外，WHO建议纯母乳喂养到宝宝满6个月，添加辅食后，还可以继续母乳喂养到2岁及以后。

88. 传统断奶方式“妈妈出去躲几天”真的好吗？

母乳喂养对于宝宝来说，不仅是营养的供应，还是心灵的抚慰。传统的断奶方式，既要切断母乳还要母子分离，宝宝既可能对配方奶出现身体上的不适应，还可能因为母婴分离造成心理上的创伤。而对于妈妈来说，可能会引起胀奶、堵奶等不适，心理也会有很大的落差。所以建议妈妈们要科学、有计划地进行断奶。

89. 如何科学地断奶？

如果妈妈由于各种原因不得不断奶，建议循序渐进地进行，让宝宝逐渐适应从亲喂到瓶喂、从母乳到配方奶的状态。

逐步减少母乳喂养次数，缩短每次喂奶时间，可以在喂奶前增加其他食物。宝宝最依恋的吃奶时段（如起床第一顿和睡前最后一顿），建议留到最后断。

以一天喂5顿母乳的宝宝为例，断奶过程可以分五步走（表2-5）。

表2-5 断奶过程五步走

阶段	起床	早晨	中午	下午	晚上
阶段一	母乳	配方奶	母乳	母乳	母乳
阶段二	母乳	配方奶	母乳	配方奶	母乳
阶段三	母乳	配方奶	配方奶	配方奶	母乳
阶段四	配方奶	配方奶	配方奶	配方奶	母乳
阶段五	配方奶	配方奶	配方奶	配方奶	配方奶

每一个阶段，断一顿母乳，以配方奶替代，进入下一个阶段后，再断一顿母乳，直到所有的母乳被替代。但妈妈们要注意，断奶期间，每个宝宝的接受情况不同，因此每个阶段的时长也要灵活调整。建议至少留出1～2个月的时间来完成离乳，这样宝宝痛苦程度更低，妈妈因胀奶疼痛患炎症的风险也更低。

90. 断奶过程中，宝宝抗拒奶瓶怎么办?

相信这是大多数妈妈们面临的问题，断奶初期可能宝宝对奶瓶非常抗拒，这时可以让其他家庭成员来喂奶，等宝宝对奶瓶有所接受后再转由妈妈进行，还要注意下面这些小细节。

（1）场地、姿势：倘若喂奶的场地和姿势还是与母乳喂养时一样，就非常容易让宝宝回想起喝母乳的场景，从而排斥奶瓶，建议更换为不同的场地和姿势。

（2）选择合适的奶嘴：通常，奶嘴的形状、软硬度越接近妈妈的乳头，宝宝的接受度越高，但每个宝宝的偏好不同，家长可以多让宝宝尝试，找到适合的奶嘴。如果是1岁以上的宝宝，可以试试吸管或杯子。另外，还要控制奶液的流速，如果发现宝宝吃奶时呛咳或一边吃一边从嘴边流奶，就需要换成流速慢的奶嘴；如果宝宝吃上奶，还急躁不安，就需要换成流速快的奶嘴。

（3）“分心大法”：宝宝想喝妈妈的奶时，除了是饿了，还有可能是宝宝感到无聊了，或是想寻求安慰了。简单粗暴地拒绝只会让宝宝闹得更厉害，妈妈可以采取温和的“分心大法”，找一些有意思的事情去做，以下供参考（图2-26）。

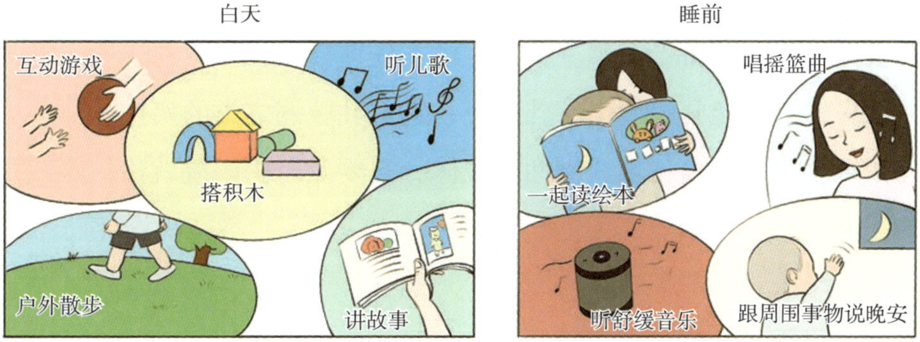

图2-26　断奶过程中妈妈可以做的事情

91. 妈妈如何自然回奶？

前面我们了解到，频繁有效地吸吮刺激，可促进妈妈泌乳，也就是吸吮越多，产奶越多。相反，当妈妈需要回奶时，减少吸吮刺激就成了回奶的关键。但要循序渐进地进行，让奶量逐渐减少，妈妈才不会感到不适。首先，妈妈可以将喂奶的间隔拉长，减少每天的喂奶次数。其次，可以缩短每次喂奶的时长。

92. 胀奶难受，该如何缓解？

硬憋实在太痛苦，还有乳腺炎的风险，非常不可取。建议在妈妈胀到受不了的时候，用吸奶器或双手（参照手挤奶方法）排出部分乳汁，到妈妈感觉舒适即可，不要排出太多，否则会刺激泌乳反射，继续产奶。

93. 残奶有没有必要排出？

断奶后，乳汁并不会一下子消失，而是慢慢减少，一般时间为7～10天。这期间，残留奶水中的水分逐渐被身体吸收，而乳的部分暂时还没有被吸收掉，才会变黄、变黏。目前，没有任何权威机构资料表明，乳汁残留在乳房中会引起乳腺增生、乳腺炎，甚至乳腺癌之类的疾病。

如果乳房有排出脓水、血性的液体，需要及时去医院就诊，跟残奶没关系。

94. 宝宝断奶，妈妈心理该如何调适？

（1）把断奶视为自然过程：首先，妈妈们要清楚一点，随着宝宝的生长，他们的身体开始需要更多的微量元素，2岁后逐渐离乳是为了让宝宝获得更多的营养，从而更好地成长。

（2）做点事情转移注意力：断奶期间，其实不只宝宝需要转移注意力，妈妈有时候也是需要的。很多妈妈会焦虑，也是因为不用喂奶，空闲时间多了，老是胡思乱想。这时候，妈妈们可以通过做些其他事情来转移注意力，例如，报个班学点东西，或者去健身房锻炼身体等。关注点一旦转移，妈妈们也会豁然开朗的。

谣言粉碎机

1. 妈妈乳房小，奶量就少

乳房大小与产奶量无关。女性乳房由腺体组织、支持组织和脂肪组织三部分构成，其中腺体组织与乳汁分泌密切相关。有些母亲外观看起来乳房很大，但腺体组织不发达也可能奶量少。前面我们提到乳汁的分泌原理，在婴儿的吸吮刺激下，母亲大脑接收信号产生催乳素和催产素作用于乳腺腺体产生乳汁，经由乳腺导管输出最终到达婴儿口腔。所以在复杂的泌乳过程中，婴儿的有效吸吮、乳汁的移出频率、母亲的激素水平、乳腺管结构和腺体功能、母亲的饮食及心情等多方面因素共同决定。

2. 夜间亲喂容易发生婴儿猝死综合征

美国儿科学会和联合国儿童基金会睡眠指南中都提到，妈妈在夜间哺乳时任何姿势都有可能睡着，但躺在大床上哺乳时睡着比躺在沙发上或坐在椅子上哺乳时睡着更安全。妈妈在哺乳后，及时将宝宝放回自己的小床，减少同床睡的时间。如果小床难以实现，拼床是一种好的选择。

3. 躺喂会导致婴儿中耳炎

与配方奶喂养的婴儿相比，母乳喂养婴儿中耳炎的发生率更低。与母乳中含有大量免疫保护成分，能增加宝宝抵抗力有关。母乳躺喂时宝宝是侧躺着吃奶，跟妈妈坐着时宝宝侧躺在妈妈怀里一样是侧躺，并不会增加中耳炎的发生率。

4. 躺喂会导致婴儿“地包天”

“地包天”是指在自然咬合时呈现下牙包裹上牙的情况，医学上称为反颌，反颌的发生与长期含奶瓶、吸吮手指、咬嘴唇、吐舌、下颌前伸等不良习惯有关（图2-27）。亲喂母乳时，独特的吸吮方式使颌面部肌肉运动协调，促进上下颌面的协调发育，能减少牙齿咬合不正的发生率。躺喂与其他姿势亲喂都是亲喂，吸吮方式一致，并不会增加咬合不正的发生率。

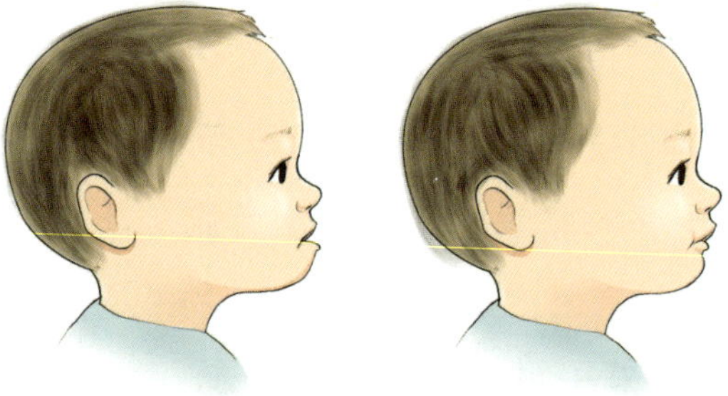

图2-27 “地包天”

5. 机器吸奶档位越高，吸出的母乳越多

很多妈妈，尤其是早产儿妈妈为了能够多给宝宝送些母乳，在吸奶时忍着疼痛使用高档位，这种说法是错误的。长时间吸奶高档位不仅会造成乳头、乳晕肿胀或破损，而且疼痛会抑制乳汁分泌，降低奶量。所以，吸奶时的档位应该是最大舒适档位，如感到疼痛则下调一档，找到适合自己的档位即可。

6. 可以吃回奶药来减少奶量

不建议妈妈自行服用回奶药，因为如果掌握不好药物的药效和用量，可能造成奶量骤减。如果以上方法不能帮助妈妈缓解奶量多的问题，并对生活造成严重困扰，一定要及时向医生寻求帮助，在医生指导下用药。

7. 奶量太多，就要不停地喂奶、吸奶

根据泌乳原理我们了解到，奶量越排越多，不停地喂奶、吸奶只会造成恶性循环。当妈妈的奶多到难以负荷，则可能出现放弃母乳喂养的念头，得不偿失。所以要科学减奶，达到供需平衡即可。

8. 纯母乳喂养好处多，一定不能让宝宝吃奶粉

要视情况而定。如果奶量充足，做到纯母乳喂养当然好处多多。但是当泌乳量不足时，可能会影响宝宝的生长发育，导致产生黄疸、低血糖等问题的发生，此时要适当添加配方奶。同时采用上文的科学追奶措施，逐渐增加奶量，从而减少配方奶的使用量，进而达到纯母乳喂养。

9. 乳腺炎会发展为乳腺癌

乳腺炎只是细菌感染导致的炎症反应，多为急性的，经过抗感染治疗，或脓肿切开引流，可以痊愈，一般不会发展为慢性的，更不会发展为乳腺癌。

10. 当乳头出现白点或白疱时，可以用针挑

错误。不建议自行用针挑破白点或白泡，操作不当容易造成乳头破损或感染，甚至导致乳腺炎。而且用针挑破后形成整齐创面，愈合过程中容易再次堵塞出乳孔。所以，上述方法无效时，请及时就医进行处理。

11. 乳头出现白点或白疱堵奶时，让爸爸帮忙吸通

错误。根本原因是成人和婴儿的吸吮方式、口腔结构存在不同。当宝宝正确含乳时，会将大部分乳晕含住，将其拉伸成一个“长长的奶嘴”，乳头处于软硬腭交界处，并不会感到疼痛。而成人的口腔结构导致爸爸只能像吸吮吸管的方式一样，舌头运动方式不对，不仅吸不出奶，还会让妈妈感到疼痛。另外，成人口腔中存在的细菌还容易导致感染。所以，只有宝宝才是妈妈最好的通乳师。

12. 产后喝中药调理身体，不影响母乳喂养

哺乳期服用中药需谨慎。一方面，一些中药可能会降低妈妈的泌乳水平，影响奶量；另一方面，由于一些中草药的药物性质不明确，是否会进入乳汁不明确，而婴儿身体发育尚未完善，对药物的反应比成年人敏感很多，即使是微量的药物都可能会对婴儿造成严重的后果，影响婴儿的生长发育。所以一定在专业中医指导下用药，切勿自行服用。

13. 多吃回奶食物可以快速断奶

民间传说的几大回奶食物（如韭菜、猪肝、花椒、山楂等），并没有科学依据，目前还没有任何一种食物被证明可以回奶。如果有妈妈吃了以上某种食物，一下子奶少了，也可能是因为她本身奶不多，或者这段时间做了其他事情，如没休息好等。

（景亚琳　张　倩　李海洋　陈　瑶）

第三章

火眼金睛

——婴儿常见症状的观察与应对

1. 宝宝鼻塞的表现有哪些?

当宝宝睡眠不安，表现为不喜欢平躺，一放下就哭，只能竖着抱或横抱式才能舒适一些；或者宝宝喂养困难，表现为看起来很饿，但是又不爱吃奶，或者吃几口就哭，不能连续喂养时，宝宝可能是出现鼻塞了。

2. 新生儿为什么容易鼻塞?

（1）新生儿鼻腔较短，几乎没有下鼻道，鼻咽部空间较狭小，容易被堵塞。

（2）新生儿鼻腔发育不完善，黏膜纤毛运动差，阻挡微生物、粉尘等物质的能力较弱。

（3）新生儿的鼻黏膜柔嫩，血管丰富，受到外界的刺激后容易出现水肿。

（4）宝宝抵抗力弱，容易引发感冒，使分泌物增多，加重鼻塞。

3. 引起宝宝鼻塞的病因都有哪些?

（1）普通感冒：除了鼻塞，宝宝同时伴有流鼻涕、咳嗽、低热或咽痛等表现，多由上呼吸道病毒感染所致，大多可自愈。

（2）鼻炎、鼻窦炎：宝宝鼻塞、流涕时间长，鼻涕呈黄色且黏稠，按压眼眶和颧骨时还可能伴有明显的疼痛感或者呕吐等表现。

（3）过敏：来势汹汹，接触过敏原几分钟到2小时内，就会出现频繁打喷嚏、流鼻涕、鼻塞，并伴有流眼泪的症状；宝宝还可能因为鼻痒，出现不断擦鼻子的表现；有哮喘史的宝宝，可能会出现喘憋。

（4）腺样体肥大：炎症反复刺激而发生的病理性增生，可引起鼻塞、张口呼吸的症状，夜间加重，出现睡眠打鼾、睡眠不安。多与慢性扁桃体炎、扁桃体肥大合并存在。

（5）鼻内异物吸入：宝宝多表现为单侧鼻腔不通气，用手电照宝宝的鼻腔，可能会发现异物。

（6）鼻腔结构异常：当宝宝生后不久即表现为反复鼻塞不能缓解，呼吸不畅时，需要查看宝宝是否存在先天鼻腔结构异常，建议尽快就诊耳鼻喉专科。

4. 如何判断宝宝的鼻子是哪一侧堵塞？

取一张纸巾或一根棉棒，将棉花顶端拉出来一点点，将其置于宝宝的一侧鼻孔前，同时轻轻压住另一侧鼻孔。每次宝宝呼气的时候，可以看到纸巾或棉花晃动，就可以判断宝宝的鼻子是通畅的。

5. 当分泌物过多引起鼻塞时，如何帮助宝宝缓解？

（1）生理盐水滴鼻（图3-1）：适合1岁以下的宝宝，当宝宝鼻涕较多，且又干又黏时，可以使用生理盐水滴鼻。

操作步骤：先向宝宝鼻孔里各滴几滴生理盐水软化鼻涕，再向棉签上滴1～2滴，之后把棉签伸进宝宝鼻腔把鼻涕沾出来，或者使用小镊子把硬鼻垢夹出来。

（2）生理盐水喷鼻（图3-2）：适用于月龄大一些且有鼻塞、鼻涕较干、较黏等症状或者有鼻窦炎、鼻炎的宝宝。除了滴鼻剂还有海盐水喷

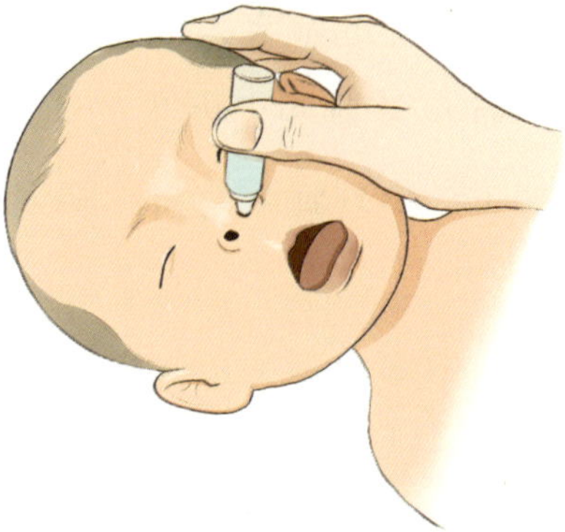

图3-1　生理盐水滴鼻

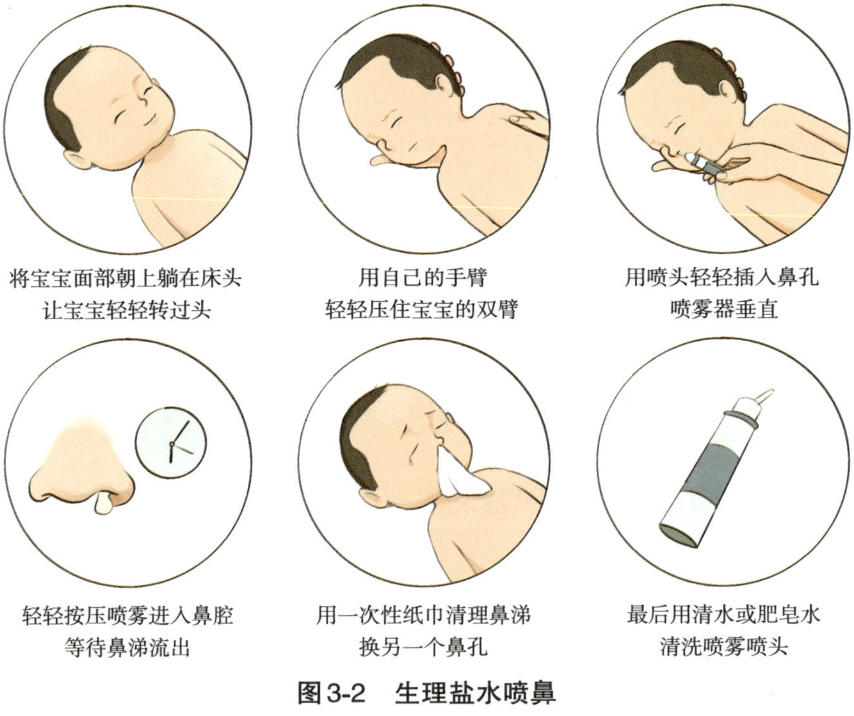

图3-2　生理盐水喷鼻

雾，比起滴鼻剂，这种雾状的水可以快速稀释、软化鼻涕，还可以清洗鼻黏膜，有效缓解鼻黏膜肿胀，冲走各种细菌、病毒。

操作步骤：让宝宝侧卧，头偏向一侧，哪侧鼻孔在上就先喷哪侧鼻孔，分泌物有可能从这侧鼻孔或另一侧鼻孔或嘴里流出，然后用纸巾擦拭流出的鼻涕和水。然后再将宝宝换个方向侧卧，喷另一侧鼻孔重复操作。

（3）球形吸鼻器（图3-3）：当宝宝鼻子堵得厉害，能看见一大团鼻涕堵在鼻孔里，影响了宝宝吃饭、睡觉或者呼吸，这时需要使用吸鼻器。如果鼻分泌物黏稠，可用小毛巾在37～40℃的温热水中浸湿，拧干热敷鼻部5～10分钟，避开眼睛和鼻孔，将吸鼻器吸头对准宝宝鼻孔，家长手捏气囊，轻轻塞入，直至将分泌物洗干净。为了达到更好的效果，可以轻轻压住宝宝的一侧鼻孔，然后用吸鼻器轻柔地吸另一侧鼻孔。

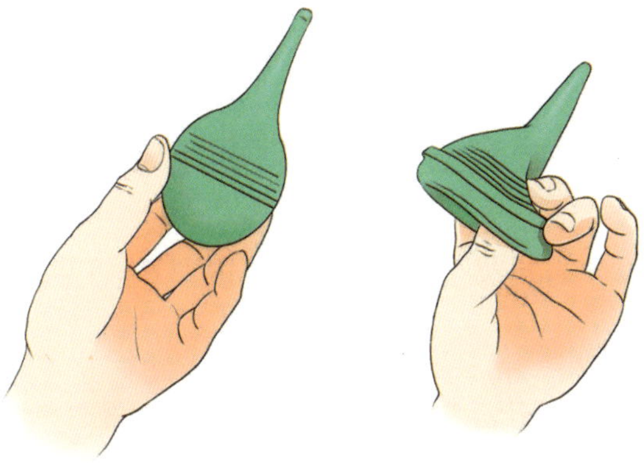

图3-3 球形吸鼻器

6. 宝宝鼻塞时，什么情况下需要就医？

新生儿出现鼻塞症状，家长无法清理时，需要就医。因为宝宝鼻腔小，易被分泌物堵住，当吃奶时无法用嘴呼吸，就会甩开乳头哭闹，影响进食，同时宝宝在睡觉时也会睡眠不佳，影响长身体。

对于大一点的宝宝，出现以下症状时，就要及时就医：反复流鼻涕、鼻塞，且持续时间长，出现呼吸不畅；伴有咳嗽、发热症状；睡眠时打鼾或有头痛症状。

7. 鼻痂能扣吗?

不能，这样容易损伤鼻黏膜，引起鼻出血。宝宝的鼻痂多是因为外界环境空气干燥形成的，可改善室内温湿度，使用湿化鼻痂的方法清除。

若是病理因素导致的，就要及时就医，如鼻炎、上呼吸道感染、再生障碍性贫血等。抠鼻痂会损伤鼻毛、鼻黏膜，增加致敏和感染的风险。

8. 宝宝鼻腔里只要有分泌物，就要用吸鼻器吸出来？

这种做法是不对的。鼻分泌物不仅可以黏附细菌和灰尘，还可以防止宝宝吸入过多颗粒物，其中含有的酶可破坏细菌，是预防感染的一道防线。另外，当橡胶头或塑料头插进宝宝鼻腔时，不论动作多么轻柔，都会刺激鼻黏膜，使其水肿或加重水肿，从而导致鼻腔堵塞更严重。如果鼻塞不严重，使用频次建议为一天在3次之内。

9. 宝宝咳嗽是感冒了吗?

咳嗽本身不是疾病，是人体的一种自我保护机制，是人体受到刺激后的正常反应。当呼吸道受到细菌、病毒、异物、过敏原、化学性刺激后，为了应对刺激，出现咳嗽症状，具有清除呼吸道异物和分泌物的保护性作用。婴幼儿的呼吸道容易受到刺激和感染，因此容易出现咳嗽的症状。

10. 咳嗽与什么疾病有关？

（1）呼吸道感染、上呼吸道感染，如感冒、咽炎、喉炎、肺炎、扁桃体炎等。

（2）异物刺激咽喉部引起咳嗽，包括食入和吸入异物，如刺激性气体、高温气体、冷空气、粉尘、雾霾、烟雾等。

（3）胃食管反流。

（4）变态反应和自身免疫性疾病，如过敏性鼻炎、系统性红斑狼疮等。

（5）肺结核、肿瘤、先天性气道畸形、气管－食管瘘等。

11. 不同类型的咳嗽，如何鉴别？

（1）冷空气刺激：最初为刺激性干咳，宝宝娇嫩的呼吸道受到冷空气刺激会出现充血、水肿、渗出等类似炎症的反应，诱发咳嗽反射。

（2）普通感冒：无痰，咳嗽不分日夜，不伴随气喘或急促，可伴有发热、鼻塞、流涕。一般在发热后2～3天体温下降后出现咳嗽，有时咳嗽和发热也会同时出现。

（3）流感：喉部发出略显嘶哑的咳嗽，逐渐加重，痰也逐渐变多。流感表现为突起发热、头痛、肌痛等症状，也伴有咳嗽、咽痛、流涕等上呼吸道感染症状。

（4）咽炎：咽部发红，咳嗽为炎症分泌物刺激，为缓解咽部不适，宝宝会主动性咳嗽。

（5）喉炎：咳嗽呈犬吠样，有“空空”声，声音嘶哑、吸气性喘鸣。

（6）过敏性咳嗽：持续或反复发作性的剧烈咳嗽，多呈阵发性发作，宝宝哭闹或活动时加重，夜间咳嗽比白天重。

（7）支气管炎：咳嗽持续数分钟，甚至更长，剧烈的咳嗽可能引起呕吐，伴有喘息、气促。

不同原因咳嗽会表现不同情况。宝宝如果鼻塞、鼻腔分泌物多，平躺或晨起咳嗽加重，可考虑为鼻部问题引发的咳嗽，可到耳鼻喉科就诊。宝宝如果在进食时，突发急促的咳嗽，被食物呛到的可能性很大。宝宝如果只在夜间咳嗽，有可能是哮喘、胃食管反流或鼻窦疾病。宝宝如果白天咳嗽厉害，夜间减轻，可能与下呼吸道疾病有关。

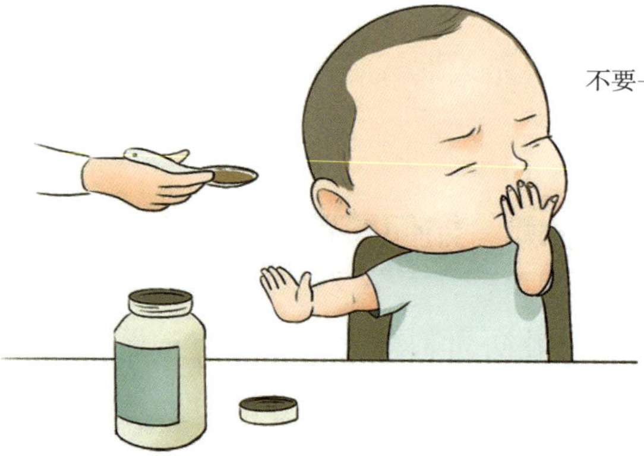

12. 咳嗽需要立即服用止咳药吗？

不用立刻服用止咳药。美国食品药品监督管理局建议2岁以下婴幼儿勿用止咳药，6岁以下儿童慎用止咳药。因为止咳药可能会使分泌物或异物滞留在体内，影响排出，一定要在医生指导下用药。

咳嗽的治疗取决于为什么咳嗽，找出根本原因才能对症治疗。病毒感染引起的咳嗽和细菌感染引起的咳嗽，都是源于分泌物的刺激，因此咳嗽的治疗既要积极治疗原发病，又要促进分泌物排出。室内定时开窗通风，保持空气流通，多晒太阳，6月龄以上的宝宝多喝热水，6月龄以下的宝宝适当摄入液体，湿润气道，同时注意多休息。

13. 宝宝咳嗽时，什么情况下需要就医?

如果宝宝出现咳嗽症状并伴有以下症状时，需立即就医。

（1）宝宝出现呼吸费力或口周发青、面色青紫。

（2）宝宝突然出现咳嗽，并伴有发热。

（3）宝宝持续咳嗽，并伴有皮肤青紫、呕吐及喘鸣，有头痛、咽喉痛的症状。

（4）影响进食，睡眠质量下降。

（5）误食异物，如食物或小体积的玩具等。宝宝出现呛咳后，家长不要用手去抠吞下的物体，因为这样有可能会使物体推到下方，造成气道阻塞，影响宝宝呼吸。

14. 如何帮助宝宝排出呼吸道分泌物?

（1）鼻部分泌物刺激引起的咳嗽，可以使用生理盐水冲洗鼻腔，缓解症状。用生理盐水冲鼻，不要在宝宝睡觉时操作，以免被滴入生理盐水呛醒更加抗拒；不要用棉棒蘸生理盐水清理鼻腔，以免对鼻黏膜造成伤害。建议家长去药店购买生理盐水，因为在家很难准确配制成0.9%的浓度。

（2）下呼吸道分泌物引起的咳嗽，要有效地将痰液排出体外。保证液体摄入，湿润气道，也可以给宝宝用生理盐水做雾化，起到稀释痰液、抑菌杀菌的作用，生理盐水和体液很相似，也没有抗生素引发的副作用。如果宝宝不接受雾化，可以使用加湿器，提高屋内的湿度或者在浴室内制造水蒸气，起到湿化气道的作用。特别提醒家长注意：加湿器要加入蒸馏水或灭菌注射用水，每天清洗，否则很容易造成细菌或真菌的滋生。

（3）过敏引起的咳嗽，要到医院查明过敏原，在生活中尽量远离过敏原。

15. 如何正确使用雾化器?

（1）雾化前的准备：给宝宝清洗双手和面部，将生理盐水或药物加入雾化器，打开电源预热。

（2）体位选择：最好是坐位，小宝宝可由家长抱着。

（3）家长将雾化面罩戴在口鼻处，调节好松紧度，尽量不留缝隙，或将口含嘴放入宝宝口中。

（4）指导宝宝用口吸气、用鼻呼气的方式进行深呼吸，均匀呼吸。如有不适，可停止雾化吸入。

（5）雾化结束后，洗脸漱口，减少药物残留。

（6）每次雾化后使用清水清洗雾化面罩和配件。

16. 如何给宝宝拍背排痰?

分泌物稀释后，如何有效地排出痰液则成为治疗的关键。

（1）拍背体位：①竖立位，家长将宝宝竖立抱起，宝宝的头偏向一侧，依靠在家长的肩膀上；②坐位，如图3-4所示，让宝宝坐在家长腿上，上身稍前倾，趴在家长的手臂上；③侧卧位，宝宝背向家长侧卧，叩击一侧完毕后，翻身再叩击对侧；④趴位，适用于宝宝痰较多时，家长坐位，让宝宝趴在家长腿上，头略低，脚略高。

（2）叩击方法：手掌合成杯状，拇指紧贴其余四指，保持胳膊不动，用肘关节带动手腕用力，由下至上，由外向内轻扣宝宝背部，可利于排出痰液。用空心掌叩击，听到的声音应该为“空、空”的声音，而非“啪、啪”声，虽然声音响，但宝宝不会感觉很疼（图3-5）。

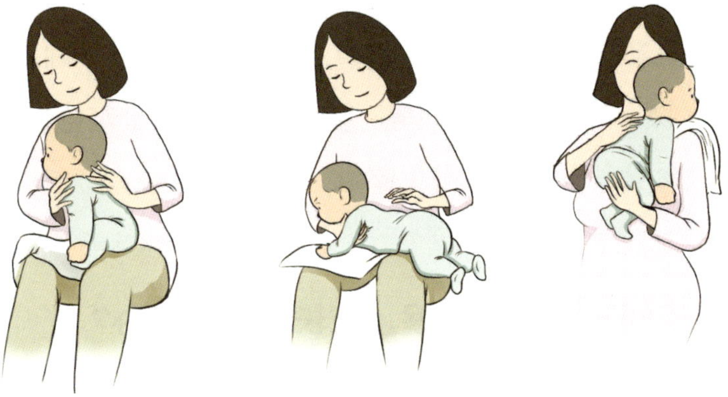

图3-4　拍背体位

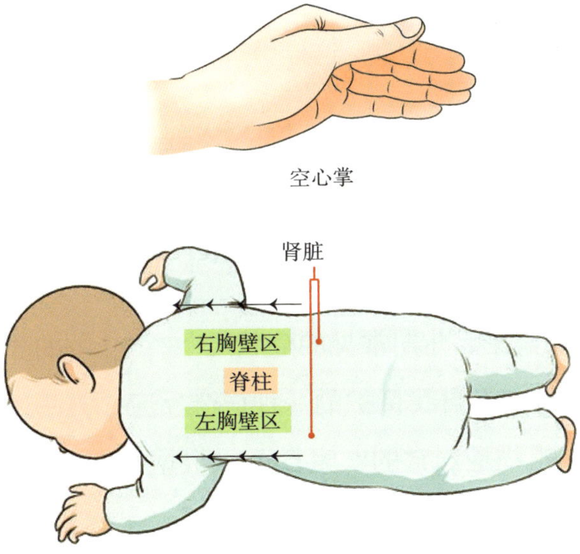

图3-5　叩击方法和部位

（3）注意事项：拍背选在宝宝进食前30分钟或进食后2小时进行；叩击时，应避开脊柱、肾区，同时观察宝宝面色，及时为宝宝清理分泌物，避免堵塞气道。

17. 宝宝咳嗽时，饮食如何管理？

宝宝要多饮水，饮食要清淡，吃些易于消化的食物，如馒头、面条、粥、新鲜的蔬菜和水果等；哺乳期妈妈忌食过甜、过冷、刺激性食物和易引起过敏的食物，如鱼、蟹、虾等。宝宝吃奶后尽量竖抱20～30分钟，减少喂奶量，少量多次喂养，避免咳嗽引发呕吐。

18. 宝宝夜间咳嗽影响睡眠，家长应该怎么办？

如果宝宝夜间咳嗽严重，家长可以给宝宝适当垫高床头，这样分泌物就利于吞咽；提高房间内的湿度，也会让宝宝舒适一些；宝宝头偏向一侧，有时咳嗽会引起宝宝呕吐，这样可以避免呕吐物导致窒息；夏天避免空调温度过低。

19. 宝宝溢奶、吐奶和呕吐有什么不同？

“吐”奶是宝宝在婴儿期常见的症状之一，“吐”的表现不同，代表的意义不同，有的是宝宝自我保护的一种应激反应，有的却暗藏玄机。究竟哪些是正常的？哪些是异常的？家长可以根据宝宝的症状，对照表3-1来区分，从而寻找相应的处理办法。

表3-1　鉴别溢奶、吐奶和呕吐

	溢奶	吐奶	呕吐
呕吐方式	像口水一样顺着嘴角流出来，无恶心、反胃	伴着奶嗝返溢出来，有时会伴有恶心	从胃中涌出，严重时会从口鼻喷出，伴有恶心、反胃
年龄范围	常见于6月龄内	常见于6月龄内	无年龄限制
呕吐量	少量	1～2口	量大，次数多
呕吐物	单纯奶液	单纯奶液或者半消化奶	除单纯奶液外，还会有半消化奶、有酸味的凝块、清淡半透明的胃液、绿色胆汁、咖啡色或褐色陈旧性出血等
发生时机	喂奶后	喂奶后或者奶后拍嗝不顺利后	无规律
宝宝反应	恬适安静，满足感	恬适安静，满足感	伴有恶心、腹胀、排便异常，有时还会有呻吟，精神反应不佳

20. 宝宝吐奶就是生病了吗？

如果宝宝只是偶尔吐奶，且量较小，且宝宝无不适症状，体重增长满意，不影响宝宝生长发育，家长不必担心，这种情况无须特别治疗。随着月龄增加，添加辅食后，症状会逐渐缓解，家长只需耐心看护，定期监测宝宝生长状况即可。

21. 哪些原因会引起宝宝呕吐？

（1）消化系统疾病：如消化系统功能紊乱、消化道黏膜受刺激、消化系统炎症、消化道梗阻等。

（2）全身性疾病：如感染、颅内压增高、先天性代谢性疾病等。

（3）药物使用：如红霉素、两性霉素B等。

（4）喂养不当：如喂养过多、过急，奶液过浓、过冷，频繁更换乳品，奶后平卧，频繁改变体位等。

22. 呕吐会给宝宝造成危害吗？

如果呕吐物反流误入气管，会造成宝宝窒息或者吸入性肺炎；如果长期呕吐还会引起机体水电解质紊乱、酸碱平衡失调、脱水，甚至营养不良。

23. 宝宝出现吐奶，我们该做些什么？

（1）喂奶前，避免宝宝大哭大闹，及时安抚。因为哭闹过程中，宝宝会厌上抬，呼吸肌收缩，导致胸腔、腹腔的负压增大，造成大量气体被吸入和吞咽胃中，容易出现吐奶情况。

（2）按需哺乳，不能让宝宝过度饥饿，造成宝宝吃奶过急过快，咽下大量空气。

（3）吃奶时保持头部高于身体，降低因宝宝贲门括约肌松弛，造成奶液反流。

（4）适时选择少量多次喂奶方法，既可以满足宝宝的生理需求，又可以避免一次性进食过多造成消化系统负担。

（5）喂奶过程中多次给宝宝拍嗝，当宝宝出现自然停顿或者奶嘴从嘴中吐出来时，家长就可以为宝宝拍嗝。

（6）喂奶后，正确选择拍背方式和手法（图3-6）。常用且易于家长学习的姿势包括竖抱式、端坐式、趴卧式三个拍背姿势，主要是充分打开宝宝气道，更容易排出气体。此外，家长的手法也很重要，注意手掌是空心

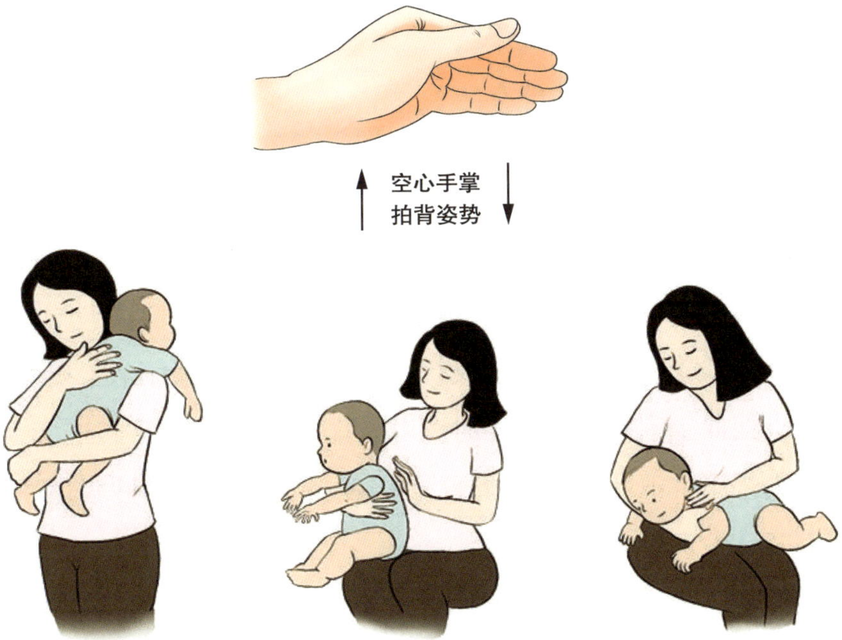

图3-6　拍背姿势

状。如果拍背后仍有吐奶，也可将宝宝在喂奶后竖抱20～30分钟。

（7）抬高床头20°～30°，拍嗝后，放置床上时，采用侧卧位。切勿喂奶后立即放平、怀抱过紧、反复晃动、扭曲、抬高宝宝下肢的操作。

（8）注意宝宝大便通畅，避免便秘，排便困难，造成腹压增高，导致吐奶。

（9）学会简单家庭自救方法（详见第六章第2问和第5问）。如果为轻微吐奶，将宝宝头偏向一侧，让呕吐奶液排出，宝宝会自行调试呼吸及吞咽动作，恢复正常。如宝宝出现明显憋气、呼吸不畅、面色发绀、无哭声等，家长需要立即实施抢救并拨打急救电话，前往医院治疗。

24. 居家喂养要注意什么?

（1）科学喂养，母乳是宝宝最好的食物，推荐纯母乳喂养，不建议频繁更换奶品。

（2）注意卫生，食物储存环境合格，饮食用具彻底消毒。

（3）改善喂养方法，喂奶前安抚宝宝，避免过度哭闹。喂奶后减少挤压、搬动、扭曲宝宝身体。必要时可以采用少量多次喂养方法。

（4）如果出现呕吐，及时清理呼吸道残留奶液，保持呼吸道通畅，以防误吸。

25. 宝宝吐奶时，出现哪些情况需要就医?

如果宝宝吐奶量大且频繁，或持续不缓解，同时伴有体重不增、腹胀、腹泻、发热等症状，需要配合医生查找引起呕吐的原因，积极治疗原发病。

26. 宝宝为什么容易发生腹胀?

宝宝腹胀大多因为肠道或腹腔内积气、积液，腹腔内肿物或腹壁肌肉无力造成。其中肠道积气是宝宝腹胀最常见的原因。

（1）宝宝吸奶过急：宝宝吃奶速度过快，容易咽下大量空气，这是造成宝宝胀气的主要原因。

（2）宝宝含乳姿势不当或者奶嘴大小不合适：宝宝吃奶过程中，多余的空气进入体内，导致腹部胀气。

（3）母乳喂养的妈妈饮食不当：妈妈饮食高糖及豆类食物，特别是糖分过高的饮食，哺喂宝宝后多余的糖分在宝宝肠道里发酵，这也是造成腹胀的原因之一。

（4）宝宝胃肠发育不完善，肠蠕动缓慢，排气、排便减少。

（5）宝宝腹肌发育和神经控制能力不成熟，且弹性组织缺乏，空气易于残存肠内，发生腹胀，并产生疼痛。宝宝由于疼痛长时间哭闹，吞入大量空气，加剧疼痛，恶性循环，症状更严重。

27. 如何判断宝宝腹部是否胀气？

（1）宝宝腹部看起来很鼓，摸起来不软，类似于摸气球的感觉。

（2）宝宝放屁多，甚至每次都会带出少量便便。

（3）吐奶、溢奶次数与平时相比明显增多，甚至每次吃完奶就吐，吐了还哭着想吃。

（4）睡觉不安稳，莫名大哭，扭身体，使劲儿“哼哼”，更换纸尿裤后仍无改变。

28. 如何预防宝宝腹胀？

（1）不要等宝宝饿得太久才喂奶，避免宝宝吃奶过急吞进太多空气。

（2）训练宝宝正确含接乳头，使用奶瓶时，选用合适的奶嘴型号，避免让宝宝吸空奶嘴，吞入大量气体。

（3）母乳喂养的妈妈饮食保证营养丰富的同时，避免高脂、高糖，如果宝宝牛奶蛋白过敏，妈妈还应回避牛奶蛋白。

（4）喂奶后拍嗝充分，两餐中可以多做袋鼠式抱抱、抚触、揉一揉小肚子，尽可能将气体充分排出。

（5）及时发现宝宝的不舒适因素，尽快解决，并多给予安慰、拥抱，通过调整宝宝情绪来避免胀气加重。

29. 宝宝出现腹胀，如何应对？

（1）万能趴（图3-7）

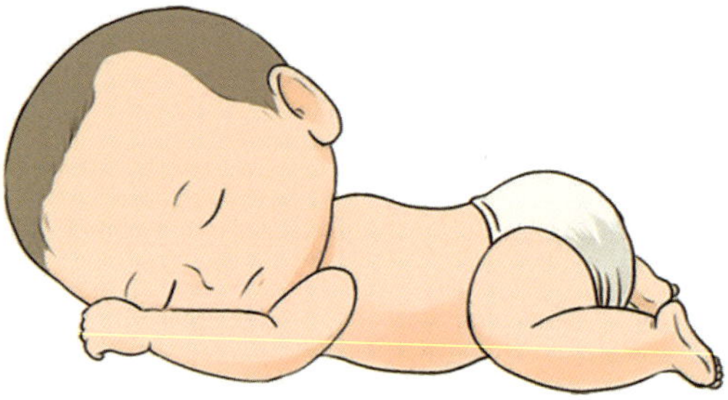

图3-7　万能趴

方法：宝宝两手臂置于头部两边，头偏向一侧，膝盖跪趴姿势，抵住腹部，将臀部翘起。

注意事项：万能趴在喂奶后30～60分钟进行，衣物避免过厚，影响宝宝屈腿。床上用品不能太软，旁边有家长看护，避免堵住宝宝口鼻进而发生窒息。每次时间控制在1～2小时，若无人看护或夜间睡眠时不能采用万能趴卧姿。

作用：万能趴卧姿就是我们通常说的俯卧位，有利于提高腹部温度，同时腹部挤压也有利于气体排出。

（2）袋鼠式抱抱（图3-8）

方法：家长半躺于沙发或者床上，敞开上衣，让宝宝以直立或者60°角度趴睡于家长胸前，肌肤与肌肤相触。宝宝头偏向一侧，髋关节呈青蛙

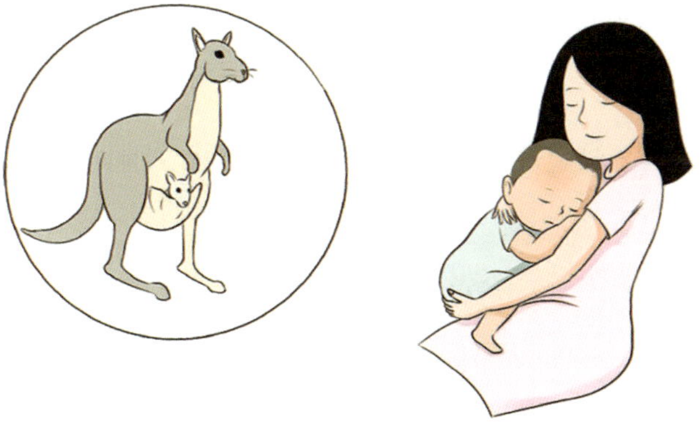

图3-8　袋鼠式抱抱

腿状弯曲，手臂也弯曲放在家长胸前。家长用一只手托住宝宝的颈部和背部，让宝宝下颌向上轻轻抬起，另一只手臂支托宝宝臀部。

注意事项：袋鼠抱过程中要注意全程保暖，时长没有限制，以宝宝与家人感到舒适的最长时间为宜。此外，宝宝头部转向一侧，既可以保持气道通畅，也可以与家长目光进行交流。

作用：提升腹部温度，有利于宝宝胃肠道内气体排出，同时可增加宝宝的安全感，减轻哭闹与烦躁不安情绪，减少气体过度吸入。

（3）揉肚子（图3-9）

方法：以肚脐为中点，稍用力下压，小幅度、顺时针环旋揉动。可以

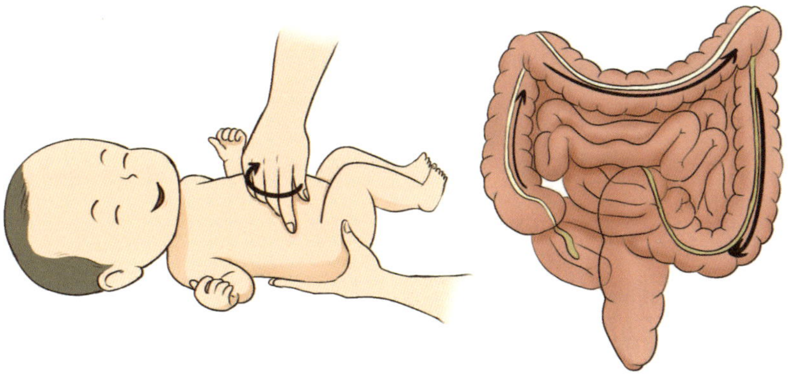

图3-9　揉肚子

隔着衣服按摩，也可以直接接触皮肤按摩。

注意事项如下。

1）时间选在两餐中间或餐前，宝宝安静无哭闹等不适时。按摩后不宜马上进食，避免宝宝吐奶。

2）家长剪短指甲，去除首饰，避免划伤宝宝皮肤。

3）提高室温，注意腹部保暖，家长按摩前请先将手搓热再操作，避免引起宝宝不适感。

4）如果穿着衣服按摩，避免衣物太厚，影响按摩效果。

5）如果直接接触皮肤按摩，首先需要给宝宝腹部涂抹抚触按摩油，避免按摩时皮肤摩擦过大，造成宝宝不适。

作用：因宝宝胃肠道发育不完善，肠蠕动欠佳，通过按摩腹部，刺激肠道的蠕动，促进气体排出。

（4）排气操（图3-10）

方法如下。

1）让宝宝平躺，以宝宝肚脐为中心，手掌顺时针揉8圈，适当用力。

2）两手交替从宝宝胸口开始，向下轻抚至大腿根，左右交替各做8次。

3）双手并排，从宝宝胸口向下轻抚至大腿根，共做8次。

4）握住宝宝脚踝、小腿，让宝宝像蹬自行车一样，两腿交替往腹部蜷缩，左右交替各做8次。

5）握住宝宝脚踝、小腿，让宝宝双腿膝盖弯曲，双膝同时压住腹部，保持这个姿势1～2秒，做8次。

6）家长一手抓宝宝右膝，另一手抓宝宝左侧手臂，单手单膝交叉，让宝宝手摸自己膝盖，左右交替为1次，共做8次。

7）握住宝宝脚踝、小腿，让宝宝双腿保持伸直，抬起压向腹部，

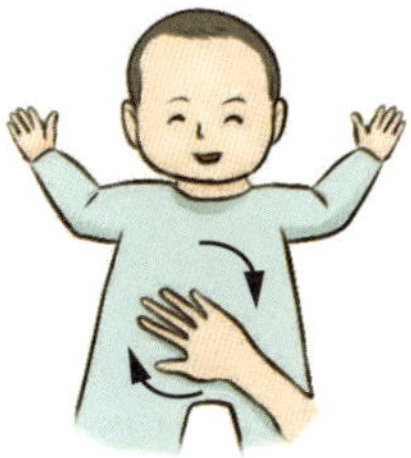

1.让宝宝平躺，以宝宝肚脐为中心，手掌顺时针揉8圈，注意适当用点力

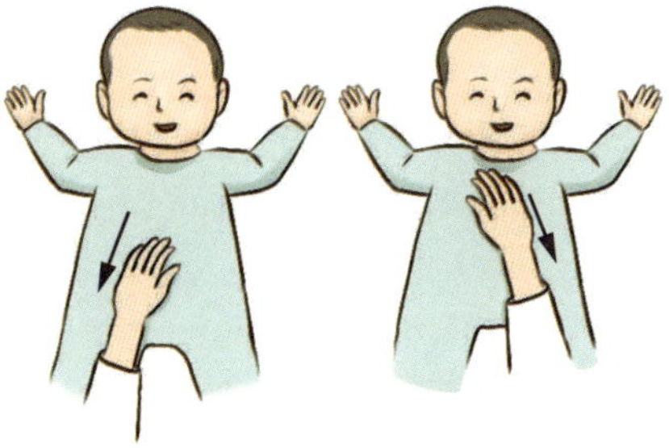

2.两手交替从宝宝胸口开始，向下轻抚至大腿根，左右交替各做8次

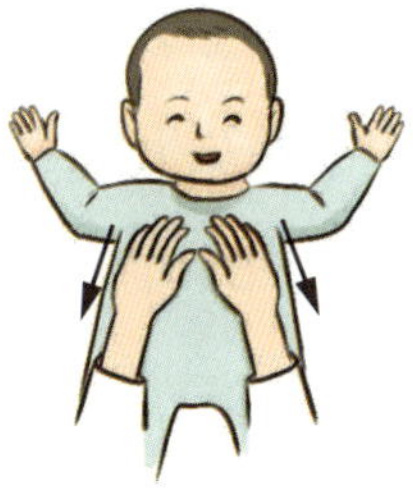

3.双手并排，从宝宝胸口向下轻抚至大腿根，做8次

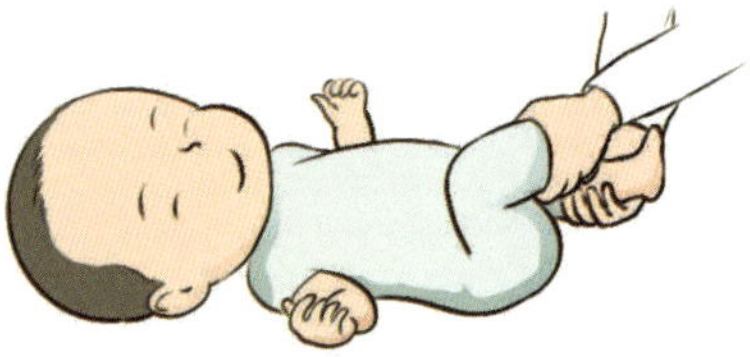

4.握住宝宝脚踝、小腿，让宝宝像蹬自行车一样，两腿交替往腹部卷缩，左右交替各做8次

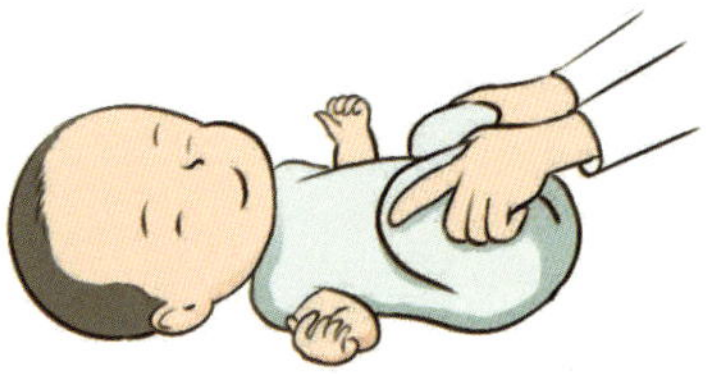

5.握住宝宝脚踝、小腿，让宝宝双腿膝盖弯曲，双膝同时压住腹部，保持这个姿势1～2秒，做8次

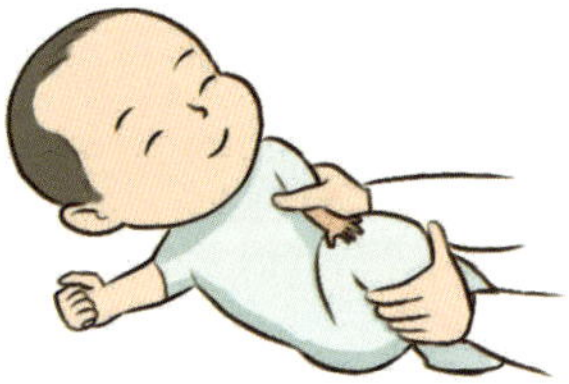

6.家长一手抓宝宝右膝，另一手抓宝宝左侧手臂，单手单膝交叉，让宝宝手摸自己膝盖，左右交替为1次，共做8次

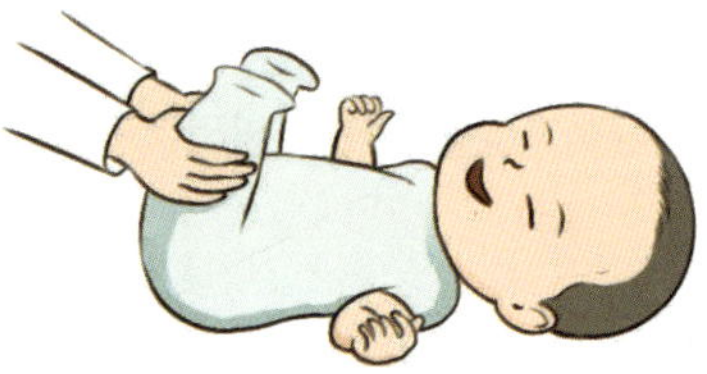

7.握住宝宝脚踝、小腿，让宝宝双腿保持伸直，抬起压向腹部，做8次

图3-10　排气操

做8次。

注意事项：

1）根据宝宝胀气情况，每天可做排气操3～5次。

2）做操时，室温适宜，穿衣不能太厚，避免影响效果及宝宝舒适度。

3）做排气操安排在喂养1小时后进行，避免呕吐发生。

4）动作轻柔、缓慢，不要过于用力，避免宝宝受伤。

5）注意宝宝状态，如果宝宝出现痛苦面容、哭闹，需要立即停止。

6）如果宝宝只排气不排便，或者腹泻，请就医查明原因。

作用：促进肠道蠕动，预防胀气和便秘。

（5）药物

1）益生菌：调整肠道菌群，改善症状。

2）西甲硅油：减少胃肠积气，促进气体排出。

3）开塞露：治疗便秘，解决排便困难。

请在医生指导下用药，切勿自行随意用药。

30. 什么是肠绞痛？

肠绞痛又称肠痉挛，一般发生在宝宝出生2周左右，6～8周最为强烈，3～4个月逐渐消失，是新生儿期常见的现象之一，主要有以下表现。

（1）宝宝无缘无故地大声哭闹，声音尖利，撕心裂肺，任何哄抱喂奶安抚均不缓解。

（2）发生时间比较有规律，多数在傍晚或者晚上。

（3）每次持续时间不定，可长可短，从数十分钟到几小时不等，个别宝宝可能反复发作数日。

（4）哭闹时宝宝面部潮红，腹部胀而紧张，双腿蜷缩，双足发凉，双手紧握。

（5）排气、排便后会有所缓解。

（6）宝宝本身除了这个问题，吃得好，睡得香。

31. 宝宝为什么会发生肠绞痛?

目前造成肠绞痛的原因尚不清楚，可能与宝宝生长发育、外界刺激、生理不适等因素有关，也可能因为宝宝肠壁平滑肌阵阵强烈收缩或者肠胀气引起。

32. 如何区分肠胀气、肠绞痛和肠套叠?

区分肠胀气、肠绞痛和肠套叠见表3-2。

表3-2　区分肠胀气、肠绞痛和肠套叠

	肠胀气	肠绞痛	肠套叠
发生时间	出生后1～4个月，多见于傍晚	高峰期是6～8周，3～4个月后自行消退，多见于傍晚和夜间	多数在2岁以内
哭闹	持续的小声哼唧或轻微哭闹	每天同一时间段，突然大声哭闹，音调较平时哭泣高，常规抱哄、喂奶都难以安抚，排气排便后缓解	间歇性哭闹，10～20分钟发作1次，逐渐加重
吐奶	有吐奶、溢奶，吐奶后还想吃	无吐奶	呕吐量大于普通吐奶量，后可含胆汁，晚期可能呕吐粪便样液体
腹部表现	腹部膨胀，可听到“咕咕叫”的声音，呈现“青蛙肚”的外观	腹部发硬，肌肉收紧	不让触碰和按揉腹部，有时可触及包块
排气排便	排气多，且偶尔带少量便便	正常或者同肠胀气	排暗红色或者果酱色大便
腹部按摩	喜欢	喜欢	不喜欢

33. 如何预防宝宝出现肠绞痛?

（1）亲喂的妈妈，远离高糖、高脂、易过敏食物，从源头减少气体产生。

（2）及时增减衣物，注意保暖，进食的奶液温度适宜，避免腹部受凉。

（3）喂养前避免宝宝大哭，宝宝哭闹会吞进大量气体，气体停留在宝宝肠道内，会引起腹痛。

（4）避免过量喂养，造成消化道负担过重，消化功能紊乱，引起肠绞痛。

（5）喂养后拍嗝，宝宝吃奶时可能咽下空气，从而出现肠胀气，继而肠绞痛。

34. 宝宝出现肠绞痛我们该怎么办?

（1）非药物治疗：是首选。

1）温水袋热敷：热敷可以缓解痉挛，减轻疼痛。温度不宜过高，控制在38～40℃，热源可用毛巾包裹后再接触皮肤，或者隔着衣物热敷，避免烫伤。

2）缓解肠胀气（详见第三章第29问）。

3）建立舒适环境：关闭门窗，家人减少说话和走动，降低噪声保持安静；拉上窗帘，关闭大灯，改为小夜灯，暗化卧室光线；调节室温，保持温度适宜。多数宝宝在温暖安静的环境中充分休息后会自动缓解症状。

4）改变抱持方式。①竖抱：家长将宝宝竖抱在怀中（最好选择爸爸，力气相对大），让宝宝双腿屈膝，抵住腹部，怀抱较平常稍用力，给宝宝腹部施压，同时轻轻拍背，达到排气效果，缓解疼痛症状。②飞机抱（图3-11）：家长一侧手臂从宝宝胸前穿过，托住宝宝的胸腹，让宝宝的头朝肘窝趴在这侧手臂上，面朝外，双腿分别挂在手臂两侧，家长这侧手抓住宝宝大腿根部和屁股，动作要稳，切勿剧烈摇晃。同时，另一只手空心掌轻拍宝宝后背。这是缓解胀气哭闹的安抚技巧，有助于打嗝、胃肠道蠕动，帮助排气，缓解疼痛。

5）促进排便：排便困难的宝宝，可以采用刺激肛门的方法，如用棉签蘸温水刺激肛门，或者手包纱布蘸温水按摩肛周，注意动作要轻柔，切勿伤到宝宝。

（2）药物治疗：需在医生指导下使用。

1）益生菌：改善肠道功能，帮助营养物质的消化吸收，减轻胃肠负担。

2）西甲硅油：改变存在于消化道中的食糜和黏液内气泡的表面张力，并使之分解，释放出的气体就可以被肠壁吸收，或通过肠蠕动而排出。

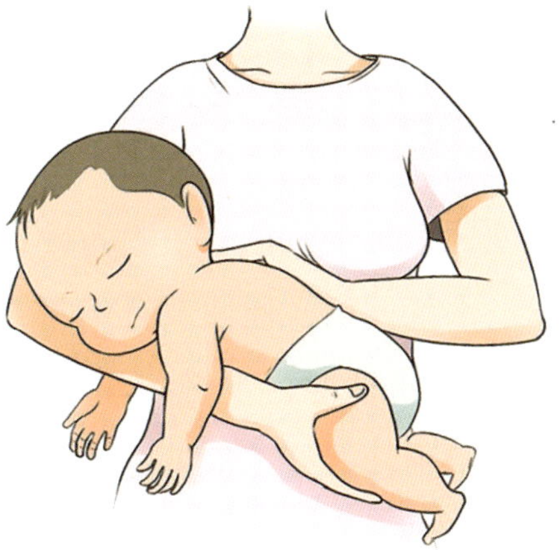

图3-11　飞机抱

3）开塞露：润滑并刺激肠壁，软化大便使其易于排出，解决排便困难问题。

35. 宝宝肠绞痛时，什么情况下需要就医？

宝宝肠绞痛持续不缓解，已影响正常饮食、睡眠，体重不增，还伴有发热、脸色苍白、反复呕吐，腹部可触及包块，排出果酱样大便等，应立即就医。

36. 新生宝宝的大便为什么是黑色的？什么时候能变黄？

新生宝宝应在24小时内排出黏稠的墨绿色胎便，它是由宝宝吞咽的羊水、脱落的细胞及消化液所形成。1～2天以后会排出稍黏稠的褐色的便便，我们称之为过渡便。随着宝宝奶量的增长，宝宝的大便在生后3～4天变成黄色糊状。如果宝宝食欲好，喂养充足，可能会更早排出黄便便。

37. 母乳和配方奶喂养的宝宝，大便有什么不同？

母乳喂养的宝宝大便通常是金黄色的，因为母乳易于消化吸收，性状可能会是糊状、颗粒状、水状偏稀，便便没有难闻的味道及宝宝的精神状态非常好，我们认为这是正常情况，不必担心。如果宝宝便便里出现奶瓣、带酸味但无黏液，且精神状态好，很可能是宝宝出现了消化不完全的情况，妈妈可以减少摄入高蛋白、高脂肪的食物（如荤汤、炸鸡等），调整饮食，宝宝的便便可逐渐改善。

配方奶喂养的宝宝大便的颜色可能是黄色、黄绿色或棕色，家长们不要担心便便颜色的变化不一，这与宝宝消化吸收奶粉中的部分物质有关。便便的性状相对母乳宝宝来说要更成形，看上去像“花生酱”的性状，排便时也通常会有一些气味。

38. 宝宝一天拉几次大便算正常？

配方奶粉喂养的宝宝每日大便次数为1～2次，母乳喂养的宝宝排便次数具有弹性变化，有的宝宝每天解2～5次，有的能有7～8次，但只要宝宝的精神状态好，体重增长好，没有腹胀等情况，家长们可不必担心，随着月龄增长，大便次数会逐渐减少。

39. 宝宝拉出来红色的便便，是便血了吗？

添加辅食后的宝宝如果排出了红色便便，家长们千万不要焦急地立刻带宝宝去医院，先回忆下宝宝是否进食了相关食物，如吃了红心火龙果泥，大便就可能呈红色。添加辅食后宝宝排出的大便呈现各种颜色属正常现象。宝宝吃了胡萝卜泥或南瓜泥，大便可能是橙色的；吃了猕猴桃泥，大便里就会有黑色的种子。添加辅食后的大便性状也会改变，通常会更成形，气味也会更难闻。

40. 什么样的便便需要引起关注？

大便的异常情况通常表现为性状、次数、颜色和气味的异常。

（1）灰白色：如果刚出生的宝宝排出白色的便便，一定要引起重视，立即通知医生，这很可能是宝宝存在胆道畸形，应早诊断早治疗。

（2）红色：解出带血丝或带血的便便应引起家长的重视，可以观察宝宝肛门的情况，有无肛周皮肤的损伤或肛裂。如果是尿布疹导致肛周皮损出血，我们要减少尿便的刺激，及时更换尿裤，采用清水冲洗的方法清洁皮肤，避免用湿纸巾擦拭，加重皮损；如果出现肛裂，应及时就医，早诊断、早治疗。如果血液和便便混在一起，并带有黏液等其他情况，应带宝宝并携带异常便便的尿裤就医。需要送检标本时，最好是2小时内排出的便便，留取标本时应将有血的便便送检，避免出现假阴性，影响诊断和治疗。

（3）黑色：家长应关注宝宝是否在补铁治疗，或者配方奶粉中含铁成分，大便可能会是深绿色或黑色，以及妈妈是否有乳头破损出血，如果没有这些情况宝宝排出黑便，我们应带宝宝就医，有时候黑便代表陈旧的血，因为血液在消化道经过一段时间后由红色变成黑色，但需注意，这并不包括胎便。

（4）绿色：①如果宝宝进食绿色蔬菜，有可能会排绿便或含有少量食物残渣，家长不必担心，继续喂养即可；②如果宝宝吃的是氨基酸水解奶粉，也会排绿便，这与过剩的营养物质未完全被吸收，在肠道堆积有关，属正常现象；③ 如果宝宝腹泻、大便为绿色，家长可带宝宝就医，由医生来判断是否需要添加益生菌调节肠道菌群还是继续观察即可（图3-12）。

（5）水样便：如果宝宝的大便性状突然变得稀薄、频率明显增加甚至出现黏液，宝宝很可能出现了肠道感染，我们应及时带宝宝就医，避免出现脱水等严重症状。

（6）特殊气味的便便：如果宝宝偏食含蛋白质的食物，蛋白质可中和胃酸，降低了胃液的酸度，使蛋白质未充分消化吸收，再加上肠道内细菌

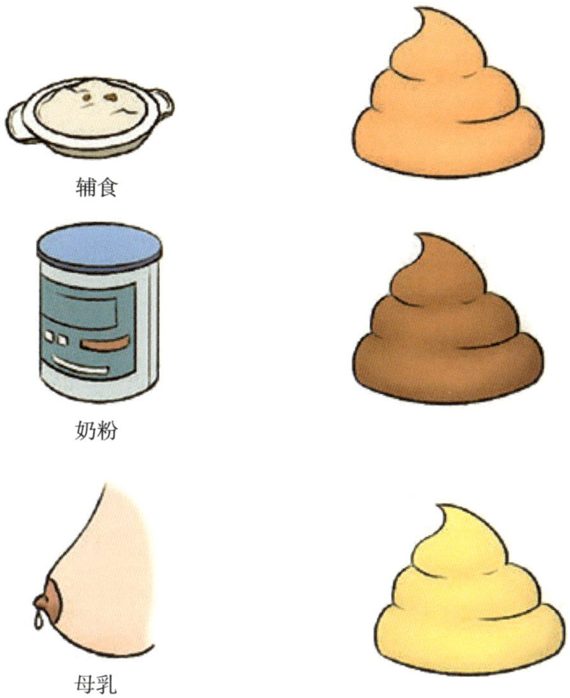

图 3-12　饮食对大便颜色的影响

的分解代谢，宝宝的便便往往会出现特别臭的气味。这时，如果是配方奶喂养的宝宝，需要注意奶粉冲调的比例，避免奶液过浓；如果是正在添加蛋黄、鱼肉等辅食的宝宝，可适当减少这类辅食的喂养量，待宝宝大便恢复正常后再逐步加量，同时也要注意饮食结构均衡。

41. 如何判断宝宝是腹泻？

宝宝腹泻要从大便次数和大便性质两方面进行判断。如果大便次数比平常明显增多，性质也有所改变，比平时稀，里面混有脓液、脓血或者奶瓣、泡沫特别多，我们就要考虑是腹泻的情况。目前，腹泻是我国婴幼儿最常见的疾病之一。

42. 哪些宝宝更容易出现腹泻？

早产儿、低出生体重儿属于腹泻高危人群，因此，需要坚持定期体检，护理过程中注意观察大便情况，警惕感染及喂养不耐受等腹泻常见原因。

43. 母乳喂养的宝宝，便稀次数多，是腹泻吗？

宝宝在纯母乳喂养期间易出现便稀次数多的症状，这是一种生理现象，不能算是腹泻。可能与母乳水分多、乳糖不耐受、未建立成熟的肠道菌群有关，多见于6月龄以下的宝宝。注意，如果只是存在大便稀，次数多（一般小于10次/天）的症状，但宝宝生长发育正常，精神食欲好，体重增长正常，没有哭闹、呕吐和发热，大便化验结果显示不存在感染等。这种情况一般无须治疗，随着宝宝消化、免疫、神经等各系统完善，多数6个月内均会缓解。

44. 什么原因会造成腹泻？

（1）感染性原因：病毒、细菌、真菌、寄生虫等原因，造成的大便次数、颜色、性质异常，尤其以病毒和细菌多见。

（2）非感染性原因：包括如下几方面。

1）自身消化道发育不成熟，生长发育过快，牛奶蛋白过敏、乳糖不耐受等。

2）缺乏科学照护方式方法，频繁更换乳品类型，喂养不当，腹部受凉。

3）未重视抗感染治疗，导致疾病蔓延，肠道菌群失调。

45. 如何预防宝宝出现腹泻？

（1）纯母乳喂养时，如果宝宝出现牛奶蛋白过敏等情况，妈妈在饮食方面需避食牛奶、鸡蛋、海鲜等。为保持母亲营养均衡，可以从其他食物中摄取蛋白质。

（2）注意卫生，母亲奶前认真洗手、勤洗澡、更换衣物，奶具充分消毒并妥善保存。

（3）母乳保存要正确，常温2～4小时，4℃冰箱24小时，−18℃冷冻3～6个月，储奶用具要密封，勿与生食混放，食用时充分复温加热。

（4）关注天气变化，及时为宝宝增减衣物，注意腹部保暖。

46. 宝宝出现腹泻，居家如何护理？

（1）尽快查找腹泻原因，治疗原发病。

（2）避免脱水：因为宝宝较小，身体对于缺水的耐受力较差，容易出现脱水等并发症，如呕吐、尿少、皮肤干燥、体重减低、眼窝凹陷、哭时无泪等。所以，家长需要及时为宝宝补充水分，保证喂养充足，必要时可在医生指导下给予补液盐口服。

（3）臀部护理：宝宝腹泻时，极易引起红屁屁，家长一定要重视臀部护理，防止出现皮肤炎症和泌尿系感染。

（4）注意饮食：包括以下几方面。

1）可以采用少食多餐的方法喂养，保证液体和营养的摄入。

2）奶瓶喂养时，奶液温度适宜，不宜过凉。

3）添加辅食的宝宝，可暂停添加。转奶时的宝宝，可返回上一级。

4）在医生的指导下，饮用母乳或者奶粉前，加入乳糖酶，帮助消化。服用益生菌，帮助宝宝重新调整肠道微生物环境。

47. 家里食用盐可以替代补液盐吗?

不可以，家里常用食盐主要成分是氯化钠，而补液盐成分是无水葡萄糖、氯化钠、氯化钾、枸橼酸钠等，属于复方制剂，成分及渗透压更接近人体正常需要，所以二者不能相互替代。

48. 宝宝几天才拉一次便便，是便秘了吗?

对于新生的宝宝来说，可能因为乳汁摄入不足，导致排便间隔时间长；6月龄以内未添加辅食的宝宝，如果是纯母乳喂养，可能与母乳吸收好、粪渣少有关，有部分宝宝会出现“攒肚”现象，只要排便时不费力，大便不干结，不将其归为便秘。

宝宝只要是吃得好、睡得好、不腹胀、精神状态好，爸爸妈妈不用过于担心，继续正常喂养即可，同时鼓励母乳喂养，纯母乳喂养发生便秘的概率低。

49. 如何判断宝宝是否便秘?

婴儿期便秘是指排便前烦躁、哭闹，排便时费力、时间长通常大于10分钟。

对于4岁以下的宝宝来说便秘应具备以下至少2项：大便次数≤2次/周；排便时间过长；排便困难和排便疼痛；排出硬块粪便；直肠内存在大量粪便团块，进行排便训练后每周至少出现一次大便失禁；大便粪块堵塞马桶，便秘症状持续1个月以上。

50. 哪些原因会引起宝宝便秘?

（1）对于新生宝宝，如果出现排便困难，我们首先要咨询医生，排除宝宝是否存在器官的畸形，如先天性巨结肠、肛门等问题以后再寻找其他原因。

（2）相对母乳喂养而言，奶粉喂养的宝宝更容易出现便秘，可能是由配方奶中酪蛋白或额外添加的棕榈酸等原因引起。

（3）添加辅食后的宝宝和膳食纤维或油脂摄入不足或精细化的饮食，食物中的纤维素被加工破坏等相关。

（4）对于1岁以上至学龄前儿童与饮食偏好、不恰当的如厕训练、运动不足、精神紧张、环境因素、遗传等原因有关。

51. 如何预防和处理宝宝便秘?

（1）正确认识。预防大于治疗，我们应根据宝宝的饮食、排便习惯、运动、精神心理因素积极地进行干预。当宝宝出现便秘的早期症状后，家长要引起重视，避免脱肛、肛裂等并发症发生，但也不要过于焦虑、紧张，避免给宝宝造成精神压力，从而加重便秘。

（2）提倡母乳喂养。对于小月龄的宝宝，提倡母乳喂养，母亲均衡饮食，尽量减少辛辣食物的摄入。各种原因需要配方奶粉喂养的，应该按照奶粉推荐的冲调比例，避免过浓，也可以选择不添加棕榈酸的奶粉。益生元有软化大便的作用，必要时可选用添加益生元的配方奶粉。对于可能因牛奶蛋白过敏而引起排便困难、大便干结的宝宝，需要在医生的指导下调整奶粉种类，不可自行随意更换。

（3）调整饮食习惯、结构。对于大月龄可添加辅食的宝宝，提倡适时添加辅食，顺应喂养，逐步过渡到半固体或固体食物，并采取积极的喂养方式，减少强迫等消极喂养行为。保证纤维素的摄入，适量添加果泥、菜泥。同时注意如果肉类添加少，脂肪摄入不足，可以额外添加食用油来提供脂肪。在宝宝咀嚼能力提高后避免食物过度研磨，导致纤维素破坏。学龄前儿童要注意均衡饮食，确保充足的纤维素和液体摄入有助于预防或治疗症状较轻的便秘。

图3-13为高纤维素食物，家长可参考，适量添加。

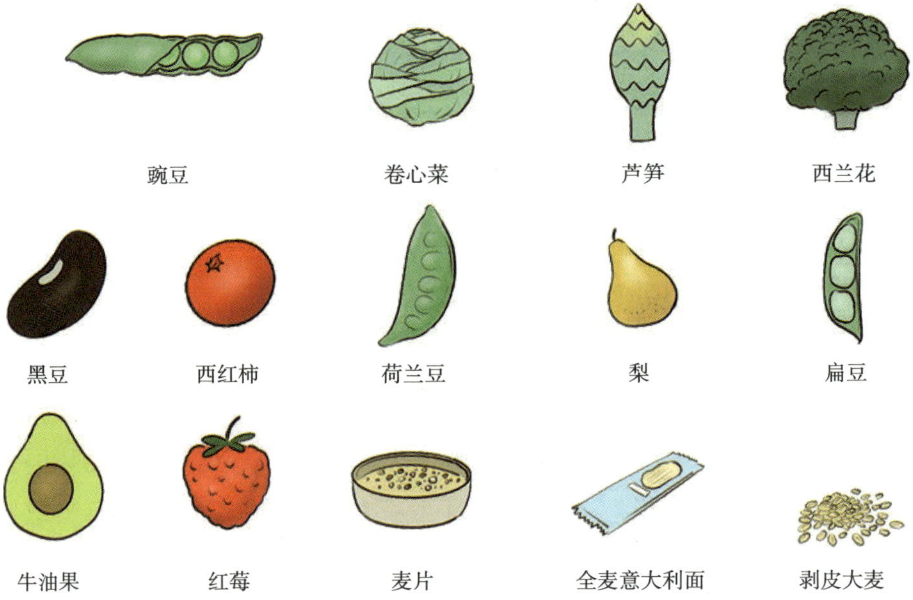

图3-13　高纤维素食物

（4）加强运动。对于小月龄宝宝，给婴儿做主动、被动操，或以肚脐为中心顺时针腹部按摩促进肠蠕动。做运动和按摩应选择在两顿奶之间，从每次5分钟开始，根据宝宝的适应程度和状态逐渐增加时间，每天2～3次。对于学龄前宝宝，体育锻炼可帮助维持保持胃肠道功能，有利于气体排出，鼓励儿童积极运动。

（5）臀部皮肤护理。对于小月龄宝宝，因皮肤娇嫩容易出现臀红、尿布疹；或因宝宝大便干结粗大出现肛裂等情况会加重宝宝排便时的痛感，使儿童忍便不排，从而加重便秘。出现肛裂的宝宝可以采用温水坐浴，或在医生的指导下应用药物促进伤口愈合，避免感染。预防为主，肛周出现问题时应积极处理，避免恶性循环。

（6）排便训练。帮宝宝建立良好的排便习惯，饭后肠蠕动加快，可在饭后半小时鼓励宝宝进行排便训练，每日固定2个时间段，每次时间控制在5～10分钟，并且为宝宝提供高度合适的坐便器（图3-14），这样更有利于排便。值得注意的是，一般在宝宝18～24个月开始如厕训练，不要施加压力或谴责，应多鼓励，循序渐进，坚持养成良好的排便习惯。

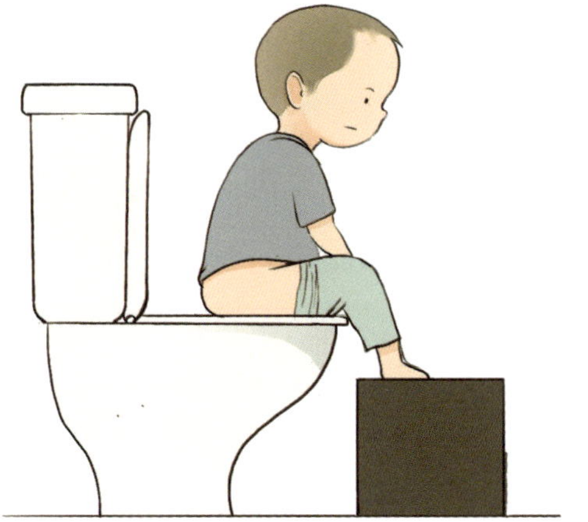

图3-14 适宜的如厕训练姿势

（7）药物治疗。采用药物治疗应在医生的指导下应用，避免自行用药、停药。常见的三类药物包括聚乙二醇、乳果糖、益生菌。乳果糖可应用于任何年龄段的宝宝。当1岁以上有忍便不排行为、排便时疼痛或肛裂的宝宝，可选择前两种药物进行治疗，维持治疗可能需要数周乃至数月，具体用药剂量和减量方法需要遵医嘱。益生菌通过改变肠道微生物能够影响结肠动力，促进肠蠕动，也在治疗便秘的药物中起重要作用。

（8）灌肠剂。宝宝出现便秘，应先除去嵌塞的粪块，短期间断使用开塞露有助于减轻宝宝痛苦，通过灌肠引发排便反射达到排便目的方法可产生依赖性，不推荐长期应用，尤其对于小月龄的宝宝更应慎重使用。

52. 宝宝排便异常时，出现哪些情况需要就医？

（1）如果宝宝的大便会时不时出现血液或黏液，需要医生来鉴别是否为牛奶蛋白过敏，以及是否需要更换奶粉。

（2）腹泻严重时可引起水电解质紊乱和酸碱平衡失调，如果宝宝出现发热、精神萎靡、嗜睡、尿量减少且颜色重、皮肤发花且弹性差、体重明显降低、眼窝凹陷、呼吸急促、四肢末梢凉、发绀等情况，需要尽快就医。

（3）宝宝反复便秘，粪便中、尿裤上带血，腹部或肛门处严重疼痛。

（4）发热伴便便出现血液或黏液，怀疑宝宝可能出现了肠道感染，需要进行相关检查。

（5）腹痛并排出酱油色大便，这是宝宝存在消化道出血的征象，需要尽快查找原因，尽早干预。

53. 如何判断新生儿宝宝的尿量正常？

（1）生后24小时内：至少排尿一次，因为新生儿排尿属于反射行为，不会受意识控制，只要膀胱内有尿，就会排出来，如果生后24小时未排尿，应请医生为宝宝检查，以排除是否有泌尿系统畸形的问题。

（2）生后2～5天：一般排尿次数为3～5次/天，如果是纯母乳喂养的宝宝，由于妈妈最初几天的奶量可能暂时不充足，宝宝尿量会偏少。

（3）生后5天以后：随着宝宝进食的奶量增加，尿量会增至6～8次/天以上，这也间接说明宝宝的喂养量是充足的。一般情况下，婴儿每日尿量400～500ml。

54. 宝宝正常的尿液是什么样的？

宝宝正常的尿液应该是清亮透明的、淡黄色或无色的，尿不湿上无明显沉淀痕迹，无明显的尿骚味。我们还可以根据宝宝的尿液颜色来判断，是否需要给宝宝补充水分，具体可参考图3-15。

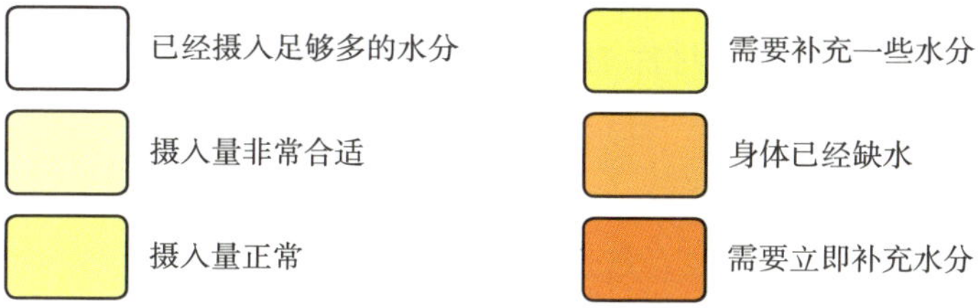

图3-15　尿液颜色与饮水关系

55. 哪些因素会影响宝宝的尿量？

（1）宝宝喝水少、喂养量少：摄入的少所以尿量少，这很正常，家长们应及时给予宝宝补充水分或奶量。

（2）出汗多：由于环境闷热或者运动、发热等原因，使宝宝大量出汗，导致尿量少。

（3）呕吐、腹泻脱水：水分从呕吐物、大便中丢失较多，有脱水现象，尿量会受影响。

（4）肾脏疾病导致的尿量减少，这时宝宝通常会有眼睑或下肢的水肿，家长们要引起足够的重视。

56. 宝宝尿少我们该怎么办？

（1）如果是宝宝摄入液体量少或天气炎热出汗多导致的非疾病状态，我们可以让宝宝少量多次饮水，避免短时间内补充大量水分，造成水中毒，引起更严重的后果。也可以吃一些蔬菜和水果，补充水分。

（2）如果宝宝白天尿量不少，只是夜间尿少，家长们可不必担心，随着年龄的增长，膀胱的储存能力加强，夜间排尿少属正常情况。

（3）如果是呕吐或腹泻导致的少尿，应尽快就医，遵医嘱服用口服补液盐补充液体量，避免宝宝出现严重的脱水。

（4）如果宝宝尿少同时伴有腹痛、水肿等症状，建议尽快就医，以免延误诊治。

57. 如何判断宝宝是否发热？

通常情况下，人体正常体表温度在36.3～37.2℃，低热在37.3～38.0℃，中等热在38.1～38.9℃，高热在39.0～40.9℃，超高热≥41℃。一般家长给宝宝测量的都是耳温、额温和腋温，这些都属于体表温度。体温计分为水银体温计和电子体温计，水银体温计需要夹紧5～10分钟，宝宝一般不容易配合。推荐使用电子体温计或体温枪，但要注意定期检测，以保证准确度。测量时按照使用说明，正确使用，可反复测量几次，提高准确性。

58. 哪些原因会引起宝宝发热？

发热是各种原因引起的宝宝体温调节中枢功能障碍，引发的体温升高，并超出正常范围。引起宝宝发热的原因可分为两类：感染性发热和非感染性发热。

感染性发热是当病毒、细菌、支原体等病菌侵入我们的身体时，免疫系统就会启动防御机制，导致体温升高。所以，发热只是身体的一种自然表现。

非感染性发热是由环境因素、体温中枢调节能力差、疾病等原因引起的体温波动的情况，如外界环境温度过高，穿衣过多、剧烈运动、免疫或血液系统疾病等。

59. 新生儿感染后一定会发热吗？

新生儿感染时，可能会发热，也可能表现为体温低或体温正常。同时伴有全身症状。因此，需要家长细心观察，当出现以下体征时，需要引起关注。

（1）皮肤苍白：生病的宝宝皮肤颜色会显得比之前苍白，如果宝宝的皮肤已经出现斑驳的花纹或呈灰色，需要立即就医。

（2）反应差：表现为身体松软无力。

（3）嗜睡：宝宝生病时会睡得比平时多，不容易被唤醒，还可能表现为哭闹次数多，难以安抚。

（4）食欲差：一天的进食量不足平时的一半，或拒绝进食。

（5）尿量少：小便频率较平时明显减少。

60. 如何判断宝宝应该立即就医还是在家退热？

（1）先判断宝宝除了发热还有无其他症状，如中耳炎伴有耳朵痛的症状，表现为拽或挠耳朵；泌尿系感染伴有尿频、尿痛的表现，表现为小便时哭闹；咽炎或扁桃体炎伴有咽喉疼痛；胃肠型感冒伴有腹泻和呕吐；支气管炎或肺炎伴有咳嗽、呼吸急促。如果宝宝除了发热还有伴随症状，就要立即就医。

（2）如果宝宝只是单纯的发热，就要通过体温和精神状态去判断，精神状态是指宝宝呼吸是否正常，是否能吃能睡能玩。

具体分为以下几种。

1）3个月以内的宝宝，一旦发热应立即就医。

2）体温＜38.5℃，精神状态好，可居家物理降温，如果宝宝精神状态差，可适当应用退热药，反复发热需及时就医。

3）体温≥38.5℃，精神状态好，可用退热药，如果精神较差或反复发热，建议及时就医。

4）高热持续超过3天，或伴有呼吸频率快、异常烦躁、喘粗气或嗜睡应立即就医。

5）有高热惊厥史的宝宝在发热到38℃，应服用退热药，出现抽搐症状，要先予处理后就医。

61. 如何居家护理发热的宝宝？

（1）治疗原发病：首先要找到发热的原因，这需要配合医生接受检查和治疗。

（2）退热：退热方法分为物理降温和药物降温。药物降温需遵医嘱进行，物理降温方法如下。

1）减少衣物散热：新生儿可将包被打开，大一点的宝宝可解开衣服散热，不可用捂、盖方式发汗，可能会引起宝宝脱水。

2）温水擦浴：如果上述方法仍不能帮宝宝降温，可用干净的毛巾浸湿在温水（温度略高于体表温度）中，拧干至不滴水，擦拭宝宝体表大血管位置，如腋窝、肘窝、腹股沟和腘窝，避开前胸和腹部，30分钟后复查体温（图3-16）。不建议冰敷和酒精擦浴。

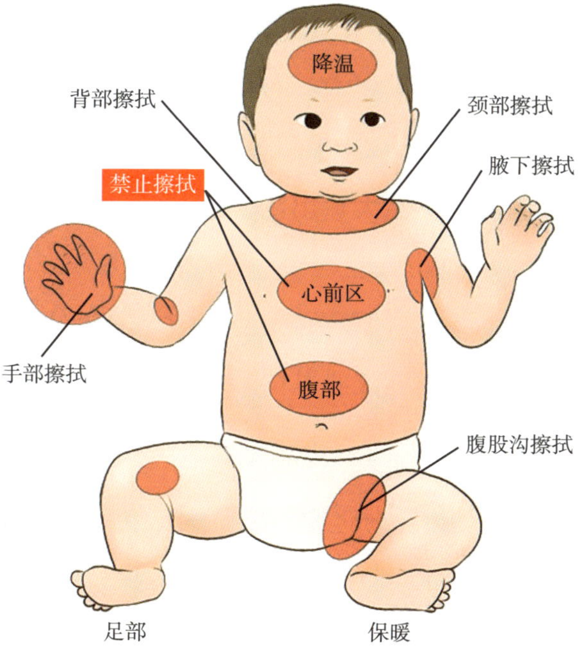

图3-16　温水擦浴部位图示

（3）补充水分：退热主要是通过皮肤蒸发水分实现的，因此要保证宝宝液体充分。对于6月龄以下、母乳喂养的宝宝，可提高喂养次数，增加奶量摄入；6月龄以上的宝宝，可少量多次饮水。

62. 给宝宝使用退热药需要注意什么？

（1）2月龄以下的婴儿禁止使用退热药。

（2）不建议交替或联合使用退热药。若宝宝不能耐受口服药，可遵医嘱选用直肠内使用栓剂。

（3）服用退热药后，要观察退热效果。例如，1～2天内，宝宝发热间隔缩短或最高体温较之前提高，或体温正常了但是精神状态没有好转，都要及时就医。

（4）混悬液使用前要摇匀，两次药物之间要间隔4～6小时，且24小时内最多不得超过4次。

（5）家长要按药物说明书要求，根据宝宝的体重，服用相应剂量的药物，切不可自行增减药量。

（6）宝宝服了退热药，会大量出汗，家长要及时更换衣物，并给宝宝补充水分。

（7）过敏体质宝宝遵医嘱服药，蚕豆病宝宝首选物理降温，脱水症和肾功能不全的宝宝不适用对乙酰氨基酚和布洛芬。

63. 什么是高热惊厥，一旦发生了，该如何处理？

高热惊厥通常发生在宝宝体温迅速升高时，体温的快速变化破坏了大脑的活动，从而引起抽搐。多见于6月龄至3岁的宝宝，表现为意识丧失、呼之不应、口吐白沫、口唇发绀、牙关紧闭、双眼上翻凝视、四肢抽搐，一般不超过5分钟。

当宝宝发生高热惊厥时，家长不要惊慌，首先要确保周围环境是否安全，不要因为摔倒或碰撞引发二次伤害；让宝宝侧卧，清理口腔内分泌物、呕吐物、食物等，保持呼吸道通畅；宝宝没清醒之前，不要往嘴里放任何东西，注意记录发作持续时间；如果抽搐时间超过10分钟，仍未停止，应立即就医；切忌摇晃、紧紧抱住宝宝，这样容易造成缺氧，等宝宝稳定后立即就医。

64. 婴儿常见皮疹如何鉴别?

婴儿常见皮疹类型、好发部位及症状见表3-3。

表3-3　婴儿常见皮疹类型、好发部位及症状

皮疹类型	好发部位	主要症状	典型图片
尿布疹	臀部、生殖器、大腿根部	与尿裤接触区域出现红斑、丘疹、水疱性皮损，甚至糜烂、溃疡等	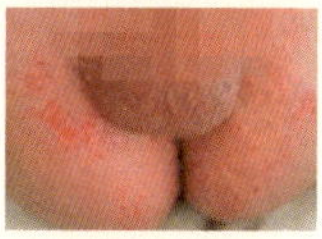
湿疹	面部、头皮、颈部、腕部，严重的可发展到四肢、躯干	湿疹处皮肤通常泛红、伴痒感，有两种类型。干燥型：在红色小丘疹上有少量脱屑；脂溢型：在小丘疹上渗出淡黄色的液体，或有小水疱	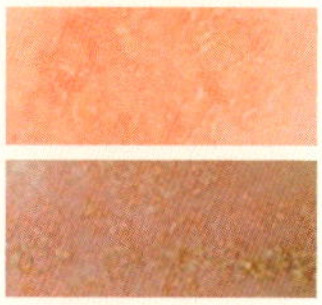
汗疹（痱子）	头皮、脖颈、前胸、后背、腋窝、肘窝、面部等	一般是针尖样大小的密密麻麻的红色疹子，而且会非常痒，严重的可能会出现脓痱，在痱子顶部出现淡黄色的小水疱	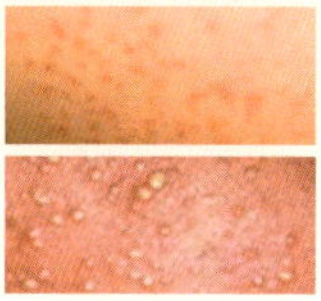

续　表

皮疹类型	好发部位	主要症状	典型图片
蚊虫叮咬皮疹	多发生于四肢、面部等暴露部位	一般不成批出现，大部分是粉红色丘疹，中心叮咬点较为突出或是有水疱或特别红	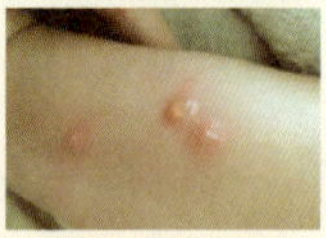
荨麻疹	任何部位	表现为大小不等的鲜红色、淡红色的风团，伴痒感；这些风团突然出现，数小时后迅速消退，消退后不留任何痕迹，可能会反复发作	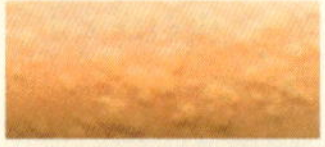 
幼儿急疹	颈部-躯干-全身	淡红色粟粒大小的皮疹，散在分布，也可融合成片；可在1～2天内消退，没有色素沉着，一般无不适症状	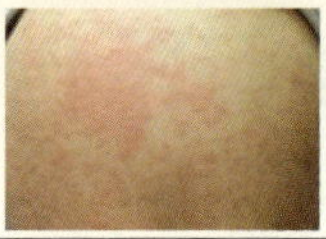

65. 为什么婴儿容易起痱子?

因为婴儿的体温调节能力较弱，产热和散热的能力不平衡，当宝宝出汗，汗液排出不畅时，就会刺激皮肤引发炎症反应，形成痱子（图3-17）。

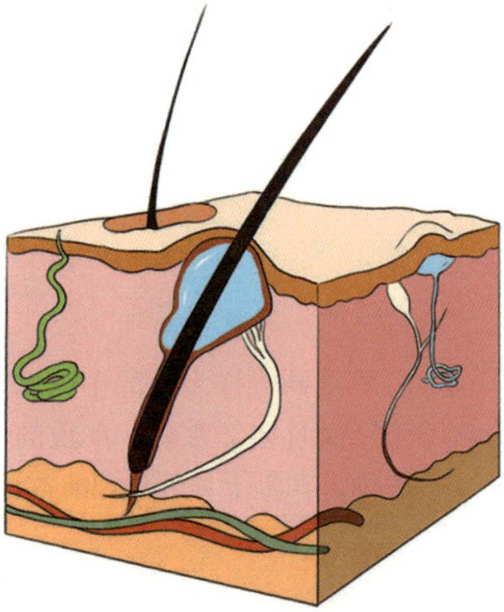

图3-17　汗液排出不畅

66. 如何预防痱子？

（1）降温：湿热的环境容易使宝宝起痱子，所以要控制宝宝周围环境凉爽干燥，夏天室内可使用空调降温（不直吹宝宝），冬天注意给宝宝包裹适度。

（2）清洁：爱出汗的宝宝，要勤洗澡，可洗去汗液污垢，利于汗腺通畅。

（3）干燥：给宝宝穿宽松、透气性好的衣服，出汗后及时更换，保持皮肤干爽，尤其皮肤皱褶处，有汗液时应尽快擦干。

67. 宝宝长了痱子，如何护理？

（1）预防新发痱子：上述预防措施，不仅可预防新发痱子，还可使痱子症状逐渐减轻直至消退。

（2）止痒：痱子可引起皮肤瘙痒，可使用炉甘石洗剂外涂止痒，如果特别痒，可在医生指导下使用氢化可的松类激素软膏。

（3）预防感染：尽量避免宝宝抓挠，如果皮肤破损，可适当涂抹抗菌类软膏预防感染。

68. 什么是幼儿急疹？

幼儿急疹通常是由人类疱疹病毒6型引起的感染，常见于2岁以下的婴幼儿，尤其以7～13月龄时高发。

69. 幼儿急疹有哪些表现？

典型的症状是突然的高热，通常不伴有流涕、咳嗽等症状，持续3～5天，体温降至正常后数小时或1～2天全身出现淡红色的皮疹，这就是我们常说的“热退疹出”。

70. 宝宝得了幼儿急疹，如何居家照护？

幼儿急疹只有等“热退疹出”后我们才能进行判断，这是自限性疾病，所以只需要对症处理。宝宝在体温高于38.5℃时，可遵医嘱使用退热药，同时注意给宝宝补充水分，保证奶量摄入；宝宝出疹期间，注意保持皮肤清洁，避免使用温度过高的水沐浴，禁用刺激性高的沐浴产品。同时注意多休息，清淡饮食。如果宝宝出现持续高热、惊厥或脱水的症状，应立即就医。

71. 如何识别宝宝的过敏症状？

第一级为皮肤和肠道的症状，常表现为湿疹、荨麻疹、吐奶、便秘、腹泻、血便、肠绞痛等，通常在宝宝0～4岁出现。

第二级为上呼吸道症状，常表现为打喷嚏、流鼻涕、鼻炎、扁桃体肥大、腺样体肥大等，在宝宝2～6岁容易出现。

第三级为下呼吸道症状，常表现为支气管炎、哮喘、肺炎等，在宝宝4岁以后容易出现。

72. 为什么婴儿容易发生过敏?

（1）遗传因素：一般来说，如果父母一方容易过敏，宝宝过敏的可能性为1/3，如果父母双方都容易过敏，宝宝患过敏的可能性为70%。

（2）肠道发育不完善：新生儿肠道屏障功能不成熟，过早地添加配方奶粉或者辅食，食物中的大分子蛋白质，通过肠道屏障进入宝宝体内，就会引发过敏反应。

（3）免疫系统不成熟：宝宝出生时，免疫系统的主要元素已经存在，但还不具备保护机体对抗各种感染的能力。抗体水平，除母亲来源的IgG外，仅仅是成人抗体水平的一小部分。宝宝可能存在不同程度免疫紊乱，部分宝宝免疫系统中，某些方面出现免疫亢进或免疫紊乱，从而导致其易出现过敏。

73. 婴儿常见的过敏类型有哪些?

（1）食物过敏：食物中含有的某些致敏性物质诱发人体过敏反应，如宝宝吃了某种食物出现恶心、呕吐、皮肤瘙痒、口唇痒或肿、口腔出现红斑或溃疡、哮喘、荨麻疹、湿疹、血管性水肿等。常见的过敏原有蛋类、奶类、坚果、豆制品、食用色素、麦类（小麦、黑麦、大麦、燕麦等）、海鲜类（鱼、虾、蟹、蚌壳等）等。

（2）接触性过敏：宝宝皮肤直接接触某些物质后，引起的以瘙痒、水肿为主要特征的皮炎。常见的过敏原是某些金属，如耳环、项链、手表、皮带等，还有紫外线、香精等。

（3）吸入性过敏：致敏性物质经呼吸道进入人体引起的过敏性鼻炎，

常见症状为眼红、流泪、眼痒、打喷嚏、流鼻涕、鼻塞、鼻痒等，严重时可致哮喘。常见的过敏原有尘螨、地毯、羽毛、花粉、霉菌、蟑螂、猫狗等小动物皮屑等。

74. 如何预防宝宝过敏？

（1）母乳喂养：0～6月龄的宝宝建议纯母乳喂养，母乳中含有大量免疫物质，可以提升宝宝的抗感染能力，预防呼吸道和胃肠道疾病，减少过敏性疾病，是预防牛奶蛋白过敏的有效方法。

（2）辅食添加：建议在宝宝4～6月龄时开始添加，并遵循以下原则：①逐一添加。一次只加入一种食物，在添加另一种食物时，需与前一种间隔两天左右，这样便于家长识别宝宝是对哪种食物过敏。②由少到多。常见的易致敏食物建议在宝宝12月龄前引入，并由少到多逐渐加量。如添加鸡蛋时，要确保鸡蛋充分煮熟，取1/4婴儿汤匙鸡蛋（先添加蛋黄，后添加蛋清，因为蛋清中的蛋白更易引起宝宝过敏）混于宝宝常吃的食物中。如果宝宝没有出现过敏反应，可逐渐加量，最多加至数勺。常见食物的过敏等级如表3-4中所示。③谨慎观察。如果宝宝对此食物过敏，会很快发生反应，从几分钟到两小时不等，个别的可能会晚一些出现反应。

（3）居家环境：给宝宝穿清洁柔软舒适的衣服，枕头要经常换洗，衣服、被褥尽量用浅色的纯棉布制作，不用化纤制品。春天春暖花开时花粉随风飘扬易过敏，少去花草树木多的地方。夏天避免皮肤暴晒，避免过多紫外线照射引起过敏。保持室内环境通风良好，可以减少室内过敏原对宝宝的刺激。

表3-4　常见食物过敏等级

分类	低级过敏	中级过敏	高级过敏
蔬菜类	油菜、莴笋、白萝卜、芥蓝、小白菜、大白菜、芥菜、油菜花、木耳、青椒、西兰花、胡萝卜、南瓜、洋葱	秋葵、辣椒、花豆、青紫苏、韭菜、艾草、芹菜、大蒜、小黄瓜、香菜、蘑菇、蕨类、莲藕、香菇、丝瓜	番茄、菠菜、芝麻、大豆及其豆类、姜、茄子、山药、牛蒡、芋头
水果类	苹果、梨、葡萄、蓝莓、李子、龙眼、枣	草莓、枇杷、樱桃、柚子、小番茄、西瓜、甜瓜、香蕉、榴莲、青梅、石榴、哈密瓜	柑橘类、桃子、猕猴桃、木瓜、芒果、菠萝、牛油果、坚果、栗子
肉蛋奶类	三文鱼、鳟鱼、鲑鱼、黄花鱼、石斑鱼、白带鱼、鲤鱼、泥鳅	猪肉、鸡肉、牛肉、羊肉、鳄鱼、鲍鱼、沙丁鱼、比目鱼、鲈鱼、扇贝	秋刀鱼、虾、螃蛋、牛奶、牡蛎、乳制品、鳕鱼籽、鳕鱼卵海胆
谷物类	小米、西米、精小米、高粱、藜麦	大米、胚芽米、大麦、黑麦、燕麦、薏仁、马铃薯、地瓜、糙米、玉米	糯米、糯米粉、小麦胚芽、全麦面粉
接触类	棉花絮、柳絮、洗洁精	丝毯、羽毛、尘螨、花粉	动物、油漆、汽油、清洁剂、洗衣粉

（4）日常护理：婴儿皮肤屏障功能发育尚不完善，不建议过分洗澡，建议夏天一天一次，冬天一周两次即可。水温不要太高，时间5～10分钟，不使用肥皂刺激皮肤，一般清水冲洗即可。洗后可擦拭保湿霜或润肤露，避免宝宝抓挠皮肤，提高皮肤屏障功能。家长在为宝宝购买食品时，认真阅读配料表，了解有无致敏食物，不要轻视，以为含量少就没事儿；外出就餐，一定告知服务人员不要添加可导致宝宝过敏的食物。

75. 宝宝发生过敏反应，如何处理？

宝宝出现过敏反应，要尽快远离过敏原及过敏环境。

（1）轻度过敏：只有少量皮疹、瘙痒，去除过敏原，密切观察宝宝皮肤、呼吸等情况。

（2）中度过敏：如皮肤表面出现红色斑点，嘴巴刺痛感，嘴唇、脸、眼睛肿胀等，或者出现呕吐、腹痛、腹泻等，及时就医并遵医嘱应用抗过敏药。

（3）重度过敏：通常会出现呼吸道症状，如呼吸困难、喉咙肿胀、说话困难、喘息、持续咳嗽、面色苍白无力或身体松软无力等，可能危及生命，应立即拨打急救电话，就近就医。其间如果宝宝出现意识不清，应检查其呼吸、心跳情况，参照心肺复苏方法进行复苏。

谣言粉碎机

1. 宝宝打喷嚏是感冒的前兆

错。新生儿打喷嚏多数是敏感反射，不是感冒的征兆。随着月龄的增加，宝宝受到一点点刺激就开始打喷嚏的反应会逐渐消失。

2. 长时间咳嗽就会引发肺炎

错。肺炎是一种疾病，而咳嗽是疾病的一种症状。肺炎可能会引起咳嗽，但是咳嗽并不能说就是肺炎导致的。

3. 老一辈流传“二月哭肠”，宝宝肠绞痛一定是2个月时出现

错。首先并不是每个宝宝都会出现肠绞痛，根据临床表现可能与饮食因素、胃肠道积气、环境因素等有关。当宝宝有胃肠道不适、生病等情况，会刺激其肠绞痛。所以，并不一定在2月龄宝宝身上发生这种现象，可能会提前或者延后，家长需要科学、合理照护宝宝。

4. 新生儿宝宝吃完就拉，大便不成形或者一边吃一边拉就是腹泻

错。新生儿消化系统发育不完善，口腔、胃、大肠反射都很快，以上情况只不过是大便排得快而急，其实是健康的。注意：并不是所有频繁和松散的大便都是腹泻。新生儿宝宝的正常大便是黄色糊状或膏状，纯母乳喂养的宝宝是稀糊状，并不是腹泻。如果宝宝大便成形且紧实或者形成颗粒状，伴有排便困难，反而是大便干燥的表现。

5. 宝宝哭闹，抱起来摇一摇

错。宝宝发作期间，撕心裂肺的哭声会令家长煎熬，并为之手忙脚乱，为了安抚宝宝，容易晃动宝宝过度，造成摇晃综合征，严重时会导致大脑受损，因此怀抱安抚宝宝时注意晃动幅度。

6. 宝宝趴着会压迫心脏

错。宝宝体重较轻，加上有胸廓支撑，因此不会对心脏造成影响。万能趴是宝宝比较喜欢的睡眠姿势，因为四肢均有着力点，可以让宝宝有安全感。同时这种姿势有利于宝宝呼吸功能发育，减轻宝宝腹胀，锻炼宝宝颈部肌肉，有助于头部运动等。但是万能趴的缺点就是有窒息的风险，所以，一定要在家长看护下进行。

7. 宝宝鼻梁上有青筋就是消化功能弱

错。宝宝的皮肤比较白嫩，透光度好，青筋也就是皮下的血管，所以很容易透过皮肤看到。如果鼻梁上可以看到明显的青筋，这是正常现象。随着宝宝年龄增大，皮下脂肪增厚，血管就会逐渐被包绕在脂肪内看不到了。所以，鼻梁青筋与消化功能强弱没有直接关系。

8. 吃香蕉可预防便秘

香蕉预防便秘的前提是熟透的香蕉，但我们通常买到的香蕉都是未熟透就被采摘下来的，而不熟的香蕉里面含有大量的鞣酸，我们平常吃到香蕉涩涩的感觉就是鞣酸。虽然被催熟的香蕉已经尝不出涩味了，但是鞣酸的成分依旧存在，而鞣酸有非常强的收敛作用，可以将粪便结成干硬的粪块，从而造成便秘，所以未成熟的香蕉并不能帮助预防、缓解便秘，反而会加重便秘。

9. 发高热会烧坏脑子

发热本身不会导致宝宝脑损伤，留有神经系统后遗症的宝宝常是由于患了脑炎、脑膜炎等。

10. 痱子粉可预防痱子

错。因为痱子粉在遇到汗液时容易结块，会堵塞毛孔并使细菌滋生，不但不能预防痱子，还会使痱子加重。另外，痱子粉在使用过程中，粉末容易飞起，存在被宝宝吸入肺部的风险。

11. 洗澡水里滴藿香正气液可以去痱子

错。因为藿香正气液含有酒精成分，宝宝皮肤娇嫩，酒精会刺激皮肤，加重皮肤瘙痒、发红的症状。

（崔国凤　唐　娜　田春辉　杨　冰）

第四章

未雨绸缪

——宝宝生病，预防为先

1. 宝宝白眼珠发红，是得了红眼病吗?

当宝宝的眼睛红肿并伴有很多分泌物（俗称眼屎）时，考虑宝宝可能患了结膜炎，也就是我们常说的“红眼病”。

结膜是覆盖在上下眼睑内和眼球前的一层透明黏膜，起到保护眼球的作用，但当受到细菌、病毒和化学物质等刺激时，会使结膜发生炎症反应。

2. 哪些原因会引起宝宝结膜炎?

根据结膜炎的病因，可以分为感染性和非感染性两大类。

（1）感染性结膜炎：其中新生儿多是由于妈妈产道里存在相应致病菌，宝宝出生时头部经过妈妈的宫颈与阴道，眼部接触这些病菌，从而引发感染。也可由术中或术后经污染的手、纱布或器械而感染。对于婴幼儿，可能由于经常用污染的手或衣袖揉眼睛，或者眼部接触了不清洁的水而感染。

（2）非感染性结膜炎：①过敏，接触了动物毛发、花粉、皮屑等过敏原引发的过敏反应；②物理和化学刺激，风沙、烟尘、化学物质等的刺激；③泪管堵塞，婴幼儿，尤其新生儿泪囊腺发育尚未完善，当泪管堵塞时，眼泪排泄不畅，病菌容易在眼部繁殖进而感染，是婴幼儿常见的发病原因之一。

3. 如何识别宝宝结膜炎？

（1）分泌物增多：感染性结膜炎初始多是一侧发病后进展为双侧，最常见的致病菌是淋球菌，通常在宝宝出生后1～2天内出现，表现为黄色黏液脓性分泌物，擦拭后很快又出现。另一种常见细菌是沙眼衣原体，通常在宝宝生后5～14天出现，早期为水样分泌物，后期进展为脓性。过敏或其他物质刺激引起的结膜炎通常双眼同时出现症状，分泌物呈黏稠丝状（图4-1）。

（2）结膜充血：为结膜表层血管扩张，造成充血。表现为弥漫性或者局部充血颜色鲜红，穹隆区部分颜色更为明显，但角膜边缘部充血颜色会变淡。如果眼睛没有出现水肿，则无触痛感。

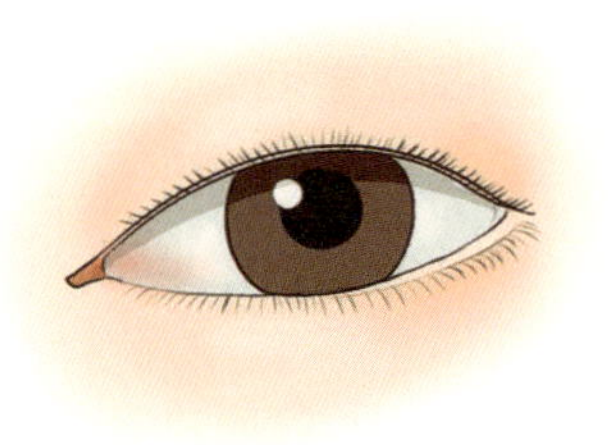

正常眼睛：巩膜白色，只有少量小血管

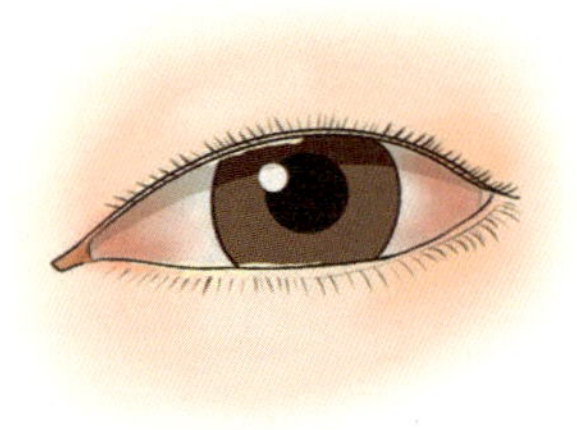

细菌性结膜炎：眼睛红肿，有黄色或绿色黏稠分泌物

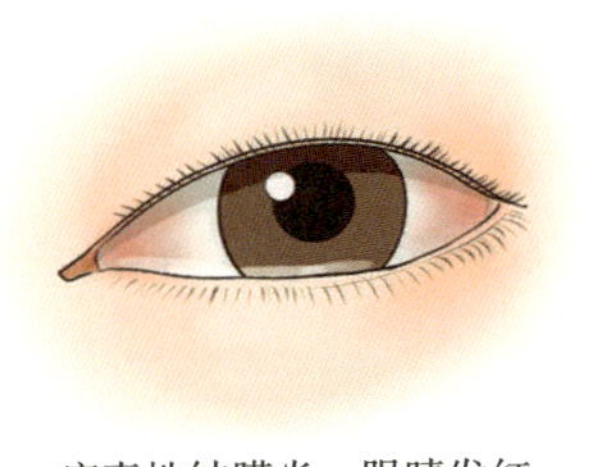

病毒性结膜炎：眼睛发红、发痒、水汪汪

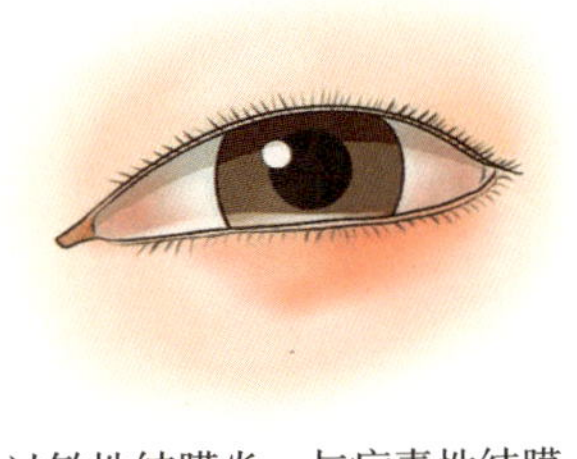

过敏性结膜炎：与病毒性结膜炎相似，但伴有鼻塞、打喷嚏症状，眼睑肿胀

图4-1　宝宝结膜炎表现

（3）结膜下出血：由于结膜下的小血管破裂，使血液流入结膜下组织造成，一般表现为鲜红点或者片状，如果出血量多，则呈暗红色并局部出现隆起。

（4）耳前淋巴结肿大或压痛：是病毒性结膜炎的重要体征。

4. “红眼病”传染吗？

过敏性结膜炎一般不会传染，但是病毒性和细菌性结膜炎具有传染性，可以通过接触传播。

5. 如何帮助宝宝预防结膜炎？

（1）注意宝宝个人卫生，给宝宝勤洗手，保持衣物、被褥清洁，尽量避免宝宝用脏手或衣物揉眼睛。

（2）宝宝的洗漱用品、衣物尽量与大人分开使用和清洗，宝宝的餐具、玩具等要定期清洁、消毒。

（3）尽量少带宝宝到人多的场所，避免到公共浴池洗澡、游泳等。

（4）避免让宝宝接触大人的化妆品；过敏体质的宝宝，尽量避开容易导致过敏的物品，如花粉、皮毛等。

（5）当一侧眼患结膜炎时，避免用同一块毛巾接触另一侧眼睛。

（6）家中有人患结膜炎时，应采取一定隔离措施，避免患者的分泌物接触宝宝。

6. 宝宝得了结膜炎，家长如何应对？

家长要做到早发现、早治疗，当宝宝眼睛出现异常，及时就医，在医生指导下用药。治疗方法以滴眼药水为主，其操作方法和注意事项如下。

（1）家长应先用流动的清水充分清洁双手，滴眼药水前，应清除宝宝眼部的分泌物，将消毒棉签在温开水中浸湿，以不往下滴水为宜，轻轻从眼内侧向眼外侧擦拭分泌物，同一根棉签不可来回擦拭，直到擦净为止。

（2）核对药水名称无误后，家长将眼药水的瓶子放在手心里捂一会儿，使眼药水温度和体温接近，这样可以减少对宝宝眼睛的刺激。宝宝处于仰卧位，用左手的拇指和示指轻轻分开宝宝的上下眼睑（皮），或只用拇指轻轻向下牵引下眼睑，使眼睑和眼球之间形成一个小囊，同时右手持眼药水，药瓶口应距离眼睛1～2cm处，轻轻挤压药瓶，1～2滴为宜，点药后轻轻摁压泪囊区30～60秒，尽可能减少药水流入鼻泪道（图4-2）。

（3）滴眼药距离眼睛过近时，容易触及眼睑、睫毛或者眼球，造成瓶口和药液的污染，一不小心还会伤及角膜。眼药水应滴入结膜囊内，不要

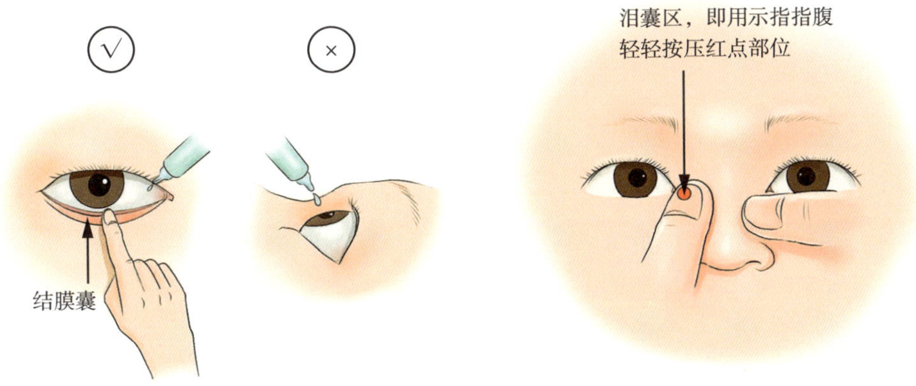

图4-2　眼药水正确滴入部位

直接滴在角膜上（俗称黑眼珠），因角膜较敏感，宝宝眼部受到刺激，会立刻产生闭眼反应，使滴入的眼药水大部分被挤出，影响疗效。

（4）一般我们建议滴眼药水的时间选在早上宝宝还没睡醒的时候，中午午休睡熟的时候，晚上宝宝睡熟以后，避免宝宝不配合影响效果。

（5）滴眼药水后把眼皮轻轻松开，用消毒棉球拭干溢出的眼药水，滴完眼药水后应闭眼，这样可使局部药物有效时间延长5倍。

（6）双眼用药时，先滴健侧眼，后滴患侧眼。若双眼均患病时，按先轻后重的顺序进行用药。如果单眼用药，不要让眼药水流入另一侧眼睛。

（7）当使用两种以上眼药水时，一般需间隔5分钟为宜。

（8）眼药水应专人专用，防止交叉感染。

（9）开封后的眼药水或药膏有效期一般为28天，部分是1周或1天，需在阴凉处保存，具体情况按药品说明书使用和保存。

7. 宝宝口腔内有一片白膜是怎么回事?

有些婴儿口腔内的黏膜、嘴唇或上腭会出现一片一片的白膜，此时应警惕为鹅口疮。它是由口腔念珠菌感染引起的口腔黏膜炎症，当婴儿身体抵抗力差或营养不良时最容易出现（图4-3）。

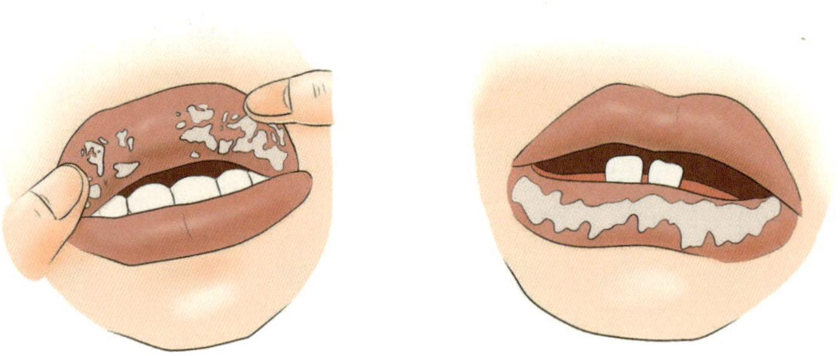

图4-3　鹅口疮

8. 鹅口疮能擦去吗？

不能。因为很多家长发现鹅口疮时，都以为是口腔黏膜或舌头上残留的“奶”，这种类似“奶”的白色块状物就是鹅口疮，不管是用棉签擦还是喝水都无法被擦掉。

9. 如何鉴别鹅口疮、口腔溃疡和马牙？

虽然鹅口疮看起来和口腔溃疡很像，但它们还是有区别的（图4-4）。

鹅口疮是散在的白色斑块，表面有白色膜，周围没有红肿现象，底部看起来有充血。

口腔溃疡是圆形、椭圆形的溃疡面，周围有红肿，还会出现疼痛。溃疡从针尖大小的红点逐渐发展为黄豆大小，边界清晰。严重时，溃疡面呈紫红色或暗红色，边缘不规则，中间是凹陷的。

马牙出现在新生儿期，一般长在牙龈黏膜表面，像白色或灰色的牙齿，通常米粒大小，宝宝没有不适，可以正常进食。马牙不需要特殊治疗，出生几周即可自行脱落。

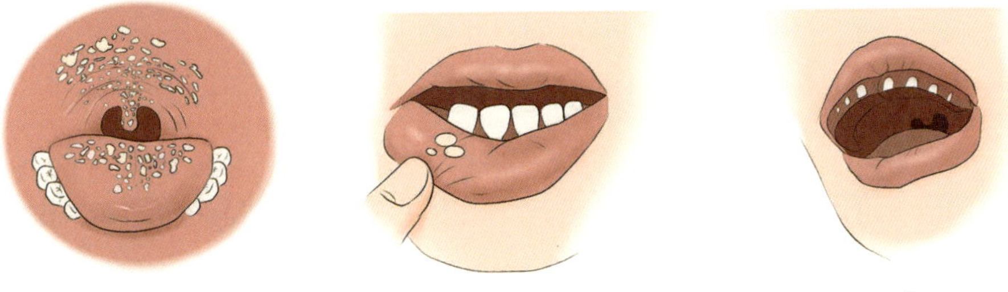

A　B　C

图4-4　鹅口疮（A）、口腔溃疡（B）和马牙（C）鉴别图示

鹅口疮初期无疼痛，严重时才会有痛感。而口腔溃疡疼痛非常明显，影响进食。另外，鹅口疮和马牙出现的位置也是不同的。

10. 什么情况可引起鹅口疮?

（1）母婴传播：是常见的途径。母亲阴道里有霉菌感染，在生产时，会通过产道接触母亲的分泌物，引发感染。

（2）自身原因：婴儿抵抗力低和营养不良时最容易出现。

（3）清洁卫生不到位：人工喂养时，奶瓶、奶嘴的不清洁；母乳喂养时，妈妈的乳头、手、哺乳文胸不清洁；宝宝的玩具、辅食餐具、口水巾等不清洁等都会引发感染。

（4）长牙期的感染：鹅口疮一般多发生于6～7月龄处于长牙期的宝宝。因为宝宝在长牙期爱啃咬东西，大部分家长会准备磨牙棒，如果不干净或者宝宝啃咬手时，手卫生差，都会造成把霉菌带入口腔内，引发感染。

（5）滥用抗生素：会破坏宝宝正常的肠道菌群，同时会使宝宝体内的细菌减少，无法抑制白念珠菌的繁殖，因此一定要在医生指导下正确使用抗生素和激素治疗。

11. 如何发现宝宝得了鹅口疮?

鹅口疮初期往往最容易被忽略，因为宝宝没有任何异常反应，没有疼痛感。鹅口疮的表面很像“奶”，这种白色斑块不容易被重视起来。随着感染加重，宝宝的症状就会表现出来，如轻度拒奶或者有疼痛感。在加重后，宝宝会出现烦躁不安、易怒、消化不良、不爱吃饭、哭闹且不易哄好等表现，有的宝宝还会伴有轻度发热。如果不及时处理，鹅口疮会大面积扩散，甚至会发展到牙龈、咽部、扁桃体等部位。再严重时会发展到食管、支气管等部位，引起念珠菌性食管炎或肺念珠菌病。细菌入血，严重会引发败血症。但是家长请不要恐慌，当宝宝出现症状时，先检查口腔，发现擦不掉的“奶”及时就医。平时注意口腔、手及用具卫生，已经添加辅食的宝宝进食后喂点水，可以冲去残留的食物残渣，可以减少白色念珠菌的滋生。重要的事情说三遍：清洗消毒！清洗消毒！清洗消毒！

12. 鹅口疮只发生在口腔吗?

不是。鹅口疮可遍及整个胃肠道。因为人体的肠道都含有白色念珠菌，可以抑制细菌的生长，控制白色念珠菌维持在一定的范围内，不会对身体造成损害，因此不会出现鹅口疮。但是在宝宝的肠道内，还没有建立正常的菌群或者遭到人为的破坏，缺少抵御白色念珠菌的菌群。白色念珠菌在肠道内大量繁殖，引发肠道感染，因此鹅口疮可遍及整个胃肠道，进而蔓延到口腔，形成鹅口疮。

13. 如果宝宝得了鹅口疮，家长该怎么办呢?

（1）发现宝宝口腔中出现鹅口疮，请家长不要用坚硬的物体刮，这样会造成口腔黏膜或舌头表面的损伤，引发感染。

（2）如果鹅口疮进展引发口腔破溃，宝宝感觉疼痛影响进食，可在医生指导下正确使用制霉菌素甘油涂抹口腔。

（3）根据病情和肠道菌群检测结果，在医生指导下有针对性地用药，抑制白色念珠菌生长繁殖。

14. 什么是呼吸道感染？

呼吸道感染是上、下呼吸道感染的总称，主要是由病毒、细菌、支原体等引起，冬春季节多发。上呼吸道包括鼻、咽、喉，下呼吸道包括气管和支气管（图4-5）。

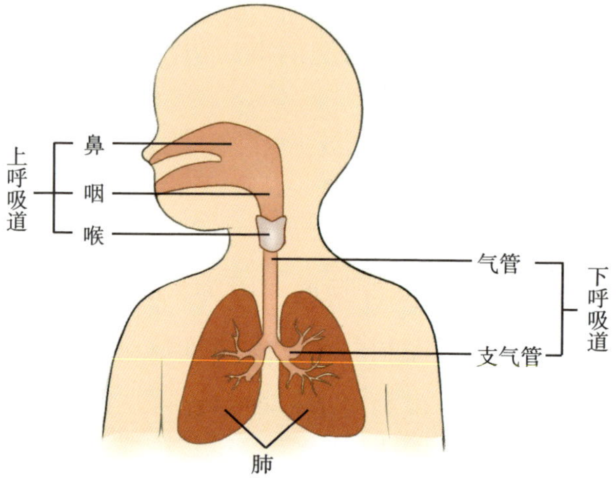

图4-5　呼吸道解剖

15. 为什么婴儿容易发生上呼吸道感染？

新生儿尤其是早产儿，抵抗力弱各系统尤其是呼吸系统发育尚未成熟，因此容易发生上呼吸道感染。但由于母乳中存在大量的抗菌成分、免疫因子，可以提供免疫保护，因此出生6个月内纯母乳喂养的宝宝较少感染。

16. 婴儿呼吸道感染有哪些症状？

3月龄以下的婴儿一般有轻微发热或不发热，鼻塞及鼻塞所致的症状较突出，如哭闹不安、张口呼吸、吸吮困难、拒奶、呕吐或腹泻等。3月龄及以上婴儿除出现发热、鼻塞、流涕、咳嗽等，还可能出现皮疹、呕吐、腹泻等。另外，由于婴幼儿难以表达不适，还常会有烦躁、哭闹、嗜睡、拒奶等表现。

需要注意的是6月龄以下的婴儿症状和疾病严重程度可能不一致，如有的婴儿肺炎可能仅表现为呼吸急促、呛奶、吐沫、喘憋等。

17. 婴儿常见的上呼吸道感染有哪些?

婴儿常见上呼吸道感染病原体及临床特征见表4-1。

表4-1　婴儿常见上呼吸道感染病原体及临床特征

	呼吸道合胞病毒	腺病毒	新冠病毒	流感病毒
高发季节	冬春季	全年	全年	冬春季
症状	发热、鼻塞、流涕、咳嗽和声音嘶哑，重者会出现喘憋、喂养困难等	起病急、高热，严重者会出现中毒症状，包括精神萎靡或者烦躁，易激惹，甚至抽搐	鼻塞、流涕、喉咙干痛、咳嗽	高热、鼻塞、流涕、咽痛、全身症状有畏寒、寒战、头痛、肌肉酸痛、乏力
治疗方式	对症支持治疗	对症支持治疗	对症支持治疗	抗流感药物，对症支持治疗

18. 如何区分婴儿上呼吸道感染是病毒感染还是细菌感染?

可以从以下四方面判断。

（1）发热病程：病毒感染一般发热3天左右逐渐恢复，或是最高体温下降，或是发热间隔拉长；细菌感染如果未用药发热会逐渐加重。

（2）症状：病毒感染的症状一般较轻，可能有鼻塞、鼻涕、咳嗽等，而细菌感染的症状一般较重，精神反应差，同时伴有其他部位症状，如中耳炎、脓血便等。

（3）咽部检查：咽部充血发红，范围局限，病毒感染可能性大，咽部弥漫性充血，扁桃体红肿甚至有脓点，细菌感染的可能性大。

（4）血常规：白细胞减少或正常，同时淋巴细胞比例升高，一般提示病毒感染。白细胞增多，同时中性粒细胞比例升高，一般提示细菌感染可能性大。

19. 婴儿上呼吸道感染是否需要查血常规?

血常规检查是明确感染原因的方法之一。3月龄以下婴儿发热程度与严重细菌感染相关，若伴有精神反应差，要及时进行血常规检查。由于血常规一般在出现症状12～24小时后才能反映感染情况，对于3月龄及以上的婴儿，如果只有发热症状且精神反应好，无其他不适症状，可先观察，适当晚些行血常规检查。

20. 呼吸道感染如何治疗?

（1）抗感染治疗：当新生儿呼吸道感染由细菌引起时，常采用抗菌药物治疗。抗菌药物有抑制细菌的生长、减轻炎症反应的作用。当新生儿呼吸道感染由病毒引起时，常采取对症支持治疗，绝大多数都不需要使用抗病毒药物。只有流感病毒和巨细胞病毒感染时，才有特效的抗病毒药物。抗病毒药物有抑制病毒的复制和传播，减轻病毒感染程度的作用。

（2）对症治疗：包括退热、补充液体、维持水电解质平衡、祛痰等。

21. 呼吸道感染时，如何合理用药？

婴儿使用抗菌药物时需根据新生儿的月龄、体重、疾病严重程度、可能的病原菌、药物过敏情况等因素选用适合的抗菌药物、剂量和疗程。抗菌药物应遵医嘱使用，不要自行用药、擅自停药和漏服。注意用药剂量准确，并在用药期间观察婴儿是否出现皮疹、呕吐、腹泻等不良反应。

婴儿使用抗流感病毒药物最好在首次出现流感样症状48小时内使用，越早越好。

22. 其他婴幼儿用药注意事项有哪些？

（1）避免含解热镇痛药成分的复方感冒药与布洛芬或对乙酰氨基酚同时使用。

（2）阿奇霉素等抗支原体感染药物、奥司他韦等抗病毒药物胃肠道反应较大，建议随餐或饭后服用。

（3）不推荐常规使用镇咳药物。

（4）使用祛痰药后需为婴儿拍背排痰。

23. 为避免出现呼吸道感染，日常生活中需要注意哪些？

（1）提倡母乳喂养，母乳含有免疫因子，增强宝宝抵抗力。

（2）按时预防接种，尤其是接种流感疫苗。现有疫苗不可以直接给6月龄以下的婴儿接种，推荐6月龄以下的婴儿的家庭成员和看护人员接种流感疫苗以保护婴儿。

（3）家庭成员外出返家后，要先清洗手部、面部等暴露部位，并更换外衣后再接触孩子，减少婴儿接触病原体的机会。

（4）注意手卫生，尤其是接触婴儿前后，并注意正确洗手。

（5）保持室内空气流通。

（6）少去人员密集、封闭的场所。

（7）根据气温为婴儿增减衣物。

（8）如果家庭成员已有呼吸道感染，注意做好隔离防护，避免交叉感染。

24. 什么是中耳炎?

耳朵分为外耳、中耳、内耳三部分，以鼓膜为界，鼓膜内侧的鼓室、咽鼓管、鼓窦、乳突气房四部分组成中耳（图4-6）。当病毒或细菌侵入中耳部分或全部结构时，引发的炎性病变称为中耳炎。

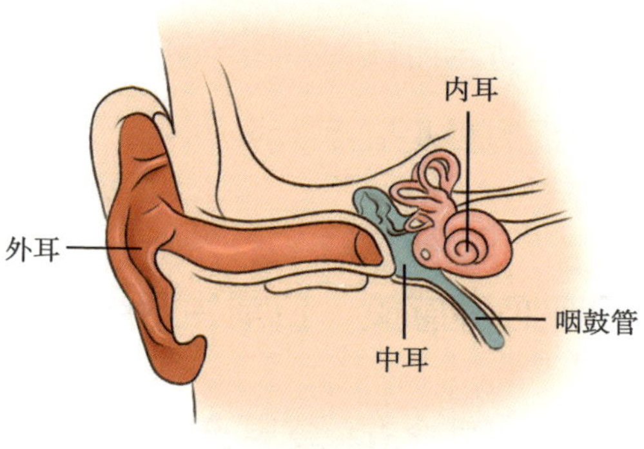

图4-6　耳朵结构

25. 为什么婴幼儿容易发生中耳炎？

中耳由咽鼓管与鼻腔相通，婴幼儿的咽鼓管比成人的更短，更宽，更平。宝宝感冒时，鼻咽腔分泌物容易通过咽鼓管进入中耳，导致中耳感染（图4-7）。调查显示，62%的宝宝在1岁内都患过急性中耳炎，3岁以内的比例更是高达83%。如果不及时治疗，因鼓膜穿孔，会导致耳朵反复流脓，听力下降，甚至耳聋，家长一定要引起重视。

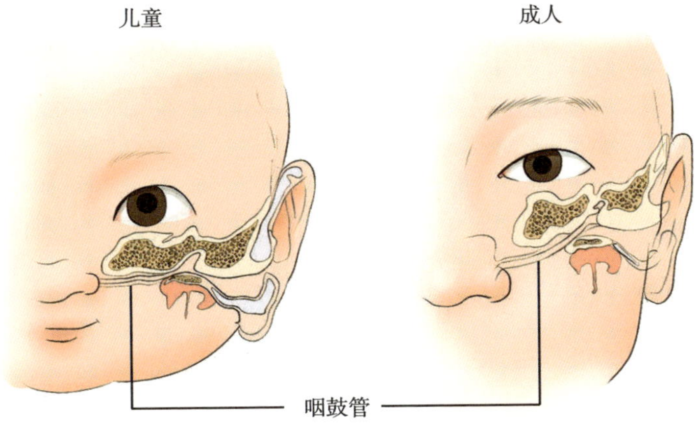

图4-7　儿童与成人咽鼓管比较

26. 中耳感染的途径有哪些？

（1）咽鼓管：是最主要的感染途径。当宝宝感冒或上呼吸道感染反复发作时，会影响咽鼓管的开放功能，导致中耳内积液、黏稠的分泌物等排出困难，从而使积液等聚集于鼓室或乳突腔，堵塞中耳。

另外，当宝宝躺着喝奶或奶后反流，奶液可能会从宝宝的口腔后部，顺着咽鼓管流入中耳，营养丰富的奶液既可能带入病原体，又为病原体创造了非常适合的生长环境，从而诱发中耳炎（图4-8）。

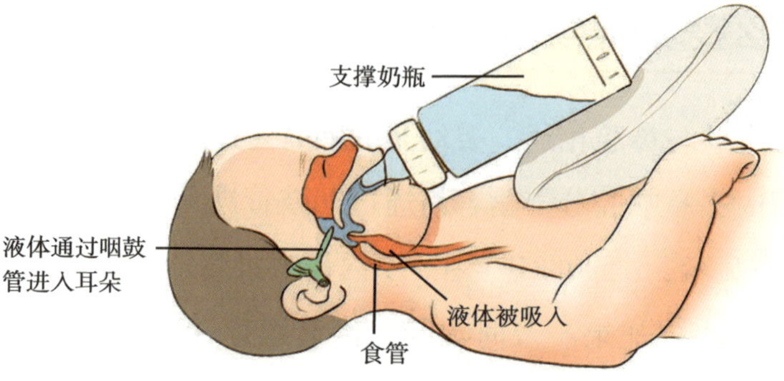

图4-8　宝宝喝奶错误姿势

（2）外耳道：一般在鼓膜有破损的情况下发生。当外耳道黏膜破坏，自洁能力会下降，细菌容易滋生，鼓膜破损时，细菌、病毒侵入中耳引发中耳炎。

（3）血行感染：是最少见的。全身抵抗力下降，引起细菌、病毒的血行感染，通过血液传播到中耳黏膜引发中耳炎。

27. 预防中耳炎的发生，家长应注意什么？

（1）喂奶姿势要正确（图4-9）：先将宝宝抱起放在膝上，宝宝上身靠在你的肘弯里，手臂托住宝宝的臀部，使宝宝身体呈45°～90°倾斜，再用另一只手拿着奶瓶喂奶，用奶嘴轻触宝宝嘴唇，宝宝张嘴含住奶嘴，让奶液充满整个奶嘴。喂奶速度不宜过快，当宝宝哭闹烦躁时应暂停喂养，以免呛咳。

（2）预防感冒：感冒是中耳炎的诱因之一，家长要提高宝宝抵抗力，预防感冒发生。尤其是曾经发生过中耳炎的宝宝，容易再度复发，这类宝宝感冒了要及时就医。

（3）保持鼻腔和咽鼓管通畅：可以让宝宝适当运动，尤其是趴位抬头

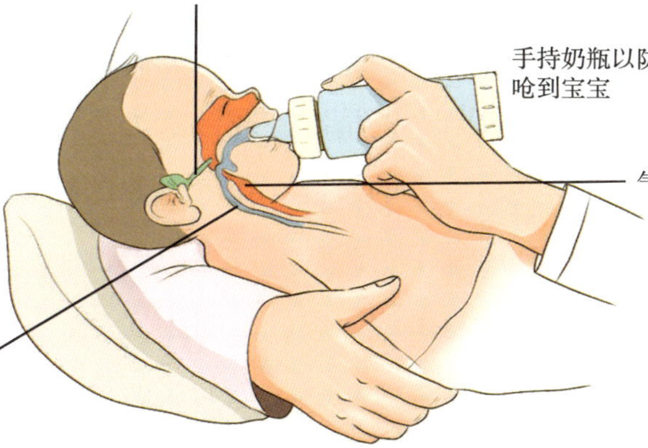

图4-9　宝宝喝奶正确姿势

运动，可以促进鼻腔通畅。当宝宝鼻腔分泌物过多时，可以用生理盐水冲洗鼻腔。或者压住宝宝一侧鼻子，使鼻涕从另一侧擤出，避免用力过猛，伤及鼓膜。

（4）不随意挖耳屎：耳屎是耳道内耵聍腺分泌的产物，它的主要作用是防止异物进入，保护鼓膜，并使耳道处于酸性环境，不利于细菌生长。不恰当的挖耳会破坏耳道黏膜或鼓膜，从而引发细菌感染。

（5）保持外耳道清洁：鼓膜损伤时，注意保持外耳道清洁干燥，避免因洗澡、游泳等使液体流入耳道。

28. 怀疑中耳炎的宝宝出现哪些症状，需要及时就医？

（1）疼痛：是最早出现的症状，也是最典型的症状之一。如果家长发现宝宝在进食的时候表现出不愿意进食、哭闹不止或是情绪烦躁不像以往一样容易入睡的现象，或者宝宝常出现拉、揪、拽耳朵或左右摇头的现象，这是因为宝宝的耳朵不舒服，也可能是耳朵疼。

（2）流脓：当中耳内积液，鼓膜肿胀，鼓膜穿孔时，就会有白色或者黄色的液体分泌物流出，但并不是所有的中耳炎都会流脓。

（3）听力下降：是中耳炎最明显的症状，分泌性中耳炎会引起大量的液体积存在中耳部位，出现阻塞的情况，导致听力下降。当宝宝在听声音时，需要将音量调得比平时更高的时候，或者对你的呼唤反应比较慢的时候，就表示中耳炎给宝宝造成了暂时性的听力障碍。

（4）其他症状：发热、易激怒、呕吐、腹泻。

29. 得了中耳炎，该怎么办？

中耳炎发生率高，治愈率也高，部分婴儿可自愈，家长不必过于担心，但是也要引起重视，出现症状及时就医，并遵医嘱接受药物治疗，并按时到耳鼻喉科随访。

30. 宝宝的脐带何时脱落？

正常情况下，宝宝在生后24～48小时，脐带会自然干瘪，然后变黑，逐渐脱落，一般需要7～14天的时间。但也不是绝对的，每个新生儿都有个体差异，脐带脱落的正常时间范围一般不超过5周。如果遇到一个迟迟不肯脱落的脐带，应观察是否断脐时结扎不牢。因结扎脐带是为了完全阻断血供，扎紧的脐带会一点点缺血、坏死脱落，而结扎不牢就会有少量的血供，脐带就不会坏死干瘪，所以会一直长着不掉，遇到这种情况，应及时就医，考虑重新结扎。重新结扎后的脐带2～3天亦可自行脱落。

31. 宝宝为什么会发生脐炎呢?

在长长的孕期中，脐带是联系妈妈和宝宝的重要纽带，当宝宝出生后就可以使用肺呼吸，这时医生剪断脐带，使宝宝与胎盘分离。如果断脐时或出生后护理不当，脐带残端被细菌入侵并进行繁殖，就会引起急性炎症。另外，如果宝宝合并其他畸形，如脐瘘、脐尿管未闭也可引起继发性脐炎。脐炎可由任何化脓菌引起，最常见的是金黄色葡萄球菌，其次为大肠埃希菌、铜绿假单胞菌、溶血性链球菌等。

32. 如何预防脐炎的发生?

宝宝出生后，做好正确的脐部护理，就可以有效避免脐炎的发生。

（1）脐带残端脱落前，应每天消毒两次，早晚各一次。消毒时，先清洁双手，用棉签蘸75%医用酒精，消毒脐带根部，可拎起脐带结，从脐带的根部由内向外进行环形消毒，尤其注意脐带根部要彻底消毒。同时不要刻意扯掉脐带残端，让其自然脱落即可（图4-10）。

（2）脐带脱落前给宝宝穿纸尿裤时，可将尿裤前面向下折到肚脐下，避免摩擦肚脐，同时可避免排泄物沾到脐带引发感染。

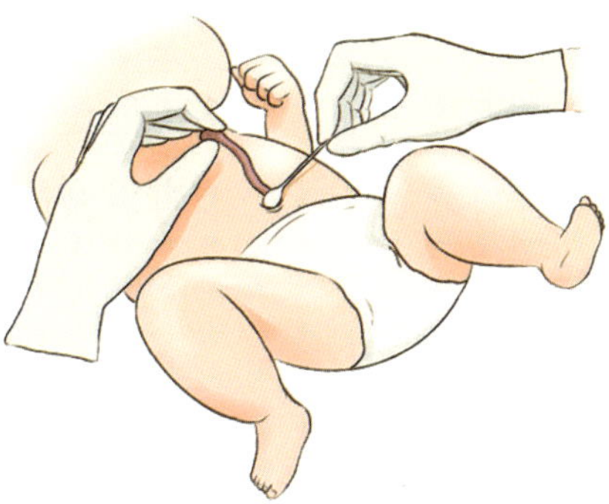

图4-10 正确消毒脐带方法

（3）脐带即将脱落时，脐带根部可能会渗出清亮的液体或淡黄色液体，甚至出现少量新鲜的血或血痂。可适当增加消毒频次，每天

3～4次，密切观察即可，不需要就医。一旦脐周出现红肿、流黄色脓液，甚至伴有腥臭味，并伴随其他症状，如腹胀、吃奶减少等，须要及时就医（图4-11）。

（4）脐带脱落后，脐窝里可能会有少许血性分泌物或血痂，应继续每天消毒2次，持续3天至1周，待脐窝完全干燥，就可以停止消毒了。

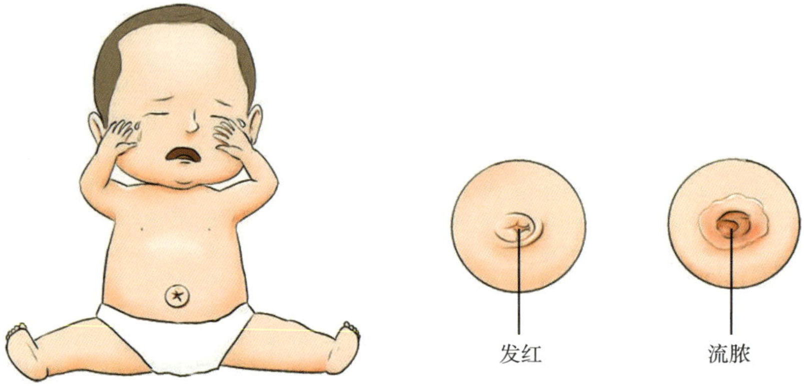

图4-11　异常脐带

33. 每次拿酒精给宝宝消毒，宝宝都会哭，是不是宝宝很疼？

新手爸妈通常会担心自己弄疼宝宝，导致消毒不到位或消毒无效，其实大可放心，脐带上没有末梢神经，只要动作轻柔，宝宝不会感到任何疼痛或者不适。宝宝哭闹可能是因为酒精比较凉，感觉不舒适及宝宝小肚肚暴露后缺乏安全感，消毒后及时安抚宝宝就可以啦。

34. 宝宝肚脐脱落后，脐窝脏脏的，会引发脐炎吗？

这些“脏脏的”其实是沉积于肚脐皮肤的色素，有的宝宝肚脐的颜色会越来越深，有的会逐渐消退。然而，肚脐色素沉着不会引发任何并发症或后遗症，无须进行治疗。在日常护理中，不要用力试图去除肚脐上的色素，以免对局部皮肤产生刺激，引起急性炎症的发生。

35. 宝宝出现脐炎如何治疗与护理？

（1）宝宝症状较轻，没有扩散到脐带周围，可局部用75%酒精或3%过氧化氢交替使用消毒局部，每日2～3次。

（2）宝宝脐部有明显脓液、脐带周围明显红肿或出现全身症状，除局部消毒处理外，还需听从医生建议，根据脐部分泌物细菌培养结果，静脉使用敏感的抗生素治疗。

（3）宝宝脐部如有脓肿形成，则需要切开引流，以促进脐部创伤恢复。

（4）慢性脐炎形成肉芽肿时，可用硝酸银棒或10%硝酸银溶液涂擦，大肉芽肿可用电灼、激光治疗或手术切除。

36. 宝宝肚脐出现什么情况需要就医？

（1）宝宝脐轮与脐周皮肤出现轻度红肿，伴有少量脓性分泌物，需提高警惕，咨询医生建议。

（2）宝宝脐部与脐周有明显红肿发硬，脓性分泌物较多，并常有臭味，或局部脓肿，向周围皮肤或组织扩散，需立即就医。

（3）宝宝有发热、吃奶差、精神反应不好，或者烦躁不安、黄疸加重等全身症状，警惕败血症的发生，应立即就医。

（4）如果急性脐炎迁延不愈或分泌物长期刺激，可发展为慢性脐炎，形成脐部肉芽肿，表现为一小的樱红色肿物，表面可有脓性溢液，经久不愈。所以，家长一定要加强意识，出现症状及时就医。

37. 宝宝一哭肚脐就鼓出个包，是怎么回事？

有些妈妈发现，宝宝哭闹或者排便时，小肚脐会鼓起一个包块，在宝宝安静后或者用手按压又缩回去了，看起来很奇怪，其实，这是新生儿常见的发育缺陷性疾病——脐疝。

38. 为什么婴幼儿容易发生脐疝？

婴幼儿脐疝多是由腹壁肌肉发育迟缓、脐部筋膜缺损或薄弱、脐环未闭导致的。当宝宝哭闹、咳嗽或者用力大便时，腹腔压力升高，导致腹腔内容物，特别是肠道、腹膜被向外挤压，突出脐部呈半球形或圆形凸起状，从而形成脐疝（图4-12）。

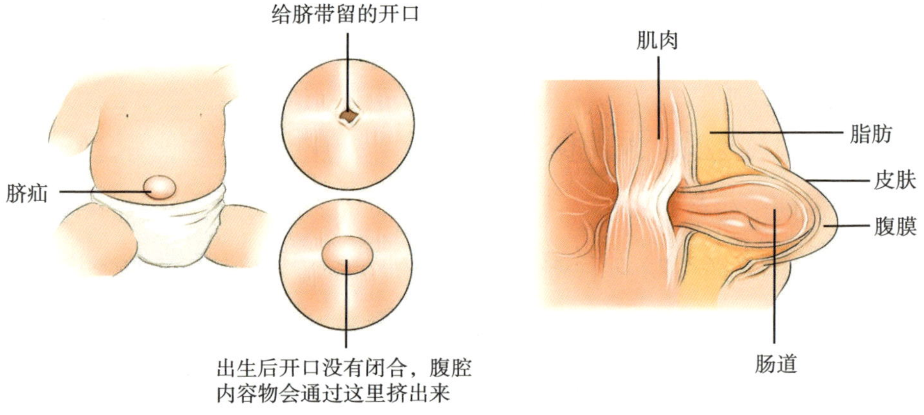

图4-12 脐疝

39. 婴幼儿脐疝需要治疗吗?

绝大部分脐疝是可自愈不需要治疗的，在宝宝出生后1年内，随着腹部肌肉逐渐发达，多数脐环逐渐缩小而自然闭合。多数在1～2岁内自愈，极少数在3～4岁自愈。如果2岁以上还没有愈合且脐环大小没有改变，则应该考虑就医，评估是否需要手术治疗。

40. 宝宝得了脐疝，居家照护应该注意什么?

（1）家长可以观察“脐环”的大小及有无增大趋势。脐环就是在宝宝平静时，用手指伸向肚脐内，向外触摸，能触摸到明显的圆形边界，其直径就是脐环的大小（图4-13）。注意，脐环不是脐疝凸起的高度。如果脐环直径在1cm左右，一般能自行闭合。

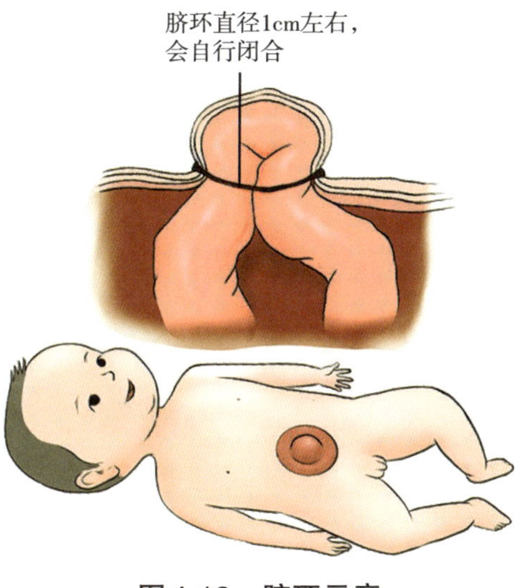

图4-13　脐环示意

（2）平时居家或外出不要将宝宝的腹部裹得太紧，避免腹腔压力的增高，不要让宝宝过早站立，以免肠管下坠形成腹股沟疝。

（3）尽量避免宝宝腹压增高，要注意宝宝保暖，避免受凉、感冒。尽量减少宝宝的哭闹，及时安抚。咳嗽也会使腹腔压力增高，可以在医生指导下适当吃些止咳药物。

（4）及时清洁疝的部位，避免宝宝尿、便污染，减少摩擦，如为脐疝，避免尿裤摩擦，保持皮肤的清洁、干燥。

41. 除了脐部，还有哪些部位容易形成疝？

除了脐疝，婴幼儿还常发生腹股沟疝，疝是指下腹壁和大腿交界的三角区出现的包块，男宝发生腹股沟疝的概率约为女宝的10倍（图4-14）。

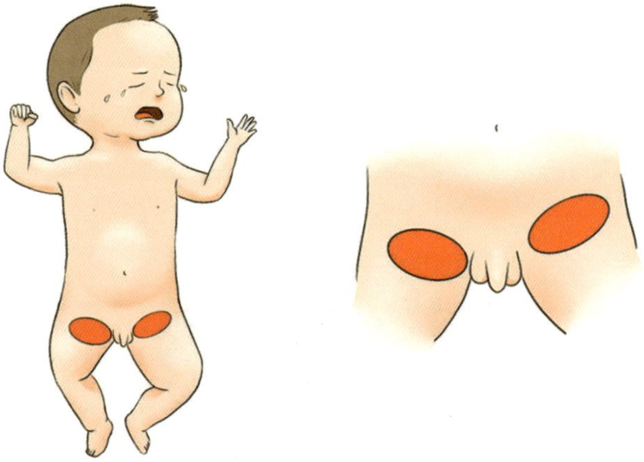

图4-14　腹股沟疝位置

42. 什么情况下“疝”宝宝需要及时就医？

（1）疝凸出后不能自行还纳恢复。宝宝活动用力或哭闹后鼓起的疝，在安静时正常是可以基本回复原状的，如果鼓起的“包”不能自行恢复，这时就需要及时就医。

（2）疝出现嵌顿，宝宝的“鼓包”很硬，宝宝疝局部皮肤颜色变深，会有明显的疼痛感。这时宝宝哭闹不让碰，烦躁，易激惹，不易安抚，甚至恶心、发热、呕吐。这是由于凸出体外的肠道、睾丸、卵巢等组织被长时间“卡住”会出现血运障碍，导致缺血、坏死（图4-15）。

（3）如果宝宝脐环＞2cm，或有增大的趋势，要及时就医。

（4）如果宝宝2岁以上脐疝仍不闭合，要及时就医。

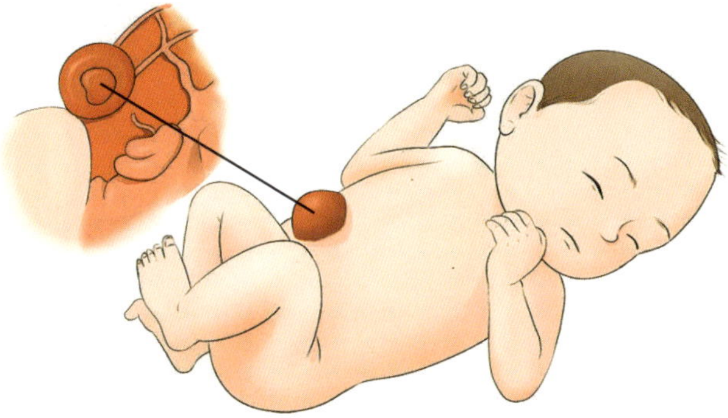

图4-15　发生嵌顿的脐疝

43. 如何预防疝气复发?

（1）宝宝患有脐疝，应该注意尽量减少腹压增加的机会。例如，及时安抚宝宝，减少哭闹；宝宝患有感冒、咳嗽等症状时需及时治疗；及时调整宝宝的饮食，避免腹胀或便秘情况的发生。

（2）经常锻炼宝宝的腹部肌肉

1）0～3月龄的宝宝，家长可以利用玩具让宝宝多踢腿，这样对锻炼下腹部肌肉很有帮助。

2）3～6月龄的宝宝，家长可以在医生的指导下，注意，一定是在医生的指导下，跟宝宝手拉着手，辅助宝宝做“仰卧起坐”，也就是拉坐训练。这个要根据宝宝的具体情况，医生评估之后而定（图4-16）。

3）5月龄以上的宝宝，这时已经有了充足的上肢力量，家长可以用玩具引导宝宝，让其锻炼匍匐爬行。

（3）控制体重，避免肥胖。肥胖是疝气复发的危险因素之一，适当的体重可以减少腹腔压力，可预防疝的复发。

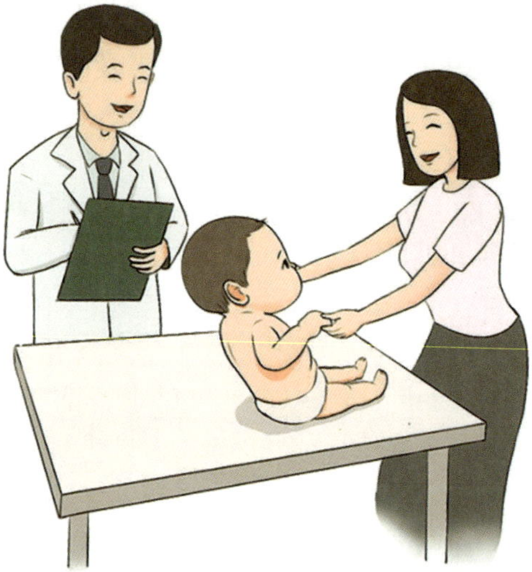

图4-16　拉坐训练

44. 泌尿系感染是如何形成的?

当病原体（细菌、病毒、支原体、衣原体等）侵入尿路时，会在尿液中生长繁殖，并侵犯尿路黏膜或组织，从而引起炎症反应，包括肾盂肾炎、输尿管炎、膀胱炎及尿道炎（图4-17）。临床上由于感染病变难以局限在尿路某一部位，无法定位，故统称为泌尿系感染。

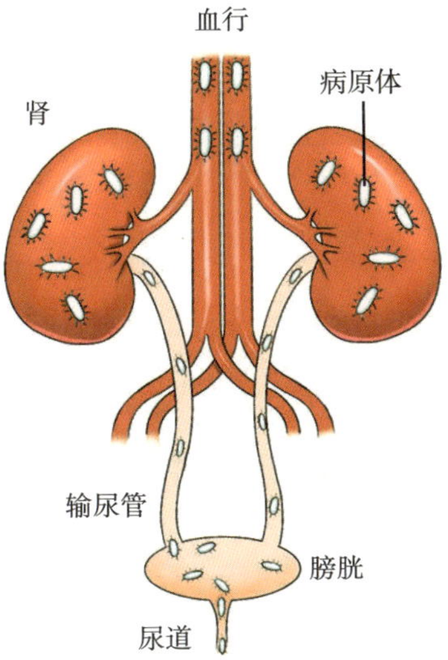

图4-17　泌尿系解剖图

45. 泌尿系感染的途径有哪些？

（1）血行感染：是新生儿期泌尿系统感染最常见的途径，常见于败血症、化脓性脑膜炎、脓疱病等，病原体经血液进入肾脏，如处理不当，可能导致不良预后，如高血压、肾脏瘢痕形成、肾功能不全等。

（2）上行感染：当尿道口受到污染时，病原体通过尿道口进入尿道，并逐渐上行至膀胱、输尿管、肾脏，从而引发感染。

（3）淋巴感染：肠道与肾脏、泌尿道之间有淋巴通路，当肠道感染，如患大肠埃希菌性肠炎和鼠伤寒沙门菌肠炎时，易致泌尿系感染。

（4）直接感染：较少见，但邻近器官或组织有化脓性感染，如化脓性腹膜炎、肾周围脓肿等，可直接波及泌尿系统而感染。

46. 为什么婴儿容易发生尿路感染?

（1）泌尿系解剖特点：婴儿的输尿管较宽且长而弯曲，管壁肌肉和弹力纤维发育不完善，易被压扁、扭曲导致梗阻，从而出现尿潴留或尿液逆流而上，造成感染。另外，新生儿女婴尿道长仅1cm（性成熟期为3～5cm），外口暴露且距肛门甚近，而男婴虽尿道较长，但常因包皮过长或包茎，使污垢积聚，易造成上行感染。

（2）生理特点：新生儿各项生理功能发育不完善，免疫防御功能相对较弱，身体各系统易发生感染，继而引起尿路感染。

（3）外界因素：由于婴儿还不能自己控制排便，常会使用尿不湿，如果未及时更换尿不湿，细菌在潮湿的环境中很容易滋生，尿道口就会被细菌侵袭，或者被粪便污染，导致尿路感染。

（4）其他原因：先天性肾脏和尿路畸形、排尿功能障碍，也是引发婴儿尿路感染的常见原因之一。

47. 如何判断宝宝是否发生了泌尿系感染?

（1）新生儿期（出生至28天）：新生儿期的泌尿系感染多为血行感染，同时有全身或局部感染，缺乏特异性临床表现，症状多不一致，以全身症状为主。当宝宝出现不规则发热或体温不升、黄疸不退、吃奶差、面色苍白、腹胀、呕吐、腹泻等表现时，家长应警惕宝宝是否存在泌尿系感染。

（2）婴幼儿期（0～3岁）：婴幼儿泌尿系感染可出现尿路刺激征，如排尿时哭闹、尿味难闻、腹痛、红色的尿液（注意区分宝宝是否吃过红心火龙果等食物）、排尿频繁等。

因尿道梗阻引起的泌尿系统感染者，可于腹部触及肿大的膀胱或肾盂积水的肿块或输尿管积水的肿块。

48. 如何预防宝宝泌尿系感染?

（1）不穿开裆裤、及时更换尿不湿：避免尿道口受到细菌的感染。

（2）正确护理宝宝的私处

1）男宝宝私处护理：日常护理时，只需用清水冲洗。不要上翻宝宝的阴茎包皮、清洁包皮褶皱处的皮肤，以免造成宝宝私处局部损伤，引起局部肿胀，造成感染。

此外，男宝宝的包皮与龟头之间会有乳白色的物质，这种物质叫包皮垢，是阴茎皮下的皮脂腺分泌的油性物质与尿液混合后的一种正常的代谢物。包皮垢如果不清洁干净，很容易滋生细菌，导致包皮和龟头发炎。但是，只用清水冲洗包皮垢，往往清洁不干净。针对这种情况，可以在宝宝的包皮和龟头处涂上适量橄榄油，等待1～2分钟后，再用浸满油的棉签轻轻擦拭，包皮垢就很容易清洁干净。

2）女宝宝私处护理：为女宝宝清洁私处时，应遵守一个基本原则：从前向后擦拭或冲洗。在清洁外阴时，可用温水从上向下适当冲洗，把表面的附着物冲掉即可。如果宝宝排便了，可以先用绵柔巾将大便清理干净，再用清水冲洗。

（3）保证液体摄入量：可促进宝宝多排尿，排尿时可冲洗尿道，使细菌不易滋生。

49. 宝宝尿路感染后该如何治疗？

（1）控制症状：如果宝宝有发热，适当给予物理降温或遵医嘱给予药物降温，同时注意监测体温变化；如果宝宝哭闹、尿路刺激征明显，可遵医嘱适当镇静或口服碳酸氢钠，以碱化尿液，减轻刺激症状；定期复查尿常规和尿培养，以了解病情的变化和治疗效果。

（2）根除病因：配合医生寻找病因，遵医嘱应用抗菌药，如有尿路畸形，积极矫治。

（3）去除诱因：保持外阴区清洁卫生。

50. 宝宝尿布疹有哪些表现？

尿布疹，俗称红屁屁，是婴幼儿常见的皮肤问题之一。表现为臀部皮肤潮红、糜烂、破溃，伴散在红斑、丘疹，或脓点及分泌物（图4-18、图4-19）。

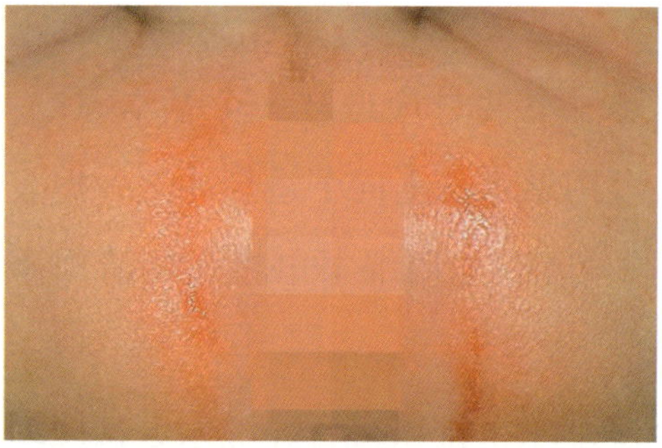

图4-18　臀部皮肤潮红、糜烂、破溃

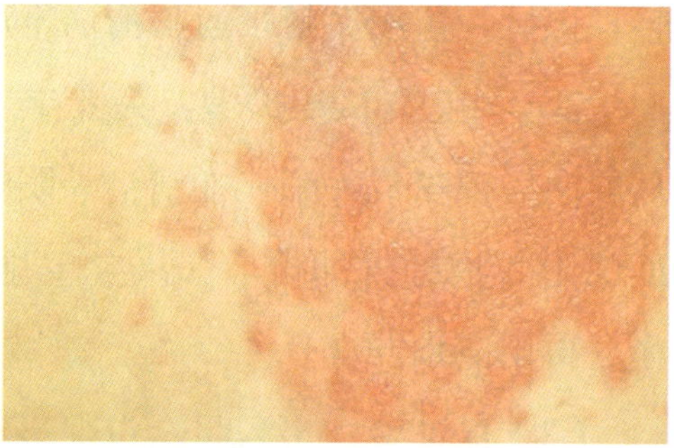

图4-19　散在红斑、丘疹

51. 哪些部位容易发生尿布疹?

红屁屁好发于尿裤所涉及的区域，如屁屁夹缝、臀部、前面的外阴、会阴部、下腹部、大腿根部。女宝宝尤其注意大腿根部，男宝宝注意阴囊部位（图4-20）。

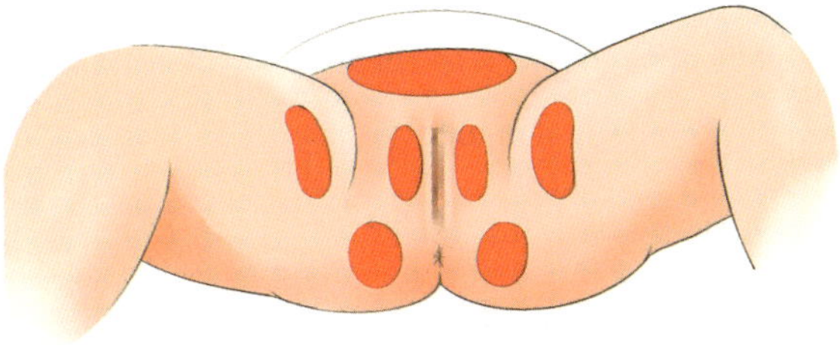

图4-20　尿布疹好发部位

52. 为什么宝宝容易发生尿布疹?

（1）宝宝皮肤薄：由于宝宝皮肤角质层薄弱、不成熟，皮肤屏障功能欠佳，容易出现尿布疹。

（2）尿便刺激、潮湿：因排泄物刺激、清洗液残留、未及时更换或擦干，皮肤潮湿都可引起宝宝尿布疹。

（3）摩擦：因擦洗宝宝屁屁时力度大，造成皮肤摩擦，破坏宝宝皮肤。

（4）过敏：如果宝宝在阴阜部或者后腰部出现疹子，应考虑宝宝对纸尿裤过敏，而不是单纯尿布疹的问题。

53. 如何预防尿布疹?

（1）选择高吸收性、透气性好的纸尿裤：纸尿裤并不是越贵越好，适合宝宝的才是最好的，可以先选择小包装的试用装，宝宝无任何不适反应后再选择大包装。如果发现过敏，更换其他品牌或选用柔软的棉质尿布。

（2）及时更换纸尿裤：大部分纸尿裤都有尿液变色指示条，发现宝宝尿尿后，要及时更换，敏感性皮肤宝宝可适当增加更换频次。

（3）保持清洁干燥：宝宝每次排便后，要及时清洁皮肤，如果使用湿巾，应轻柔，避免反复摩擦宝宝皮肤。遇到难清理的，可先用温水（37～40℃）清洗小屁屁，再用干净的棉布或棉柔巾蘸干臀部皮肤。

（4）减少刺激：清洁皮肤后护臀霜均匀厚涂于臀部，护臀膏可以有效阻隔尿便对小屁屁的刺激。同时，选择宝宝专用湿巾，成分越简单越好，避免使用含有刺激性成分的湿巾或清洁剂清洁宝宝皮肤。

（5）如宝宝出现大便稀，水便分离、次数明显增多等问题应及时就医，查找病因并治疗。

54. 如何辨别尿布疹的轻重程度？

尿布疹分级见图4-21。

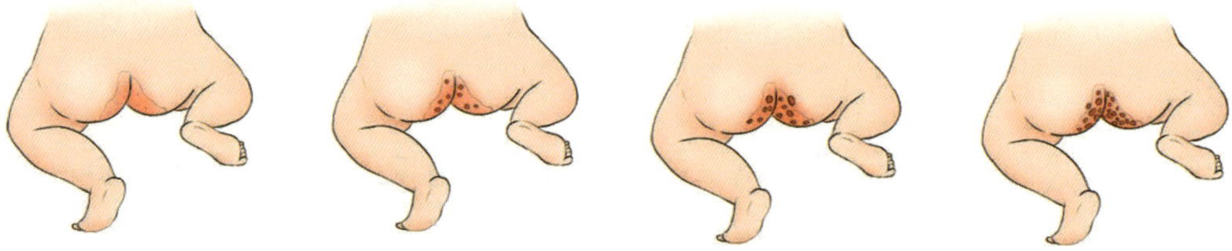

图4-21　尿布疹分级

55. 宝宝出现尿布疹，该如何护理？

如果宝宝属于轻度或轻中度尿布疹，同时家人可时刻看护宝宝时，可以解开宝宝纸尿裤，让宝宝俯卧位，充分暴露臀部每次20～30分钟，每日3次，保持纸尿裤区域皮肤清洁干燥，同时要注意保暖。俯卧位方法：头偏向一侧，避免窒息，身下可垫软垫，防止摩擦宝宝面部及关节处皮肤（图4-22）。

若不能时刻看护宝宝，可在屁屁泛红处涂抹含有氧化锌的护臀膏或鞣酸软膏，促进皮肤修复。

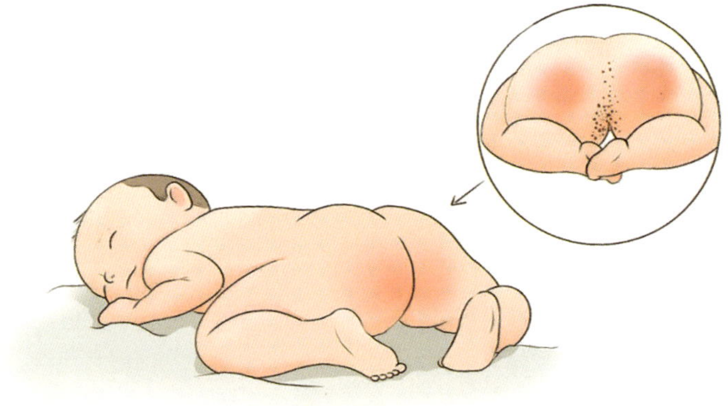

图4-22　正确俯卧位姿势

56. 宝宝尿布疹出现什么情况需要及时就医？

宝宝红屁屁有液体渗出或破皮，中重度尿布疹由于需要专业治疗护理方法，建议及时就医。

57. 新手爸妈该如何挑选护臀膏?

新手爸妈在选择护臀膏时需要关注成分，市面上护臀膏大致分为两类：不含氧化锌类和含有氧化锌类。

（1）不含氧化锌护臀膏：主要以甘油、植物油、羊毛脂、凡士林、马油脂等为基底的纯油类护臀膏，其易推开，肤感好，容易被皮肤吸收，可在皮肤表面成膜。

（2）含有氧化锌护臀膏：氧化锌含量一般在13%～40%，建议选用含量小于25%的护臀膏会更安全。含有氧化锌护臀膏涂抹后白乎乎的、很难推匀、不容易清洗，但品牌不同肤感效果也不尽相同。

另外，不能选用添加激素、防腐剂、香精类或含有燕麦仁类等可能致敏成分的护臀膏。

58. 如何正确使用护臀霜?

护臀膏的作用主要是在皮肤上成一层保护膜，起到隔绝尿便的作用，也能减少纸尿裤对皮肤的摩擦，所以宝宝每次排尿排便后均应使用。作为日常臀部护理，使用纯油配方的护臀膏就足够了，有隔离尿便、舒缓摩擦、预防泛红的作用。当已经出现红屁屁时，则需要使用含氧化锌类护臀膏，它主要起到收敛和止痒的作用。

护臀膏应该怎么涂呢？宝宝小屁屁清洁干净后，不要着急涂护臀膏，一定要用棉柔巾蘸干水分或者充分晾干，再用护臀膏涂抹肛门四周，以及容易被纸尿裤摩擦的部位，女宝宝不要忘记涂抹大腿根部，男宝宝除以上区域外，要重点涂抹阴囊四周。涂抹护臀膏时，用量以完全遮盖住宝宝皮肤颜色为宜，太少起不到隔离尿液的作用，太多会使皮肤黏腻。需要注意的是，如果宝宝屁屁出现破损，就不能再涂护臀膏了，会增加感染的风险。

59. 什么是新生儿黄疸？

新生儿黄疸是宝宝体内的胆红素（一种红细胞的代谢产物）在体内积聚过多而导致的皮肤、巩膜等部位发黄的情况。

60. 宝宝为什么会出现黄疸？

主要有三个原因：生成过多、清除减少、重新吸收。

（1）胆红素生成过多：胆红素是红细胞分解的代谢产物。宝宝出生后大量红细胞被破坏及新生儿红细胞的寿命比成人短20～40天导致胆红素生成周期短，都会造成新生儿胆红素生成增多。

（2）清除减少：新生儿的肝脏还不足够成熟，处理胆红素能力仅为成人的1%～2%。

（3）重新吸收：新生儿刚出生时肠道细菌非常少，而将胆红素转化为不能被重新吸收并排出体外的成分的有益细菌就更少了，因此胆红素又被重新吸收入血了。

61. 所有宝宝都会出现黄疸吗？

是的。由于新生儿天生的生理特性，体内胆红素都会升高，只不过程度不同而已。根据胆红素升高情况，医学上将其分为“生理性黄疸”和

“病理性黄疸”。

62. 宝宝什么时候会出现黄疸?

对于生理性黄疸而言，足月儿生后2～3天出现，4～5天达到峰值（也就是肉眼看颜色最黄），5～7天消退，最迟不超过2周；早产儿一般生后3～5天出现，5～7天达到峰值，7～9天消退，最迟可延迟到3～4周。

病理性黄疸有出现时间早（一般在生后24小时内）、程度重、持续时间长、退而复现等特点。

63. 为什么要关注宝宝的黄疸?

当宝宝体内的胆红素水平过高时，胆红素可以通过血脑屏障进入大脑，导致宝宝出现精神症状，甚至是重度不可逆的脑损伤，又称胆红素脑病。

64. 如何识别宝宝黄疸?

（1）肉眼观察：在自然光下，观察宝宝的皮肤和巩膜，查看发黄情况。如图4-23所示，随着宝宝体内胆红素水平的升高，皮肤黄染从面部开始，向躯干、四肢扩展，最后到手、足心。新生儿皮肤通常偏红，不易观察，可以用手指按压宝宝的皮肤，当抬起手指时，按压处皮肤红色褪去，若呈黄色，则宝宝可能存在黄疸。当黄疸发展到躯干以下或四肢时，提示宝宝胆红素过高，或者家长判断不清时，建议到医院进一步检查。

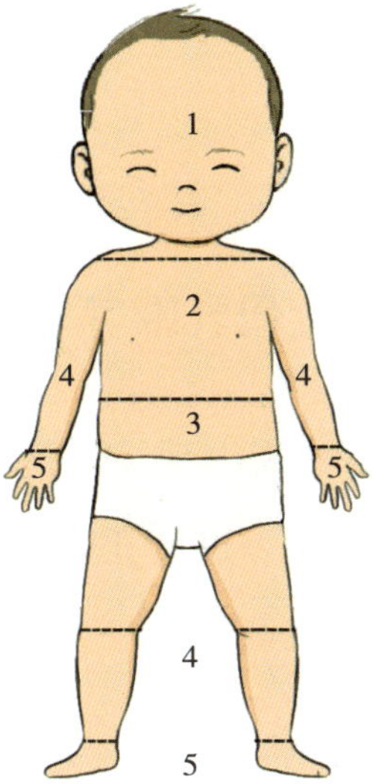

图4-23　身体各部位胆红素值

（2）经皮胆红素测定：使用经皮胆红素测定仪在宝宝的前额、胸前等部位进行测试，优点是没有创伤、操作方便、可连续动态监测；缺点是结果不够准确，容易受肤色、光疗等影响而低于实际水平。当宝宝已经接受光疗或换血治疗时、经皮胆红素测定＞15mg/dl时需要进行血清胆红素检测（图4-24）。

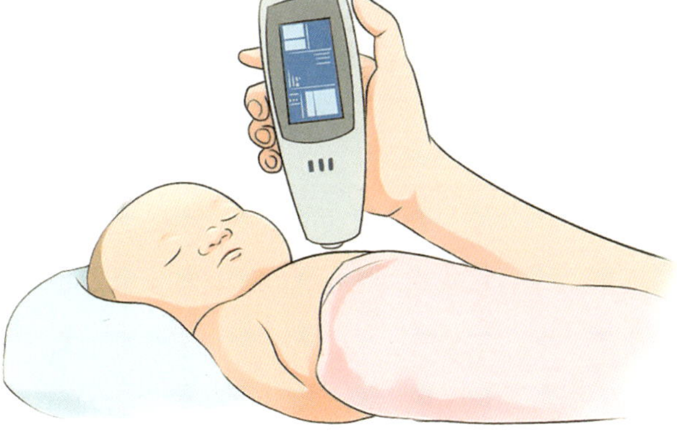

图4-24　经皮胆红素测定

（3）血清胆红素：通过采血（静脉血或末梢血）检测血液中的胆红素水平，这是最准确的诊断标准。

65. 母乳性黄疸需要停止母乳喂养吗?

母乳性黄疸通常在出生后1周出现，可持续8～12周。如果宝宝的胆红素不是很高，且生长发育正常、进食正常，一般不需要特殊治疗，也不需要暂停母乳。可以定期监测胆红素水平，如果胆红素骤然升高，还是需要进一步治疗的。

66. 哪种血型容易发生溶血性黄疸?

常见的新生儿溶血主要有两种，ABO溶血和Rh溶血。

如果妈妈是O型血，宝宝是A型或B型血，最容易出现ABO溶血，一般ABO溶血的宝宝症状较轻。另一种是Rh血型不合溶血，当妈妈是Rh（－）血，也就是我们常说的熊猫血，宝宝是Rh（＋）时，可能会发生Rh溶血，这种溶血症状较重，需要尽早治疗，而且妈妈怀孕次数越多，宝宝溶血越严重。

67. 黄疸如何治疗?

目前治疗黄疸的方法主要是蓝光照射治疗，也是最安全且有效的（图4-25）。

胆红素可以吸收光线，转化成可以经胆汁或尿液排出体外的无神经毒性的化学分子。而光线中尤以蓝绿光最为有效，蓝光治疗由此得名。

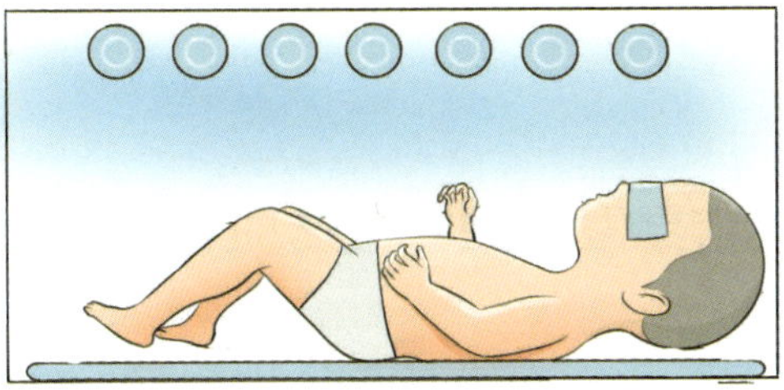

图4-25　蓝光照射治疗

为了使光疗效果达到最佳，需要尽可能地暴露宝宝的皮肤。所以宝宝在蓝光箱内接受光照治疗时只需要佩戴遮光眼罩和穿防蓝光尿不湿，避免蓝光损伤宝宝的眼睛和生殖器。

如果宝宝胆红素很高或者发生溶血，则可能需要换血治疗。

68. 蓝光治疗有副作用吗?

蓝光治疗除了有可能对宝宝的视网膜造成影响外，几乎无副作用。因为目前绝大多数医院使用的光疗设备以发光二极管（LED）作为光源，它能发出稳定的蓝光光源，而且不会产生紫外线，不仅能有效降低宝宝体内胆红素水平，同时不会导致皮肤癌。另外，LED不会产生太高的热量，在保持特定的距离之外不会灼伤宝宝。

69. 婴儿常见的贫血类型有哪些?

当人体血红蛋白（Hb）浓度低于正常范围下限时，称为贫血。婴儿期常见的贫血有缺铁性贫血、溶血性贫血、失血性贫血、造血障碍性贫血，其中缺铁性贫血最常见。铁是构成血红蛋白的原料，当体内缺乏铁元素时，就会导致血红蛋白生产不足，从而引发贫血，好发于6月龄至2岁的宝宝。

70. 为什么婴儿容易发生缺铁性贫血？

（1）先天储备不足：宝宝在妈妈子宫内的铁储备在妊娠的最后3个月最多，如果出现早产、多胎、胎儿失血，或者妈妈在孕期严重缺铁等，均会造成宝宝在宫内储备铁减少，容易发生缺铁性贫血。

（2）铁摄入不足：如果没有及时添加含铁的辅食，或者宝宝偏食、挑食严重等均可以导致铁的摄入不足。

（3）生长发育因素：婴儿期宝宝生长发育较快，血容量增加也较快，对铁的需求量也在增加。

（4）铁吸收障碍：宝宝长期饮食不均衡、患有消化系统疾病如慢性腹泻、消化道畸形等都会造成铁吸收障碍。

（5）铁的丢失过多：如肠息肉、钩虫病等导致的慢性失血，牛奶蛋白过敏造成的肠出血等。

71. 如何预防宝宝缺铁性贫血？

（1）孕母在孕期注意补充铁剂，避免铁缺乏，造成宝宝孕期铁储备不足。

（2）建议给予宝宝母乳喂养，母乳中铁的吸收利用率是最高的。

（3）如果妈妈自身缺铁，需要在哺乳期摄取含铁丰富的食物。

（4）宝宝满6月龄时，及时添加辅食，过晚（满7月龄后）添加辅食会增加缺铁性贫血的风险。

（5）高危人群如早产儿、低出生体重儿等遵医嘱预防性补充铁剂。

72. 如何判断宝宝是缺铁性贫血?

（1）皮肤苍白或蜡黄色，口唇黏膜和眼睑黏膜没有血色，指甲薄脆、毛发枯黄稀疏。

（2）挑食或食欲减退，少数会出现异食癖，可有恶心、腹胀或便秘、口腔炎等。

（3）不爱活动，容易疲乏，对周围的事物好奇心减弱，注意力减弱，反应慢，易激惹。

（4）抵抗力差，易生病。

（5）体重增长缓慢甚至不增。

当宝宝出现以上症状时，及时带宝宝就医，及早诊断，及早干预。

73. 宝宝得了缺铁性贫血，如何治疗?

关键是去除病因和补充铁剂。积极就医查找病因，治疗原发病，如控制慢性失血性疾病、均衡饮食等，补充铁剂需根据宝宝贫血程度，遵医嘱进行药物补充或食物补充。

服用铁剂需要注意什么?

（1）口服铁剂药物时要注意服用时间安排在两餐之间，可以减少铁剂对胃黏膜的刺激，同时利于铁剂的吸收。

（2）服用铁剂时与维生素C或果汁同服可以促进铁剂的吸收，避免与牛奶及含钙类食物（如豆腐）、锌、碱性类食物同时服用，这些食物会降低铁剂的吸收，需要间隔食用。

（3）液体铁剂会在牙齿上着色，可使用吸管或滴管服用，避免牙齿染黑。

（4）药物补充需要遵医嘱用药，补铁应坚持小量长期的原则，切勿自行改量。

（5）服用铁剂期间，铁剂与大肠内硫化氢反应生成硫化铁，宝宝的大便会变成褐黑色或柏油样，宝宝家长不必担心，停止服用铁剂后会恢复。

（6）如果宝宝使用注射方式补充铁剂，注意注射后要按压，不要立即按揉注射部位，避免铁剂漏入皮下组织造成染色或坏死。

（7）使用铁剂治疗后注意观察宝宝的反应，如果出现恶心、腹痛、腹泻等用药后不良反应，及时与医生沟通调整方案。

74. 如何通过食物补铁？

（1）尽量选择母乳喂养，如果不能母乳喂养，应选择富含铁的婴儿配方奶粉。

（2）刚开始添加辅食时，选择强化铁配方的婴儿米粉，之后逐渐增加食物种类，选择富含铁剂且易吸收的食物，注意食物的多样性，营养均衡，避免挑食的习惯。

（3）铁含量丰富的食物有动物血、肝脏、瘦肉类、鸡蛋黄、鱼类、豆制品等（图4-26）。需要注意的是，绿叶菜不要煮得太烂，会破坏其中的营养素，当菜叶变成深绿色即可捞出后剁碎食用。

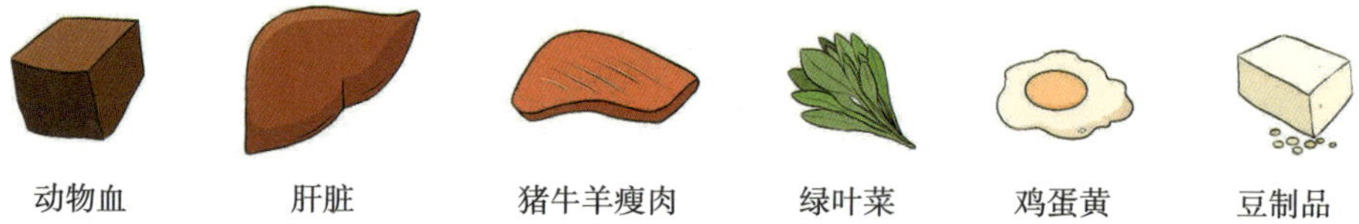

图4-26　富含铁的食物

75. 缺铁性贫血的宝宝，日常护理还需要注意什么？

（1）缺铁性贫血时宝宝容易出现感染，日常护理注意口腔卫生，流感季节注意呼吸道隔离防护，经常洗净双手，注意防寒保暖，避免受寒。

（2）根据宝宝的耐力及活动能力合理安排作息，活动强度及持续时间以宝宝不会感到疲劳为宜，活动后安排适当的休息，哭闹时及时安抚宝宝，减少烦躁及哭闹的氧耗。

76. 什么是湿疹？

湿疹的学名叫特应性皮炎，是由基因及环境等多种内外因素导致的一种过敏性皮肤病，表现为皮肤发红粗糙、脱屑，水疱、丘疱疹伴随严重的刺痒甚至出现裂口、渗液或浸润、肥厚等症状（图4-27）。

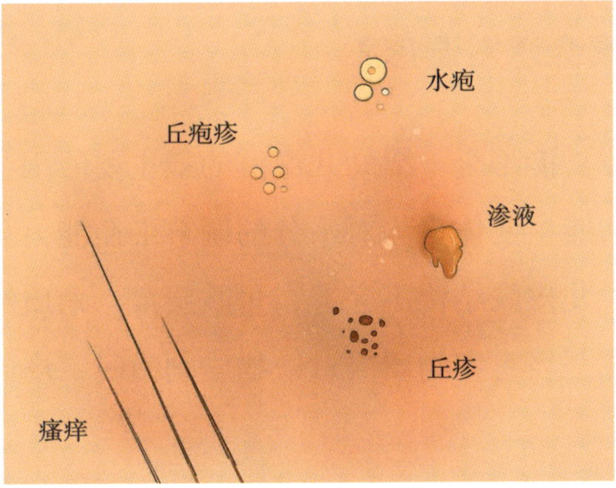

图4-27　湿疹表现

77. 婴儿湿疹的好发部位?

湿疹一般从面部开始，逐渐蔓延至身体其他部位，婴幼儿湿疹最常出现在脸颊、头皮及膝盖和肘部外侧（图4-28）。

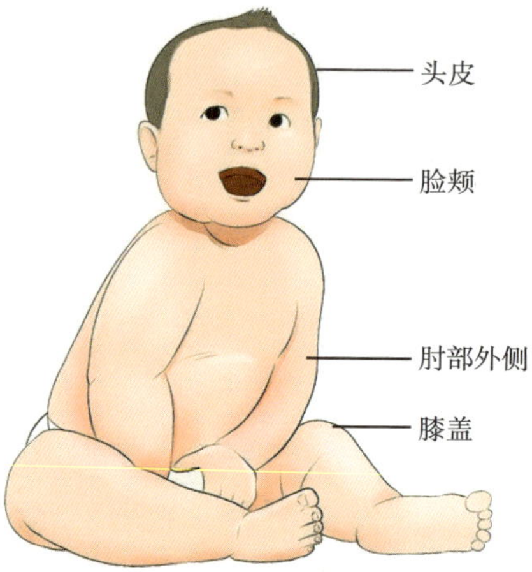

图4-28　湿疹好发部位

78. 哪些因素会诱发湿疹?

（1）皮肤屏障功能不全：婴幼儿湿疹的最主要原因是皮肤发育不够成熟。皮肤的屏障功能主要体现为对水分的调节平衡能力和防止外源物质入侵的能力，而新生儿皮肤结构不完善，角质层薄、角质细胞小，致使皮肤屏障功能弱，因此，当有害物质或过敏物质刺激时，皮肤反应也更加强烈（图4-29）。

（2）刺激物：肥皂和清洁剂中的香料和其他添加剂可能会直接刺激皮肤而引发湿疹。另外，湿热的环境会加重湿疹，当湿疹处皮肤遇到湿和热，皮肤上的血管充血，使得婴幼儿薄薄的皮肤显得更红，而且更痒（图

4-29）。

（3）过敏原：包括环境过敏原和食物过敏原两种类型，空气传播的过敏原包括尘螨、动物皮屑和花粉，食物过敏原包括牛奶、鸡蛋、花生、大豆、小麦等。过敏反应通常会引发皮疹和全身瘙痒的症状，这可能会形成抓挠、湿疹加重、再抓挠的恶性循环（图4-29）。

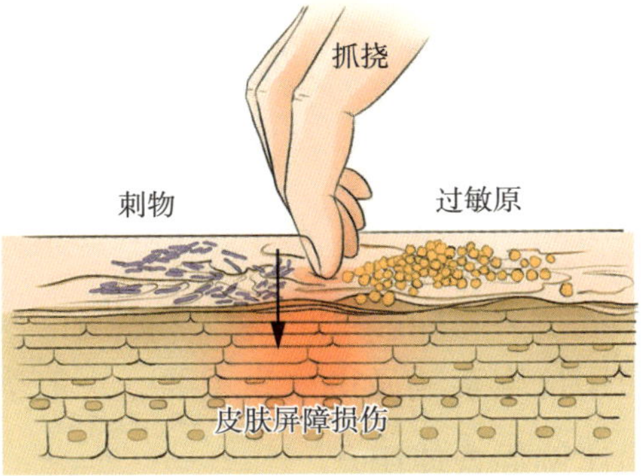

图4-29　诱发皮肤湿疹原因

79. 宝宝得了湿疹，如何护理与治疗？

宝宝皮肤出现发红或瘙痒时，应及时就医，医生会根据宝宝湿疹的严重程度，选择适合宝宝的治疗方法。

治疗湿疹主要是对患处皮肤保湿、止痒、抗感染。遇到顽固性湿疹，要考虑是否有过敏问题，应避免接触过敏物质，做到对因治疗。

（1）保湿：对于轻度湿疹，用低敏的护肤霜保持皮肤湿润可以控制湿疹，有湿疹的地方都应大量涂抹，充分滋润皮肤。对于中重度湿疹，保湿的同时需要配合使用弱效外用激素。当宝宝皮肤出现破溃时，破溃处避免接触保湿霜，因为其中的成分可能引起宝宝过敏，使湿疹加重。破溃的皮肤愈合后，容易变得干燥，使湿疹加重，此时可涂抹保湿霜。

（2）止痒：对于瘙痒和面积比较大的湿疹，可以配合使用口服药治疗，如抗组胺药物和激素类药物。“痒”这种感觉是由皮肤下的肥大细胞破溃释放的组胺产生的，抗组胺药物可以直接消耗组胺；激素一般是皮质醇、类固醇类激素，可以稳定肥大细胞不破溃，可以缓解宝宝瘙痒症状。如果宝宝痒感剧烈，抓挠很容易导致皮肤破溃诱发感染，进而加重病情。可在医生指导下，采取口服抗组胺药物与外用激素药膏结合的方式进行治疗。

（3）消炎：在止痒的基础上，破溃的皮肤则要用到抗生素，起到抗感染的作用。皮肤破溃后细菌就会侵入皮肤下引起感染，导致湿疹不容易痊愈。许多顽固性湿疹除过敏因素外，都是皮肤破溃后继发感染导致的。如果皮肤有破溃，使用抗生素就显得尤为重要，一般会将外用抗生素软膏和止痒软膏以1∶1的比例混合使用。

需要注意的是，使用抗生素或激素要根据湿疹的范围和程度而定，药物的停用也应根据宝宝皮肤恢复情况来定，要等皮肤破口全部愈合后再停药，一步到位，而不应机械地规定用多少天之后必须停药。

如果出现湿疹加重或感染迹象，应及时就医。

80. 如何预防宝宝湿疹？

（1）皮肤保湿：①使用无香精的保湿霜类比乳液类保湿效果更好；②每天从头到脚，至少一次，必要时可多次涂抹；③每次洗澡后用浴巾轻轻蘸干皮肤，尽快在洗澡后5分钟内使用保湿护肤产品，锁住身体皮肤表面的水分。

（2）减少皮肤刺激：①给宝宝穿纯棉衣物，使用纯棉床单、毯子等贴身物品；②使用低敏、无刺激接近中性（pH 5.5 ～ 7.0）的洁肤用品和洗涤用品，避免使用肥皂和洗衣粉；③用38 ～ 40℃的温水洗澡，避免因水过热引起皮肤瘙痒、发炎；洗澡时间不宜过长，控制在10分钟以内，以免皮肤脱水；④保持凉爽，避免宝宝过热、穿的衣物过多，根据环境、活动情况适时增减衣物。建议给患湿疹的宝宝穿透气性好、质地轻薄的长衣长裤，避免皮肤长时间暴露而增加皮肤细菌感染的机会。

（3）尽量纯母乳喂养：这是降低过敏的最好措施。

（4）避免让宝宝抓挠皮肤：抓挠会破坏皮肤的屏障功能，使湿疹更严重甚至导致感染。不要强制阻止宝宝抓挠，这样容易让宝宝产生暴躁的情绪，不利于心理健康。可以用分散宝宝注意力的方法，让他暂时忘记瘙痒。并及时给宝宝修剪指甲，保持指甲末端平滑。

81. 如何为宝宝选择护肤品?

宝宝护肤品种类繁多，有乳液、润肤霜、润肤露、润肤油、抚触油等。总的来说，宝宝使用的护肤品，需要同时满足安全、成分天然、温和无刺激、保湿能力强几个要求。

（1）看字号：认准“妆”字号。

（2）看成分：不含酒精、香精等致敏物。

（3）看质地：润肤乳、润肤霜、润肤露、润肤油，因质地不同，适用于不同的护理需求，其具体区别如下。

1）润肤乳：乳是霜的衍生物，添加的油分少，比较多用透明质酸钠、多糖、胶原蛋白等易溶于水的清爽保湿成分。

2）润肤霜：质地略厚重，富含较多的营养成分，具有一定的油性，保湿效果好。

3）润肤露：质地晶莹透彻，非常稀薄，流动性强，可以改善宝宝皮肤缺水状态，更适合油性肌肤的宝宝，保湿效果相对另外两种要差一点。

4）润肤油：油润细腻，用于做抚触。

需要注意的是，一定不能给宝宝用成人的护肤品，因其中的美白、防晒等化学成分会对宝宝娇嫩的皮肤产生比较大的刺激。在选择护肤品之前，一定要了解宝宝的皮肤特点，有针对性地选择，例如，有些宝宝护肤品中含有天然燕麦成分，对燕麦过敏的宝宝应避免使用，可以在宝宝耳后或前臂内侧少量涂抹，观察有无红、肿、痒等过敏反应，确保安全后再使用。

82. 接种疫苗有多重要?

宝宝获得免疫力、预防传染病最简单、最有效的方法就是疫苗接种。接种疫苗是一种主动免疫方法，给宝宝接种特异性抗原后，刺激宝宝身体里产生相应的免疫力。免疫力产生的抗体，只能持续1～3年，所以还需要适时地加强免疫，巩固免疫效果。目前的疫苗普遍针对一些比较严重或者一旦感染可能会留下后遗症的疾病，所以家长一定重视给宝宝接种疫苗。

83. 疫苗如何选择?

疫苗分为一类疫苗和二类疫苗。一类疫苗（免费疫苗）是由国家付费，家长可以带宝宝到疫苗预防接种机构免费接种的疫苗。一类疫苗在没有禁忌证的情况下是必须注射的，否则会影响宝宝未来入园入学。二类疫苗是自愿接种且自费的疫苗。二类疫苗中有一些联合疫苗，如“三联、五联疫苗”。联合疫苗的优点是减少了注射步骤，一针能够覆盖多种疫苗，减少宝宝身心痛苦，同时还能达到相同的免疫效果，可以根据家庭实际情况进行选择。

自费疫苗和免费疫苗同等重要。只是由于国家经济水平、疫苗生产力或为进口疫苗等原因，我国目前还不能做到全部疫苗免费接种。如果家庭经济条件允许，孩子没有禁忌证，无论免费还是自费疫苗都建议接种。

总的来说，在国家要求的一类疫苗注射完成的基础上，自费选择二类疫苗，其他传染病的疫苗可以根据疾病流行程度和个体化情况来进行有针对性的选择。

84. 接种疫苗前后需要注意什么?

（1）接种疫苗前：宝宝需要在健康状况良好时进行接种，所以接种前2～3天为避免食物过敏不增添新辅食，保证充足的睡眠，注意观察有无发热、腹泻等问题。在接种前给宝宝洗澡；给宝宝换好干净且宽松的衣服，易于穿脱，便于露出接种部位。

（2）接种疫苗后：需要在社区医院观察30分钟后才可离开，一旦发生不良反应，如发生过敏性休克，需要及时抢救；注射后的局部皮肤24小时内不宜接触水，预防接种部位感染；保持接种部位清洁，不要揉搓接种部位；多休息，多喝水，清淡饮食，多吃水果、蔬菜。宝宝接种疫苗后的2～3天内可能会出现低热、局部红肿、食欲缺乏、轻微腹泻或呕吐、皮疹等反应，属于正常现象，但如果症状未缓解并逐渐加重时，要及时到医院就诊。

85. 疫苗接种时间可以推迟吗?

有些宝宝因为身体不适等原因错过了疫苗计划接种时间，家长不用过分担忧，疫苗接种可以适当延后。免疫预防接种证上所写的时间通常是指最短间隔或推荐间隔时间。例如，乙肝疫苗，整体原则是12月龄内完成3针。第1剂和第2剂间隔应≥28天。第2剂和第3剂间隔应≥60天，第3剂与第1剂间隔≥4个月。延迟接种，家长也不用过分担心，宝宝身体康复后及时补种就可以了。

86. 哪些宝宝需要暂缓接种疫苗?

（1）早产儿或低出生体重儿（宝宝出生体重＜2500g）需要推迟卡介苗的接种时间。因为卡介苗是针对结核分枝杆菌的减毒活疫苗，对于早产儿和低出生体重儿来说，可能会有结核感染的风险。只有体重≥2500g，生命体征平稳，生长发育良好且没有其他感染情况及疾病，经专业医生的评估后才可进行接种。需要注意的是，3月龄以上的宝宝接种卡介苗前应该做结核菌素试验（PPD试验），阴性后才可接种。

（2）呼吸道感染、肺炎、腹泻的宝宝，症状消失后2周再进行疫苗接种。宝宝生病的时候接种疫苗，可能导致病情加重。

（3）过敏体质且正处于急性反应期的宝宝，待缓解后再接种。同时最好及时到医院检查清楚，宝宝是否对疫苗也有过敏症状，以免宝宝身体受到更大的伤害。

（4）病理性黄疸的宝宝需要及时查明病因，建议暂缓接种疫苗。

87. 哪些宝宝不宜接种疫苗？

先天性免疫缺陷性疾病、出现明显的脏器功能不全、正在使用免疫抑制剂的宝宝均不宜接种疫苗。如果有其他特殊情况，需要医生进行进一步评估。

88. 我家宝宝打疫苗后总发热，是不是不适合打疫苗？

一提到打疫苗，家长很多都会焦虑，“一打疫苗，宝宝就发热，而且不爱吃奶”。接种疫苗后宝宝发热一般是由于接种后机体发生了正常的免疫反应，抗原（疫苗有效成分）和体内的抗体发生作用导致体温调节中枢出现异常而发热。

发热一般发生在疫苗接种后1～2天内。宝宝体温一般不超过38.5℃，物理降温即可。但也不能大意，如果宝宝除了发热还伴有以下几种情况，如严重皮疹、打喷嚏、流鼻涕、咳嗽，甚至惊厥、持续哭闹、呼吸困难等，应立即就医。

谣言粉碎机

1. 宝宝的物品要多消毒，可预防感染

错。消毒剂会破坏宝宝正常的肠道菌群。消毒剂包含有消毒成分的洗衣液、奶瓶清洗剂、消毒湿巾等，建议使用高温蒸煮的方式对宝宝的用具进行消毒，注意手卫生。

2. 轻症的鹅口疮，会自行消退

错。鹅口疮是由于真菌感染引起的疾病，不会自行消退。即使宝宝的鹅口疮很轻微，也要及时干预，在医生指导下用药和治疗。

3. 游泳会导致中耳炎

错。正常情况下，游泳不会导致中耳炎，因为鼓膜是没有孔的，水不会通过鼓膜进入中耳。相反，如果宝宝的鼓膜有损伤，则需要采取措施，防止水进入耳道，才能去游泳。

4. 脐带未脱落前，不能给宝宝洗澡，会引发脐炎

错。宝宝是可以洗澡的，脐带脱落前可使用流动水沐浴，或采用分段式沐浴法。需要注意的是，污水勿进入脐窝，在给宝宝洗完澡后，要及时用干净的棉球或棉签蘸干脐窝的水分，保持肚脐干燥，再用75%酒精消毒脐窝就可以了。

5. 绑腹带或硬币可治疗脐疝

不建议自行使用。有些家长沿用旧习采用大铜钱或硬币按压在肚脐，以布带勒紧腹部，企图挡住脐疝膨出，因为脐部凸起处的皮肤比较薄，这样有可能会被磨破，甚至损伤肠道，后果不堪设想。如果采用纱布绑住腹部的方法，建议在医生指导下进行，采取适宜的松紧度。

6. 晒太阳可以治疗黄疸

错。太阳光中确实存在蓝绿光，能起到一定的效果，但太阳光中还存在其他波长的光线，如紫外线。将宝宝赤身置于阳光下，不仅会引起皮肤晒伤，而且增加患皮肤癌的风险。另外，如果家里温度控制不好，宝宝还容易感冒或者发热。每天每时太阳光强度不同，效果也就不能保证了。

7. 茵栀黄去黄疸

错。茵栀黄的主要作用是增加宝宝腹泻次数。增加排便次数确实可以降低胆红素重吸收，同时及时排出已经被肝脏处理过的胆红素，理论上可能有效。但如果胆红素还没有转化成可以排出体外的成分时，只是增加腹泻次数反而会增加宝宝不适。而且，这并不安全，因为过度腹泻会导致宝宝脱水、精神反应差、出现尿布性皮炎诱发感染等更严重的情况。

8. 含铁高的食物及铁剂，吃得越多贫血纠正越快

错。食用大量的含铁食物会刺激胃肠黏膜，铁剂药物过量可能会引发铁中毒，出现恶心、呕吐、腹泻、休克、昏迷、惊厥，甚至死亡。另外，并不是所有的贫血补铁都会有效，所以补铁需遵医嘱，并注意用量。

9. 宝宝得了湿疹，不能洗澡，会加重湿疹

错。宝宝得了湿疹后，粗糙的皮肤上很容易沾上细菌和脱屑，需要及时清洗，保持皮肤清洁，避免出现感染。洗澡时注意水温，以免水温过热刺激皮肤，并且要少用香皂、沐浴露等洗护用品，只需用清水清洗即可。

10. 不能给婴儿用激素，对身体有害

错。顽固性湿疹的确会有局部增生，皮肤易变黑变厚，但并非因为激素。无论是激素还是抗生素，是否对人体产生副作用，既与使用时长相关，也与每次用量有关。治疗后期，宝宝皮肤的破溃越来越少，药物的用量和使用范围也会减少，通常不会出现严重的副作用。

如果在宝宝皮肤破溃处未完全愈合时就停药，反而会导致湿疹

复发，要重新按疗程用药，如此累计的用药量，反而比一次治愈多得多。而且无论什么药物，反复使用都容易产生耐药性，增加治疗难度。

11. 打疫苗会破坏免疫系统

错。恰恰相反，疫苗能够增强人体的免疫力。当疫苗进入体内，能模拟病毒或细菌对人体进行攻击，从而使人体内产生相应的抗体。疫苗对人体的攻击比病毒或细菌要弱得多，并不会对身体产生危害，而且还会使人体内对某种病毒或细菌产生记忆，受到真正的病毒细菌入侵时人体可以迅速作出反应，对抗它们。

（王亚静　胡米佳　杨　冰　唐　娜　谢羽庭　周　瑛）

第五章

防患未然

——意外伤害，预防为先

1. 为什么婴幼儿容易发生气管异物吸入？

根据解剖结构，咽喉处有会厌软骨，当食物进入时，会厌软骨将盖住气管口，使食物进入食管（图5-1）。婴幼儿臼齿尚未完全萌出，咀嚼功能差，并且喉的防御机制不健全，进食时如果伴随说话、哭闹、嬉笑等情况，会厌软骨会来不及盖住气管口，导致食物吸入气管中。

婴幼儿天性好动，好奇心强，喜欢将纽扣、玻璃球、硬币、小瓶盖等当作玩具放在口中玩耍，一不小心就可能吸入气管内。而婴幼儿过早食用花生、瓜子、蚕豆、玉米粒、果冻等食物时，也容易引起气管异物吸入。

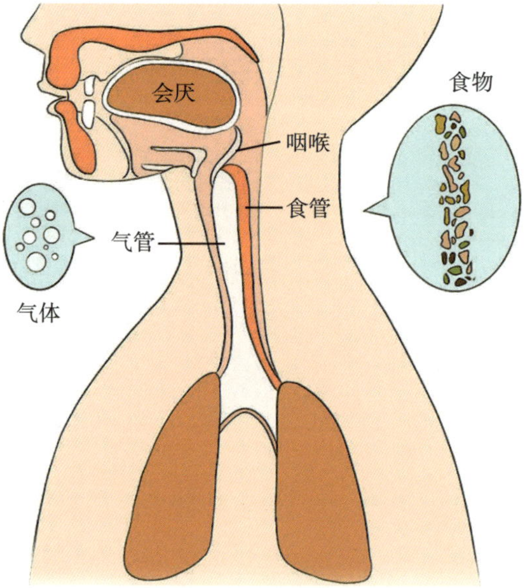

图5-1　颈部解剖图

2. 如何预防婴幼儿发生气管异物吸入？

（1）特殊食物特殊对待，避免给小宝宝进食花生、瓜子、豆类、玉米粒、果冻、坚果、枣等食物，尝试改变食物的类型，如做成花生酱、豆泥、玉米糊、枣泥、肉末等。

（2）养成良好的进食习惯，不要在宝宝哭闹、嬉笑时喂食，不要在宝宝进食时进行追逐、逗玩、打骂。教育宝宝进食时要细嚼慢咽，专心进食，不要边吃边说话。

（3）不要让宝宝单独进食，以便发生异物吸入时可以及时发现。

（4）宝宝哭闹时不要强行喂药。宝宝在哭闹时，气管扩张，强行喂药可导致药物进入气管，引发呛咳、呕吐甚至窒息。

（5）宝宝呕吐时，采取侧卧位，将头偏向一侧，避免造成呕吐物反流，误入气管内。

（6）为宝宝营造一个安全的生活环境，不要把花生、瓜子、坚果等食物，以及纽扣、玻璃球、图钉等小物件放置在宝宝容易拿到的地方。

（7）宝宝需要在家长的监护下玩玩具，尤其是容易拆卸成小块的玩具，防止他们因为好奇而将小块玩具放入口中。

（8）宝宝在跑、跳时，不要让其嘴里含东西。如果发现嘴里含有小物件、花生等东西时切忌吓到宝宝，因为宝宝在被吓到的情况下，很容易发生气管异物吸入。另外，家长也不要强行取出宝宝口中的东西，要让宝宝自己吐出来。

3. 如何识别婴幼儿气管异物吸入?

（1）气管不完全堵塞：较小的异物可致气管部分堵塞，吸气时可以听到高调声音。这种情况下，宝宝可以发出声音，可以咳嗽、呕吐，并出现面色潮红，皮肤、甲床发绀。

（2）气管完全性阻塞：较大的异物完全堵住气管时，宝宝会出现面色青紫，不能咳嗽、呼吸急促、无法发声，进而发生窒息，呼吸心跳停止。

4. 婴幼儿异物吸入气管如何处理?

发生意外立即拨打120或999，寻求专业人员的帮助，同时进行以下操作。

（1）有意识且咳嗽有效：有效的咳嗽是指宝宝能够大口呼吸，并发出强有力的咳嗽。有力的咳嗽可以把异物直接咳出来。异物吸入后，如果能够进行有效的咳嗽，说明气管还未完全堵塞。此时，家长父母应该安抚宝宝情绪，鼓励其继续咳嗽。如果宝宝一边咳嗽一边吐，也没有关系。宝宝咳嗽时，要避免拍击后背、叩打胸部等操作。因为如果刚好在宝宝深吸气时拍了后背，可能会出现异物移位，顺着气管被吸到更深的位置，引起更严重的堵塞。

（2）有意识但咳嗽无效或不咳嗽：如果宝宝还有意识但不能用力咳嗽，或者已经发不出声音了，这时家长应立即使用海姆立克急救法（详见第六章第2问）进行处理。

（3）失去意识：如果宝宝失去了意识，应立即进行心肺复苏。

5. 婴幼儿异物吞入消化道如何处理？

如果异物进入消化道，需要按以下程序进行处理（图5-2）。

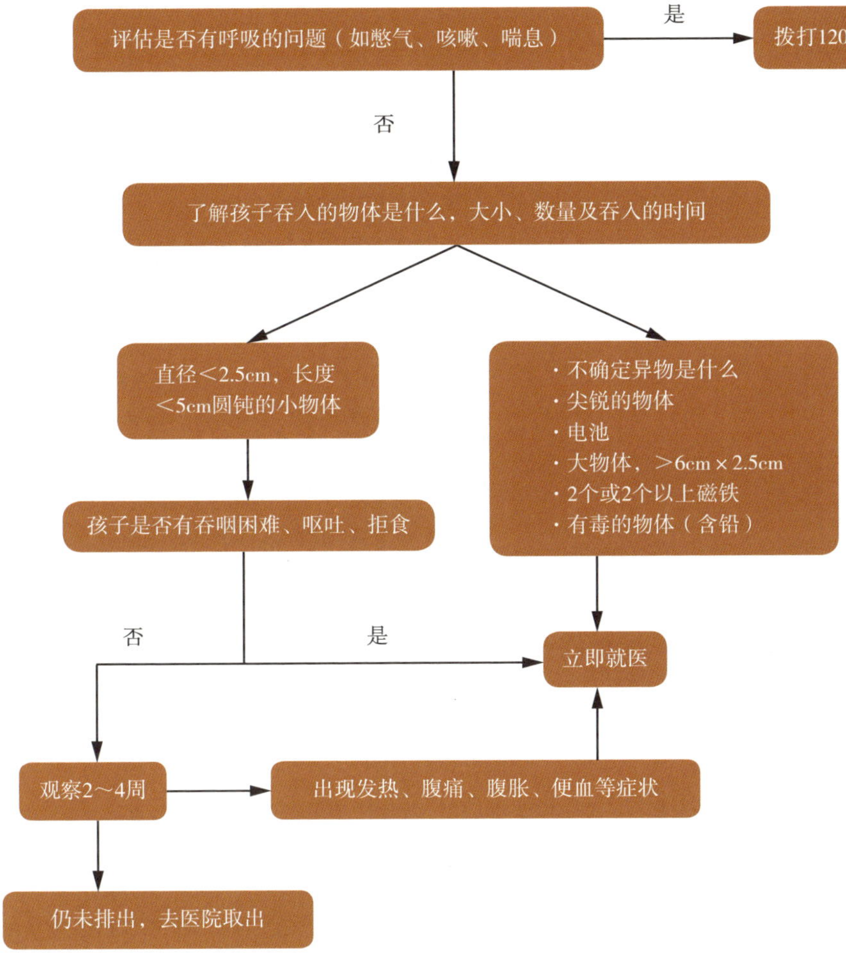

图5-2 消化道异物家庭处理程序

6. 婴幼儿消化道异物有多危险?

常见异物类型及其危险性见表5-1。

表5-1　常见异物类型及其危险性

异物类型	常见物品	危险性
尖锐的异物	枣核、牙签、鱼刺等	容易划伤食管，甚至会引起局部感染或穿孔，严重者可致主动脉弓大出血
长条形异物	铁钉、棒棒糖棍等	会滞留在胃内不易排出，引起胃黏膜损伤，甚至穿孔
腐蚀性强的异物	电池	很容易泄漏，引起消化道腐蚀伤
2个或以上磁铁	巴克球	会将胃、肠组织吸在一起，导致局部缺血、坏死，引发肠穿孔、肠梗阻、肠瘘等
圆钝的异物	硬币、棋子、戒指	及时排出损伤较小。若为金戒指这类较重的金属会沉入胃底，无法随胃蠕动排出，可致胃黏膜损伤，出血甚至穿孔

7. 什么是婴儿猝死综合征?

婴儿猝死综合征（sudden infant death syndrome，SIDS）是指1岁以下婴儿猝死，多发生于婴儿睡眠中，经过全面案例调查后仍无法解释死因。SIDS是1岁以内婴儿的常见死亡原因。在美国，每年约发生3500例睡眠相关的婴儿死亡，包括SIDS、意外窒息等。在我国，平均每1000名婴儿中就有1～2人死于SIDS，早产儿发生SIDS的风险比足月儿高3倍。SIDS的发生和睡眠关系密切，发病时间多为夜间至次日凌晨婴儿睡眠时，采用正确、有效的方法促进婴儿睡眠安全，是预防SIDS的重要措施。

8. 婴儿猝死综合征有哪些风险因素?

（1）睡眠姿势：婴儿俯卧位睡姿极易引发SIDS。俯卧会堵压气管，妨碍呼吸，导致宝宝把自己呼出的气体再吸进来，使得体内的氧气含量降低，二氧化碳含量升高。若没有充分的氧气，大脑通常会唤醒宝宝来改变姿势以便获得更多的氧气，若大脑得不到这一信号，氧气水平就会持续下降，导致婴儿呼吸困难，进而过渡到呼吸暂停。

侧卧位也会增加SIDS的风险，因为侧卧很容易翻身成俯卧。所以侧卧位也不安全、不稳定，不应该被推荐。

（2）睡眠位置：与父母同床睡眠会增加SIDS风险，特别是与吸烟、饮酒或使用药物的父母同床，在放有枕头、毛毯的床铺上同床。如果父母比较劳累、睡得较沉，很容易忽略睡在一起的婴儿，父母的身体压迫也是导致宝宝窒息猝死的因素。父母吸烟、饮酒将导致环境中一氧化碳和二氧化硫浓度增高，空气污染与SIDS的发生密切相关。尽管母婴同床可以提高母乳喂养率，但同时也会增加SIDS发生率，所以要谨慎看待母婴同床带来的益处与风险。

婴儿在沙发、扶手椅、汽车座椅、婴儿车、摇椅、婴儿背带和婴儿吊带中睡眠，都可能会增加SIDS风险。

（3）睡眠环境：床面柔软，床上放置过多柔软、松散的物品，如枕头、被子、毯子、羊毛制品、不合适的床单等，可能堵住婴儿口鼻，导致呼吸不畅。婴儿床有床栏防撞垫，因为床栏防护垫可能与窒息、被困、缠绕有关。过热的睡眠环境，如睡眠时房间温度高、婴儿头部有遮盖，容易导致机体出汗多，引起脱水，就会造成呼吸困难，引发SIDS。SIDS的发生风险随着婴儿衣物、盖被和室温的增加而增加。

（4）辅助睡眠工具：有些父母认为，睡眠过程使用婴儿襁褓，可以增加安全感，提高睡眠质量。其实包襁褓还有潜在的风险。对于2月龄后的婴儿被襁褓包裹后，开始学翻身，滚动到俯卧位，当脸部朝下时，就很可能会被捂住口鼻，增加窒息的风险，引发SIDS。

9. 如何预防婴儿猝死综合征？

（1）1岁以内婴儿始终保持仰卧位睡姿。美国儿科学会提出为减少SIDS发生风险，婴儿包括早产儿应该在每个睡眠阶段都置于仰卧位睡觉，直到1岁时。1岁以后的宝宝能够自由地前后左右翻身时可以不用特别介意睡觉姿势。有家长可能会质疑，持续仰卧导致发生扁头综合征怎么办？仰卧睡觉会不会因为吐奶而窒息？仰卧睡觉会增加扁头综合征的发生率，但是可以避免的，看护人注意在宝宝睡眠时间不断变换宝宝头颅侧偏的位置，左侧右侧平躺交替进行；宝宝刚刚吃完奶仰卧睡眠时可以将头偏向一侧，以防吐奶、窒息，一般是患有上呼吸道畸形的宝宝会发生频繁吐奶，甚至窒息，大部分生理功能正常者不用担心。

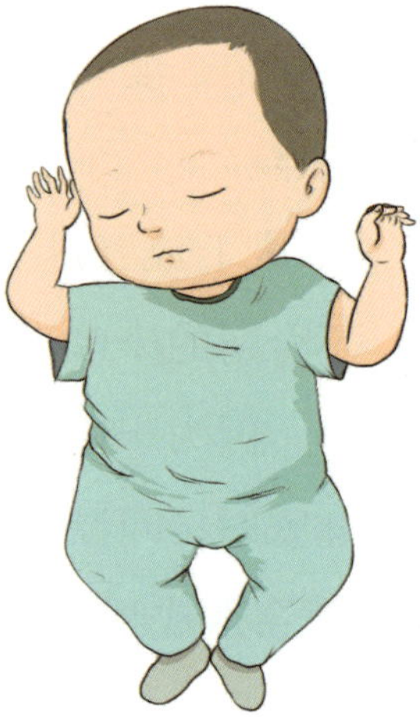

（2）婴儿睡眠应与父母同室，但不同床。婴儿在出生第一年、至少在生后6个月内，宜睡在父母的房间里，靠近父母的床，但是要在一个单独的床上睡觉，使用婴儿床、摇篮或其他专门为婴儿设计的睡眠工具。

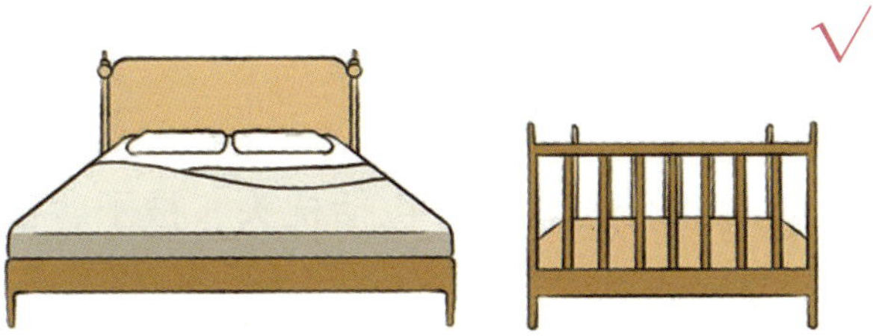

同室不同床

（3）不要让婴儿睡在婴儿床以外的工具上，不建议将婴儿放置在沙发、扶手椅、汽车座椅、婴儿车、摇椅、婴儿背带和婴儿吊带中睡眠，特别是对于年幼的婴儿。

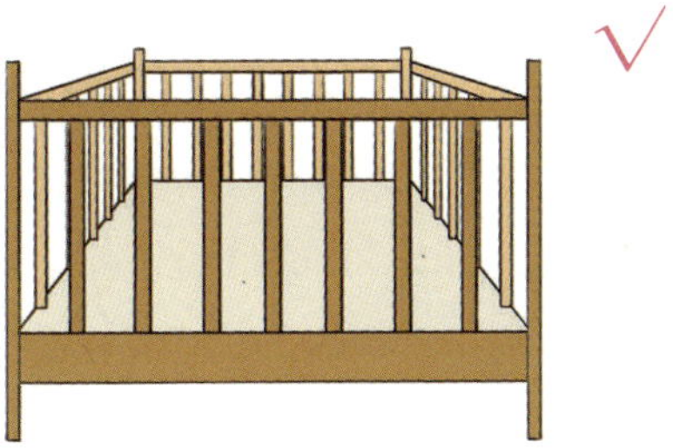

婴儿床

（4）将婴儿安置在牢固的物体表面睡觉，如安全认可的婴儿床中的床垫，使用紧密贴合的床单覆盖，不得使用其他床上用品或软物。

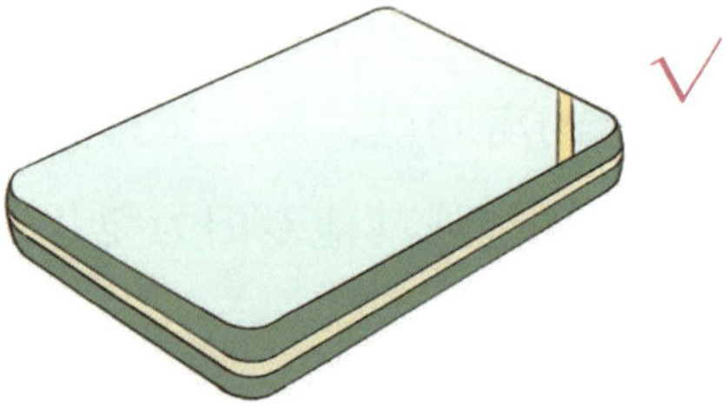

睡在安全牢固床垫上

（5）婴儿床上不放置任何软物，包括枕头、被子、毯子、羊毛制品、不合适的床单等。

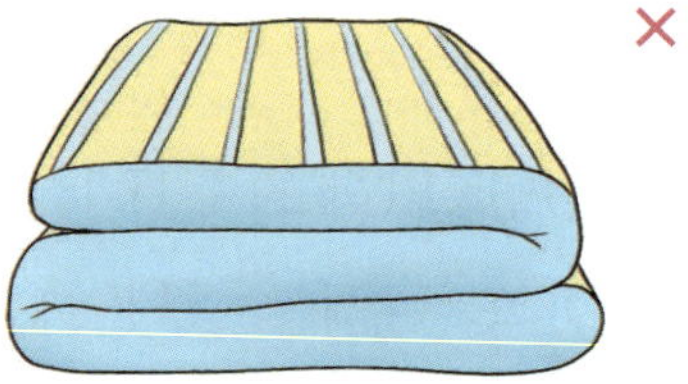

寝具过软

（6）符合安全标准的婴儿床没有头部安全风险，因此不推荐使用床栏防撞垫。

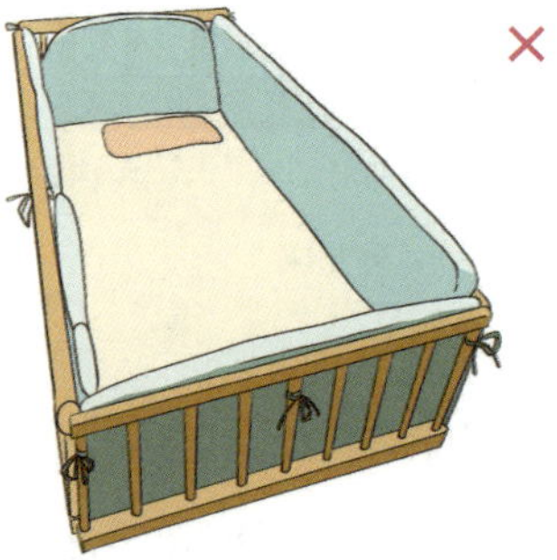

床栏防撞垫

（7）避免睡眠环境过热，在睡眠期间注意调节室温、衣物合适、不遮盖婴儿头部，发生SIDS的婴儿中，有1/4头部被覆盖，因此一定要为婴儿营造一个安全的睡眠环境。

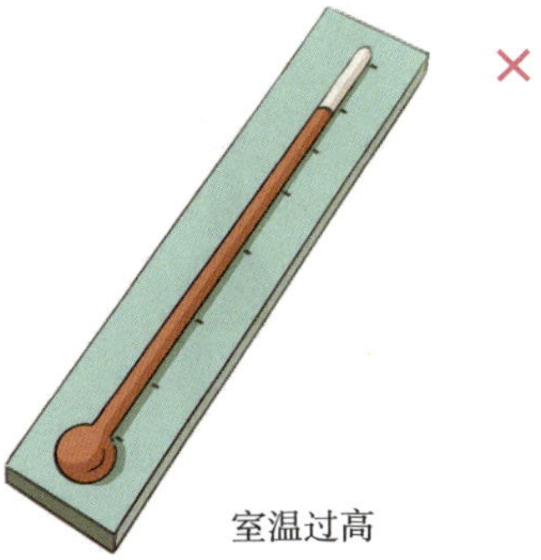

室温过高

（8）不推荐使用婴儿襁褓辅助睡眠。如果使用婴儿襁褓，应始终保持婴儿仰卧位。如果婴儿出现翻滚的迹象或能力，就不应该再使用襁褓。

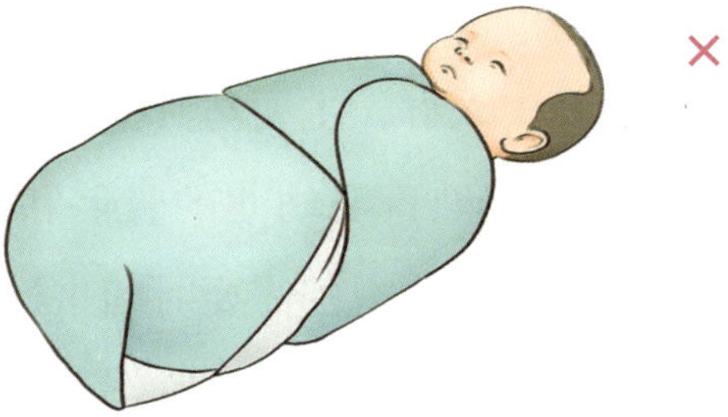

婴儿襁褓

（9）可考虑使用安抚奶嘴。安抚奶嘴有明显保护作用，在婴儿睡眠过程中给予安抚奶嘴可以降低50%～90%的SIDS风险。

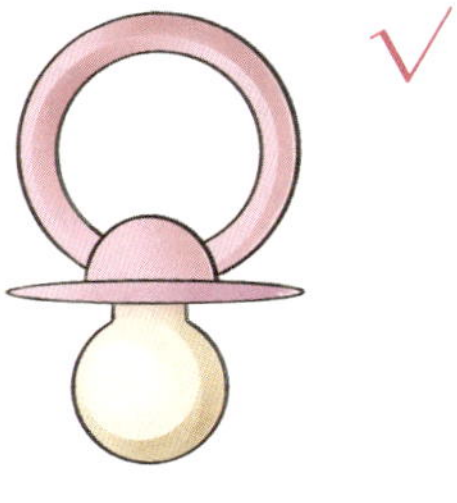

安抚奶嘴

（10）避免孕期及生后吸烟、饮酒、滥用药物。避免和吸烟者同床、同屋，二手烟会增加SIDS风险。

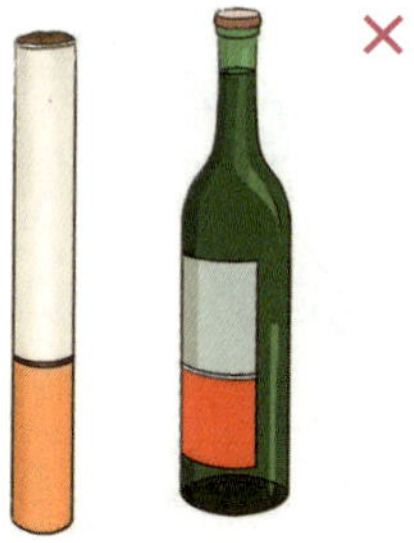

父母吸烟、饮酒

10. 为什么婴幼儿容易发生跌落伤?

婴幼儿是跌落伤的易发生人群，主要与其生理和行为特点有关。

（1）平衡与控制能力不成熟：婴幼儿的骨骼和肌肉发育尚未完全成熟，他们的爬行、坐立和行走等能力都需要时间来逐步发展和提高。在这个过程中，他们可能会经常失去平衡，导致跌倒。

（2）平衡感不足：婴幼儿的内耳和神经系统尚未完全发展，这会影响他们的平衡感。因此，即使是相对简单的动作，对于他们来说也可能是一个挑战。

（3）好奇心强：婴幼儿对周围的环境充满好奇，他们会尝试抓取、触摸、探索周围的物体。在这个过程中，他们可能会不小心触碰到不稳定的物体，导致物体倒塌或婴幼儿失去平衡。

（4）注意力短暂：婴幼儿的注意力持续时间较短，他们可能会在一瞬间从一个活动转移到另一个活动，这种突然的转移可能导致他们在移动时不注意周围环境，从而容易发生跌落。

11. 如何预防婴幼儿跌落伤？

预防婴幼儿跌落伤需要综合考虑环境、监护和安全措施。以下是一些预防措施，有助于减少婴幼儿跌落伤的风险。

（1）创造安全环境：仔细检查婴幼儿活动的空间，确保周围环境没有尖锐物体、危险的家具或容易倾斜的物品。移除可能造成伤害的物品，尤其是在婴幼儿可以触及的范围内。

（2）使用安全设备：在需要的情况下，使用婴儿床、安全围栏等设备，以提供稳定的支撑和保护。确保这些设备符合安全标准并正确安装。

（3）监督和陪伴：婴幼儿在活动时要始终有成人的监督和陪伴。无论是在床上、沙发上还是在地板上玩耍，都应该有人在旁边，随时提供支持和照顾。

（4）学习运动技能：当婴幼儿开始学习爬行、坐立和行走时，提供适当的支持和引导。

（5）避免将宝宝置于高处：尽量避免将婴幼儿放置在高处，如桌子、床边、台阶等。高处容易导致跌落，特别是当他们开始爬行或行走时。

（6）婴儿床的安全：在婴儿床上使用床栏，确保床栏稳固，高度适宜，以防止婴幼儿从床上跌落。

（7）安全抱持和抱婴技巧：学习正确的抱持和抱婴技巧，以防止婴幼儿从你的怀里跌落。

（8）培养良好习惯：逐步培养婴幼儿良好的习惯，如不要站立在高处、不要攀爬家具等。

（9）及时教育：随着婴幼儿的成长，适时向他们传授有关安全的知识，如不随便攀爬、不乱丢东西等。

总之，预防婴幼儿跌落伤需要家长和照顾者的关注、监督和积极的行动。通过创造安全的环境、提供适当的支持及培养良好的习惯，可以显著降低婴幼儿发生跌落伤的风险。

12. 婴幼儿发生跌落怎么办?

（1）首先家长要保持冷静，不要惊慌失措。宝宝可能会受到你情绪的影响，所以保持冷静是处理情况的前提。

（2）宝宝跌落后不要立刻抱起或是移动他。在确保周围环境安全的情况下，一边安抚孩子，一边就地观察10～20秒。

1）观察内容：①有无意识丧失，如果昏迷，记录昏迷时间；②有无颈部或肢体活动障碍；③有无出血，如果出血，观察出血速度、部位、创面大小；④有无其他情绪和行为上的异常。

2）记录信息：①宝宝落地的高度；②落地后的姿势；③地面的软硬程度；④撞到的身体部位。家长第一时间观察、记录的这些信息对宝宝受伤程度的初步判断至关重要，对后期需要去医院时可以帮助医生诊疗。

（3）出现以下情况，应立即就医：①从90～150cm的高度坠落。②意识丧失，呼喊、拍脚底都没反应。③神志不清，口齿不清。④身体软塌、四肢无力。⑤眼睛斜视，看东西模糊。⑥存在严重的伤口或出血。⑦口腔、鼻腔、耳朵流出液体或流血。⑧频繁呕吐。⑨抽搐。⑩局部持续疼痛，如头部或肢体疼痛。

（4）如仅表现为以下症状，可暂时居家观察：

1）从低于90cm的高度坠落，没有任何不适，无外伤或轻微外伤。

2）宝宝发生跌落后马上大哭，说明其意识清醒，脑部受损的可能性较小。宝宝大哭可能是因为害怕或者疼痛，家长可先观察并予以安抚。

3）如果宝宝有擦伤或活动性出血，应进行按压止血，碘伏消毒、再用纱布或透气胶带包扎，避免感染。如果宝宝流鼻血，可以用手压住其鼻根部以帮助止血，但不要把宝宝的头仰起，以免血液反流到胃部引起刺激性呕吐或流入气道造成窒息。

4）宝宝坠床一般都是头着地，往往磕着额头出现肿包随后会淤青。不要揉搓、不要热敷，可采用冷敷。用干净毛巾包裹住冰袋，轻轻敷在受伤处，每次持续10分钟左右。不要直接将冰袋放在皮肤上，以免造成冻伤。

13. 为什么婴幼儿烧烫伤比成人更严重?

烧烫伤是指接触热液如水、汤、油等，或者蒸汽、高温气体、火焰、炽热的金属液体而引起的组织损害，主要是皮肤和/或黏膜，严重者也可伤及皮下或者黏膜下组织。烧烫伤在婴幼儿中相对常见，因为他们通常对周围的环境和危险性不够警觉，容易发生意外且症状更严重。因为婴幼儿皮肤薄，即使接触温度不是很高的热物，也可导致烫伤。婴幼儿总血量与皮肤面积的比值比成人小得多，同样面积的烫伤和皮肤液体渗出，婴幼儿的影响要大得多，也更容易发生休克。

14. 可能引起烧烫伤情况有哪些?

（1）热液体烫伤：这是最常见的婴幼儿烫伤类型。它们通常由热水、热奶瓶、热饮料或其他热液体接触皮肤而引起。热液体烫伤的严重程度取决于液体的温度和暴露时间。

（2）热物体烧伤：这种类型的烧伤发生在婴幼儿接触热的物体时，如热炉、热铁、热锅、热电线或其他热表面。严重程度取决于热物体的温度、材质和接触时间。

（3）化学物质烧伤：婴幼儿接触到腐蚀性或刺激性化学物质时，如强酸或强碱，导致皮肤损伤，并且可能需要特殊的处理。

（4）太阳烫伤：婴幼儿的皮肤对紫外线较为敏感，容易在阳光暴晒下受到太阳烫伤。这种伤害可以在皮肤上引起红肿、疼痛和晒伤。

（5）电灼伤：较少见，但婴幼儿可能会受到电源插座、电线或电器设备的电击，导致电灼伤。这种类型的伤害可能涉及深层组织。

（6）火焰烧伤：如果婴幼儿接触到明火，如蜡烛、火柴或燃烧的物品，可能会发生火焰烧伤。这种伤害可能非常严重，需要紧急处理。

15. 如何预防宝宝烧烫伤?

预防烧烫伤对婴幼儿非常重要，因为他们对热源和危险性不够警觉。以下是一些预防婴幼儿烧烫伤的重要措施。

（1）监督和关注：不要将婴幼儿单独留在热源附近，家长做好监督工作，确保他们的安全。

（2）调整热水温度：给宝宝洗澡时，应先将冷水倒入浴盆内，再加热水混合，家长用手腕内侧去试水温，如果感受适宜，说明水温是比较安全的，再将宝宝放入盆中。

（3）预防低温烫伤：冬天使用热水袋取暖时，注意预防低温烫伤。首先用衣服或布包裹热水袋，不要直接贴放在皮肤上。另外，当热水袋不是很热时，家长往往容易忽视它的危险性，应注意不要将其放在同一位置时间太长。

（4）避免烫伤风险：将烫伤风险降至最低。妥善放置容易引起烧烫伤的物品，如热水瓶、热水壶、电炉、点燃的蜡烛、正在运行的台灯灯泡等，严格限制宝宝接触这些物品，也不要把宝宝单独放在有这些物品的房间，以防接触致伤。另外，热饮料、热食物、热奶瓶也要放在婴幼儿无法触及的地方。使用奶瓶喂奶前，家长可以将奶液滴在手腕内测试温，以确保奶瓶的奶温适中。

（5）电源安全：隐藏电源线，以防婴幼儿咬到电线或拉扯电器设备。

（6）太阳防护：在阳光强烈的日子里，给婴幼儿穿上长袖衣物和戴宽边帽，使用防晒霜来保护皮肤免受紫外线灼伤。

（7）定期检查家居安全：定期检查家中是否存在可能导致烧烫伤的危险因素，并积极采取措施消除这些风险。

16. 宝宝发生烧烫伤如何处理？

（1）安全优先：首先，确保婴幼儿的安全。如果伤害由热源引起，将他们从热源附近迅速移开，以防止进一步的伤害。

（2）冷却伤口：对于烫伤，立即用流动冷水冲洗受伤部位，持续冲洗至少20分钟。冷水可以帮助降低伤口的温度，减轻疼痛，并减少损伤的程度。不要用冰水，以免加剧疼痛、加重损伤，甚至导致休克。

（3）不要强行去除黏附物：如果有烫伤的衣物或物质黏附在伤口上，请不要强行去除，以免造成进一步的损伤。如发生粘连，可用剪刀剪开衣服。

（4）保持伤口清洁：使用干净的绷带或纱布轻轻覆盖伤口，以保持伤口清洁。不要使用粘贴性绷带或纱布，以免黏附到伤口上。

（5）不要用任何化学品：家长避免在伤口上使用任何化学品，如药膏或消毒液，除非医疗专业人员建议。

（6）及时就医：严重烧烫伤或者家长不确定伤势情况，需立即拨打急救电话、前往最近的医疗机构。

（7）提供安慰和安抚：在等待医疗帮助的过程中，做好安抚工作，分散他们的注意力，让他们尽量不去碰伤口。

17. 宝宝烧烫伤后，什么情况下需立即就医？

请记住，急救和医疗处理对于婴幼儿的烧烫伤非常重要，不要延迟寻求帮助，不确定烧烫伤程度或存在以下特点，需立即就医，以获得专业的治疗和建议，减轻疼痛，防止感染，并促进愈合。

（1）伤及面部、手部、足部、生殖器或关节部位。

（2）伤处环绕某个身体部位，如手臂或腿部。

（3）烧烫伤已达到皮肤深层。

（4）烧烫伤部位发红或肿胀症状加重，有分泌物渗出等。

18. 你知道宝宝发生中毒概率最高的地方是哪儿吗？

调查显示，婴幼儿发生中毒最常见的地方是家中。你可能觉得不可思议，家应该是最安全的地方，怎么会成了“毒窝”？！婴幼儿随着年龄的增长，自主活动范围逐渐扩大，他们对事物充满了好奇，他们探索新世界的方式，通常是用手去摸，用嘴去尝。在家中，你习以为常的东西，对宝宝来说，却有着无穷的吸引力。根据世界卫生组织报告，中毒是全世界儿童住院治疗的最主要原因之一，其中2岁左右的儿童占比最高。

19. 哪些物质会导致宝宝中毒？

常见致毒物见图5-3。

（1）药物：它是导致宝宝中毒最常见的原因。对婴幼儿来说，药片从外观看上去，与糖果没什么不同，有的药片颜色还很鲜艳，形状多样，甚至闻起来气味也很不错，这都会促使宝宝把它放到嘴里品尝，从而导致悲剧的发生。我们都知道药物不能随便吃，不同药物的危险性不同，按照人们对药物危险性的警觉程度，大致分为以下三类。

1）高警觉药物：一般对于处方药或成人服用的药物，大部分人都有意识，要远离宝宝；但即使这样，我们也经常会习惯性地将药物放在床头，如每天都需要服用的药，我们可以给床头柜的抽屉安装安全锁，让宝宝打不开；还有的妈妈喜欢在手提包里放一些镇痛药，我们的好奇宝宝在

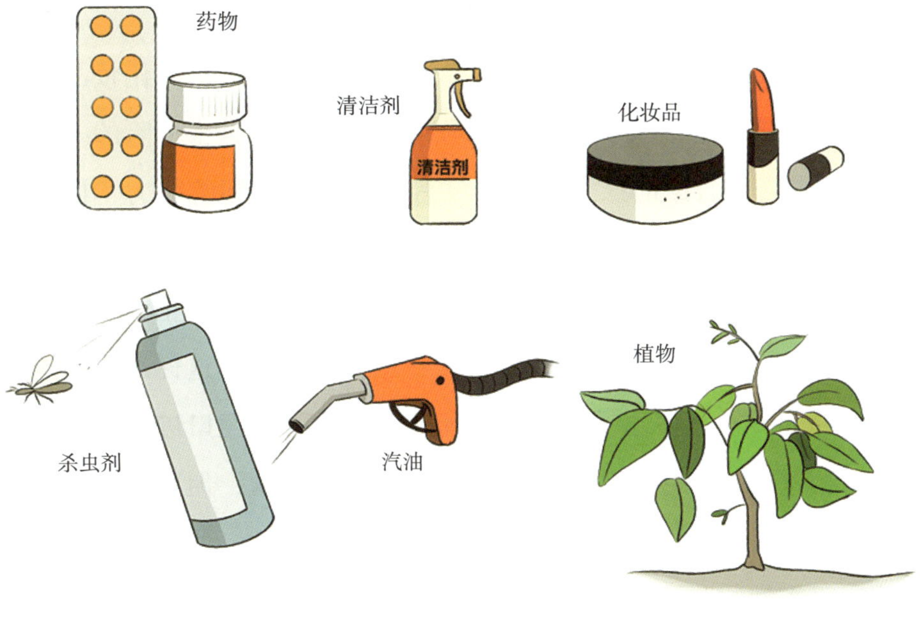

图5-3　常见致毒物

一段时间里是非常喜欢翻包包的，所以要确保你的包包挂在宝宝够不到的地方。

2）低警觉药物：对于一些宝宝能吃的非处方药，我们常常会放松警惕，觉得吃了也没什么大不了的。其实，它还是有可能造成很严重的后果的。例如，几乎每个有宝宝的家里都会备有美林或泰诺林，吃过的宝宝都知道，它闻起来香香的，吃起来甜甜的，很多宝宝都想多喝几口。但是如果宝宝过量服用，会出大量的汗导致身体虚脱，还可能引起严重的肝损伤。

3）容易被忽视的药物：有些人认为中草药比西药安全，其实不然，中草药的药物性质比较复杂，所以在不明确药物性质的情况下，谨慎使用。还有一些维生素、矿物质等保健类的药物，也是我们最容易忽视的，对于成人来说，多吃几片可能没什么问题，但是，请注意，宝宝的体重比成人轻很多，代谢能力也比成人弱很多，多吃一片就可能过量了。

（2）家居日化用品：包括以下内容。

1）化妆品：你一定经历过或听说过小朋友偷偷用妈妈化妆品，但是化妆品里的化学成分，尤其过期的化妆品，对小朋友是很危险的。

2）清洁剂、消毒剂：婴幼儿还没有辨别食物好坏的能力，他们可能会因为这个物品的形状、颜色、味道，很像之前吃过的食物而去食用。另外，切记不要把化学品倒入饮料瓶中，尤其是没有任何危险标识的容器，因为经常有小朋友误食化学品，导致食管灼伤的发生，这样严重影响其生活质量，除了要进行多次手术，还可能一辈子都不能经口进食。

（3）植物：越来越多的人喜欢在家里养一些绿植，但有些植物是有毒的，除非你确定它是食物，否则请不要食用。此外，我们还可能因为触摸，或者吸入植物排出的气体导致中毒。所以尽量将植物放到宝宝接触不到的地方，对于带有香味的植物，最好放在室外通风的地方。

有毒的植物很多，常见的有滴水观音、马蹄莲、夜来香、水仙花等，所以建议您在养植物前，查阅资料，提前了解其毒性，尤其是不常见的植物。

（4）酒精：酒精对儿童是有毒的，宝宝年龄越小危害越大。一些地区还有给婴儿尝酒的习俗，家长一定要拒绝。此外，还有一些容易被忽视的使用方法，如酒精擦浴，除了刺激皮肤引发过敏，还会通过皮肤进入血液；含酒精的药物，如藿香正气水，应避免给宝宝服用或外用。

（5）有毒气体：吸入有毒气体，看似离我们很远，实际上家中天然气泄漏、含氯消毒剂不恰当地使用，家具残留的甲醛，汽油、汽车尾气及杀虫剂等都可导致宝宝中毒。

20. 如何防止宝宝中毒？

对于中毒，防永远大于治疗，家长一定要增强危险意识，防患于未然。你可以对照这份居家常见毒物清单，逐项排除隐患（表5-2）。

表5-2　常见致毒物中毒之预防措施

常见致毒物	预防措施
药物	使用时注意剂量；用完锁在柜子里
化妆品、清洁剂、消毒剂	放在宝宝够不到的高处；不放在没有标识的容器（饮料瓶）里
植物	养植物前，了解植物的毒性，避免宝宝接触；不认识的植物，谨慎养植
酒精	不让宝宝接触酒类产品；注意含有酒精的药物
有毒气体	对家居环境进行检测；使用消毒剂、杀虫剂、汽油等时，注意与宝宝隔离

21. 如何识别宝宝是否发生了中毒?

如果宝宝中毒，可能会表现为无精打采、烦躁不安、呼吸紊乱、呕吐、腹泻、瞳孔扩大或缩小等。当宝宝出现异于往常的表现时，或者家长发现打开的药瓶，宝宝嘴边残留的药液，警惕宝宝可能吞食了有害物质。需要注意的是，即使宝宝没出现中毒症状，或者你并不确定他是否吞入了有毒物，也要做好急救准备，因为部分中毒症状要经过一段时间才表现出来。

22. 如果宝宝中毒了，该怎么办?

第一步：吞咽了有毒物质，首先清除剩余的毒物，或让宝宝远离毒物；不要擅自催吐，这样可能让毒物再次向上移动，并导致二次伤害，如窒息。

眼睛或皮肤接触毒物：脱掉可能被毒物污染的衣服，同时保证自己安全，然后用大量流动的清水冲洗眼睛或皮肤。

吸入了毒物：保证自己安全的同时，带宝宝离开有毒环境，并呼吸新鲜的空气。

第二步：立即拨打急救电话，寻求医生的指导。

第三步：就医时，带上可疑物品和残留的相关物品，此外，医生可能会问到的问题有，宝宝的年龄、体重？接触过什么毒物？摄入的量？发生的时间？尽可能详细地告诉医生。

如果宝宝中毒严重，出现呼吸困难、意识丧失、昏昏欲睡等症状，应立即实施心肺复苏，直到呼吸恢复或急救人员到达。

23. 婴幼儿最常发生溺水的地点是哪儿?

说起溺水，很多人首先会想到游泳池，但是对于1～4岁的婴幼儿来说，最常发生溺水的地点是自己的家里，仅仅2.5cm深的水，就可能让一个孩子在30秒之内溺亡。

24. 预防婴幼儿溺水，我们应该怎么做?

让人震惊的是，在婴幼儿溺水的案例中，70%都是由于缺乏成人的监护。即使有成人监护，如果防范意识不够，也可能酿成悲剧，所以预防婴幼儿溺水，家长首先要做的就是要增强防范意识，学会评估风险，远离溺水环境。以下是关于居家用水的安全提示。

（1）给宝宝洗澡时，必须密切看护，千万不可留宝宝一人在浴盆中，如果家长需要临时离开，应用毛巾包裹宝宝，抱着宝宝一同离开浴盆。最好选用婴儿专用浴盆，宝宝可以抓握两边，以保持平衡，浴盆或浴缸中应放置防滑垫，防止宝宝滑倒，跌入水中。浴盆中的水不宜过多，在宝宝坐位时，与肚脐齐平即可，以防止浮力过大，宝宝坐不稳而滑入水中。

（2）当宝宝洗澡或者戏水结束，从洗澡盆或充气泳池中出来后，家长应立即将水倒掉，同时将澡盆直立起来，不要留水在其中。

（3）对于各种储水的容器，如鱼缸、水桶等，如果留水在其中，一定要加盖密封。

（4）卫生间的坐式马桶，要随时盖好盖子，因为当宝宝会自己行走后，会迫不及待地去探索家中的各个角落，但是他们又不能很好地掌握平衡，当他们低头看马桶里面时，可能会头朝下栽入马桶里。

（5）如果家中有游泳池，一定要安装防护栏，围栏要在1.5m高以上，且板条间距不超过10cm，并定期进行检查、维护。

（6）不在水池旁放置家具或盆栽等，防止宝宝攀爬而不慎落入水中。

25. 一直有人在宝宝身边，就不会发生溺水？

经常会看到这样的报道“宝宝在家溺亡，父母就在身边”，为什么家长在身边还会发生这种悲剧呢？那是因为我们时常忽略了一些问题。

（1）照护人是否有心理疾病：很多妈妈在产后受激素水平的影响，会出现情绪的波动，甚至发展为抑郁症，而家里人却没有意识到，就可能致使悲剧的发生，所以爸爸一定要多关心妈妈，出现异常现象时，要提高警惕。

（2）照护人突发急症：如果在为宝宝洗澡时，照护人突然晕倒或疾病发作，身边又没有其他人，宝宝就陷入了危险中。如果照护人有高血压、癫痫等病史，尽量不让其单独照顾宝宝，同时应在家中（如卫生间）安装警报设备，以便及时发现问题。

（3）没有专门分配一名成年人来看护宝宝：当有多个人在宝宝身边时，可能每个人都以为其他人在看护宝宝，导致意外发生。所以在游泳池旁，一定要专人看护宝宝，换人时要做好交接。

26. 如何识别溺水信号？

婴幼儿发生溺水时，通常是无声且短暂的，根本来不及呼救。而宝宝在戏水时会发出很多的声音，如果突然没有了声音或者询问时没有反应，家长应立即到宝宝身边查看情况。

如果是在游泳馆，当你发现以下情况时，需立即前去施救：①头离水面很近或向后倾斜，嘴巴张开；②四肢不动，身体垂直于水面；③双眼无神或紧闭。

27. 婴幼儿溺水，如何急救？

宝宝溺水的时间越短，复苏得越及时，预后越好。当发现宝宝溺水时，家长要保持冷静，尽快将宝宝脱离水源，处理流程如下（图5-4）。

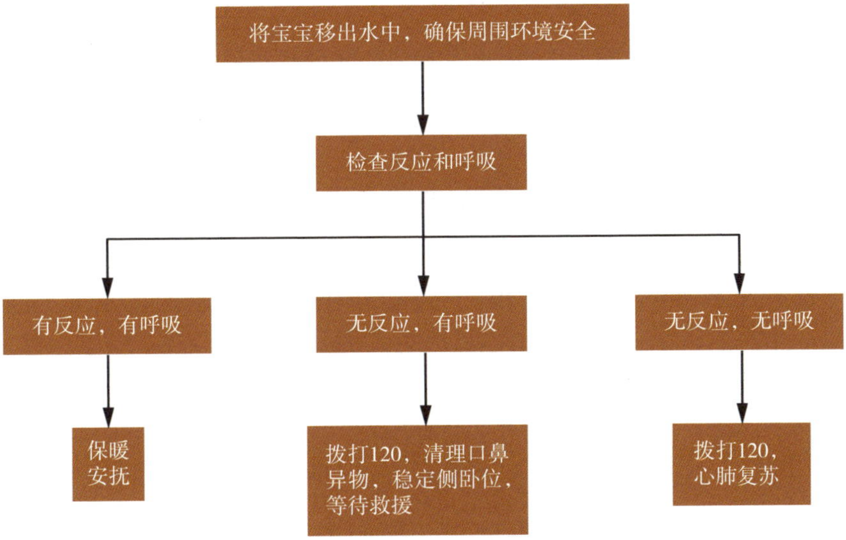

图5-4　溺水婴幼儿处理流程

检查宝宝反应的方法和心肺复苏流程详见第五章第一节。在为宝宝保暖时，应尽快脱掉湿衣服，用干毛毯或棉被包裹取暖。稳定侧卧位如图5-5所示，将宝宝处于头低足高位，可防止舌后坠，以保持气道通畅。

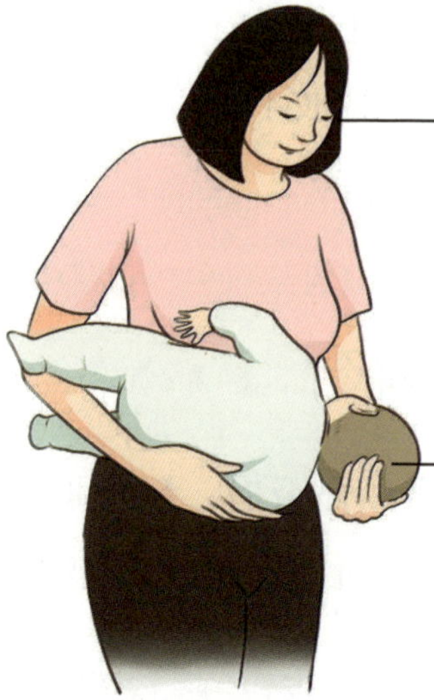

图5-5 溺水宝宝侧卧位示意程度

28. 预防婴幼儿外伤，需要注意什么？

（1）家长增强防范意识：由于婴幼儿生长发育迅速，喜欢探索新事物，爱活动，但运动协调能力较弱，所以很容易发生外伤，家长需实时做好看护。

（2）做好安全防范措施：①婴幼儿的床应加床挡；②居家家具应装防撞条，给门装上防止夹手的防护条，柜门装安全锁，去掉茶几，地板应防滑等；③婴幼儿在学习走路或骑车时，应增加保护措施，如头盔、护膝等；④饮食均衡，食物富含钙和维生素D，可促进骨骼生长和强度的维持。

（3）教育孩子安全要点：①不要嘴里含着叉子或吸管时，跑来跑去；②玩投射类或化学制品玩具时，家长应告知其危险性，同时做好监督。

29. 皮下鼓起一个紫色的大包，如何处理？

当宝宝身体局部与较硬的物体碰撞后，可能会使皮下毛细血管破裂、出血，从而在局部形成血肿。此时应尽快冷敷，可将冰块和水同时放入一个袋子里（图5-6），放在肿胀部位敷20分钟，停留20分钟，反复进行2～3小时，可达到镇痛消肿的作用。肿胀24小时后，用60℃以下的温水热敷，可促进局部血液循环，促进淤血消散。冷热敷期间，注意观察宝宝局部皮肤情况，避免冻伤或烫伤。

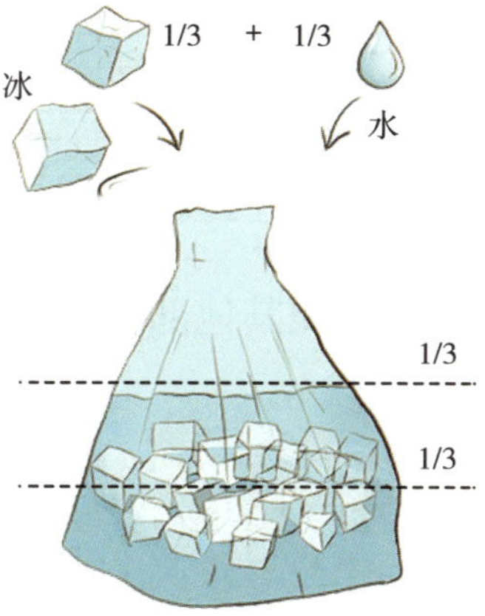

图5-6　冷敷袋制作方法

30. 皮肤擦伤，有少量出血，如何处理？

擦伤通常比较轻，但伤口一般会比较脏，处理不当，很可能会引起感染。

（1）首先要做的就是去除污垢，用清水或无菌生理盐水冲洗伤口，可借助干净柔软的布或纱布轻轻擦洗，同时分散孩子注意力，以减少疼痛。

（2）清洗完毕，用清洁、不掉毛的布轻轻蘸干伤口或自然风干，避免纤维粘在伤口上。

（3）用敷料或创可贴覆盖创面，可促进伤口愈合，同时避免伤口受到污染。需要注意的是，当敷料变潮湿时，需要及时更换。

（4）如果伤口有感染的迹象，可在伤口处涂抹抗菌药膏，或者寻求医务人员帮助。

（5）随着伤口愈合，宝宝可能会感到痒，不要让宝宝去扣结痂，这样可能会导致进一步流血或留疤。

31. 如何判断伤口是否有感染?

（1）伤口周围红肿。

（2）伤口处有脓液。

（3）伤口处皮肤温度摸起来比其他部位高。

（4）伤口处疼痛。

（5）宝宝出现发热。

如果孩子出现以上症状，建议寻求医务人员帮助。

32. 皮肤撕裂伤/切割伤，出血量较多，如何处理?

当伤及血管时，即使是很小的伤口，也会流很多的血，此时止血是关键。处理措施如下。

（1）用清洁干燥的布覆盖在伤口表面上，垂直用力加压止血5分钟，如果在户外可就地取材，如围巾、衣服等。

（2）如果伤口较小，加压止血5分钟后，用流动清水或无菌生理盐水冲洗伤口，去除污垢，然后敷料覆盖伤口。

（3）如果血从伤口喷出，在加压止血的同时，立即呼叫急救车。

（4）如果伤口内嵌入其他物体，不要试图拔出，要在伤口周围施加压力止血，并立即送医。

（5）如果伤口深度＞2cm，可见脂肪组织、伤口边缘不整齐或者受伤部位不好处理，如眼睛、耳朵、嘴唇等，建议就医治疗。

33. 流鼻血如何处理？

流鼻血很常见，当头部或鼻子受到撞击、挖鼻孔、空气过于干燥、过敏或感染时，孩子鼻子里脆弱的血管破裂，就会发生流鼻血。处理步骤如下：①安抚孩子，让他冷静下来；②让孩子身体向前倾；③用力捏住孩子的鼻梁下方柔软的部位，让其用嘴呼吸；④如果孩子可忍受，可将冰袋或冰毛巾放在鼻梁上，并继续用力按压10分钟，其间不要松手，如果10分钟后仍流血，要再按10分钟；⑤出血停止后15分钟内不要用力吸鼻子或挖鼻孔；⑥如果孩子鼻血止不住，或频繁出现流鼻血，警惕孩子是否有出血性疾病，建议就医。

34. 头部外伤如何处理？

轻度头部受伤的表现：①被撞区域肿起一个大包或轻微的伤口；②虽然疼痛、哭泣，但安抚后可快速恢复；③可以睡着，但容易醒来；④行为、言语和动作正常。此时可居家观察，如果是睡觉时间，应在孩子睡着后10分钟及每隔几小时观察他的情况，如果实在非常担心，可寻求医生的帮助。

如果宝宝出现以下症状，需要及时就医：①在正常睡眠时间以外嗜睡；②持续头痛；③烦躁不安；④抽搐；⑤头上出现波动性肿块（摸起来很松软，像果冻）；⑥受伤后呕吐两次以上；⑦行为异常；⑧视力障碍；⑨从鼻子或耳朵里流出血液或液体；⑩意识丧失。

35. 眼部受伤如何处理？

如果你发现孩子有以下体征，说明他可能眼睛受伤了。

（1）双眼紧闭或眯眼或过度眨眼。

（2）眼睛发红、出血，眼睑肿胀，眼泪多。

（3）眼睛周围皮肤损伤或瘀伤。

（4）视力异常，畏光。

（5）眼球无法正常转动。

此时需要尽快就医，在就医前不要尝试清除眼睛里任何东西，不要使用任何眼药水或药膏，不要强行睁开眼睛，不要揉搓受伤的眼睛，可以将纸杯扣在孩子受伤的眼睛上，用胶带粘住，避免施压（图5-7）。

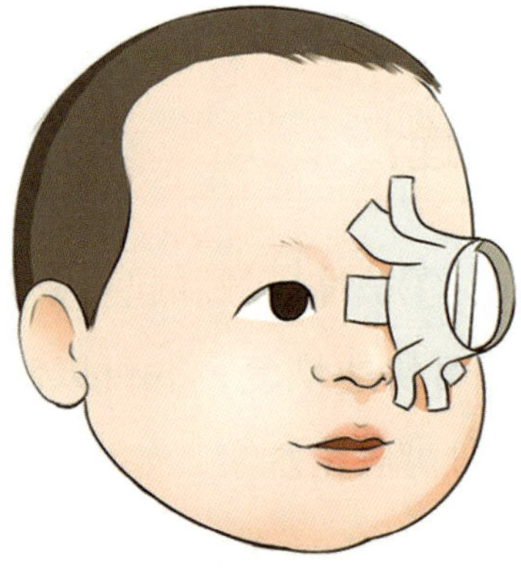

图5-7　将杯子扣在受伤眼睛上

36. 乳牙受伤如何处理?

（1）乳牙震荡：牙齿无明显松动，仅有轻微不适，无须特殊处理。

（2）乳牙折断：如果只折断一小部分，无症状，可不做处理；如果折断较大，将折断的牙齿放在唾液里，尽快就医。

（3）乳牙嵌入：不可强行拉出复位，需到医院拍X线片，判断是否影响恒牙胚，再听从医生建议进行治疗。

（4）乳牙脱位：不要把脱落的乳牙插回去，拿住牙冠部位，不要触摸牙根，尽快就医。

37. 婴幼儿肢体容易发生哪些外伤？如何识别?

（1）骨折：婴幼儿的韧带比骨骼更强壮，所以相较于扭伤或脱臼，婴幼儿更容易发生骨折。婴幼儿骨折类型最常见的为青枝骨折，即骨头中间出现弯曲或磨损，像柳条一样折而不断。当孩子出现不愿移动某侧肢体，或者触摸某侧肢体表现出疼痛时，说明孩子那侧肢体受伤了。如果伴有关节活动受限、异常折角、隆起、青紫、淤血等，可初步判断为骨折。但有的骨折表现并不明显，当你怀疑是骨折时，建议带孩子到医院拍X线片诊断。

（2）脱臼：婴幼儿最常见的脱臼为牵拉肘，当维持胳膊和肘部的韧带被过度牵拉时，骨头会滑出原位，形成手肘脱臼。当孩子的胳膊被牵拉后，无法动弹，且活动这只胳膊感到疼痛时，请带孩子就医进行骨头复位。

38. 肢体受伤如何处理?

肢体受伤的急救原则：固定、抬高、冷敷、求助。

（1）固定肢体对于婴幼儿来说，是一件非常棘手的事情。他们通常不会很配合，所以简单快捷的方法处理很重要。如果是手臂受伤，可以将衣服下摆向上抬起，裹住受伤手臂，并在背部打结。小腿骨折，可将衣服卷成卷，或用杂志固定，注意不要在肢体外伤处打结。

（2）抬高患肢，同时观察患肢末端如手指、脚趾，是否有皮肤颜色苍白、发紫，摸起来很凉的情况，或者肢体感到麻木或针扎的感觉。

（3）对于疑似骨折的肢体，冷敷和抬高患肢可减轻肿胀和缓解疼痛。

（4）居家处理好这些后，尽快到医院就医。

39. 为什么蚊虫偏爱叮咬宝宝?

首先，宝宝的新陈代谢旺盛，体温较高，会通过汗液和皮肤表面的毛细血管排放更多的二氧化碳和八烯醇等物质。同时，较快的呼吸频率进一步释放出更多的二氧化碳，这些体味的混合物对蚊虫极具吸引力，使其能轻易锁定目标。其次，宝宝的皮肤较薄，为蚊虫的叮咬和吸血提供了便利。最后，宝宝相比于成人来说，对蚊虫的防御反应较慢，给了蚊虫更多叮咬的时间窗口。

40. 如何帮助宝宝预防蚊虫叮咬?

帮助宝宝防蚊虫，首选物理方法，以下几条供爸爸妈妈参考。

（1）穿着保护性衣物：给宝宝穿上长袖衣物和长裤，以及带有紧口的袜子，最大限度减少皮肤暴露。另外，色彩鲜艳的衣服会格外吸引蜜蜂的注意，而深色衣服吸热能力强，也会使体表温度升高，所以带宝宝外出时，尽量给宝宝穿着轻薄浅色的长衣长裤。

（2）使用蚊帐和纱窗：在宝宝睡觉时使用蚊帐，为家中窗户安装纱窗，这些物理障碍可以有效阻止蚊虫进入宝宝的生活空间。

（3）避免蚊虫活跃时间外出：尽量避免在黄昏和黎明时分，也就是蚊虫最活跃的时段，带宝宝进行户外活动。

（4）使用风扇：在室内或户外使用风扇，风扇产生的气流可以帮助驱散蚊虫。

（5）清洁的户外环境：确保宝宝玩耍的区域没有积水，避免在草坪、花坛、水池等蚊虫聚集区域长时间停留。

另外，我们还可以借助一些天然的物质来驱蚊，如蚊虫不喜欢大蒜、薄荷、丁香、夜来香的气味，我们可以选择其中宝宝能接受的味道。注意蚊虫十分偏爱带花香的香水、润肤乳、护肤品等，应避免在宝宝周围使用。

41. 常见的几类蚊虫叮咬有哪些特征？如何处理？

常见蚊虫叮咬特征及处理见表5-3。

表5-3 常见蚊虫叮咬特征及处理

蚊虫类型	叮咬症状	可能传播的疾病	活动时间	分布环境	痊愈时间	处理方式
蚊子（如家蚊、伊蚊）	轻微红肿、瘙痒	疟疾、登革热、西尼罗病毒病等	夜间或黎明、黄昏	靠近水源的区域	一般几天到1周	保持叮咬部位清洁，避免抓挠
蜱	红斑、瘙痒，可能会有局部肿胀	莱姆病、斑疹伤寒等	全天	草丛、林地	1周，若发生感染需更长时间	用镊子小心拔出蜱虫，避免挤压蜱虫身体，叮咬处使用消毒剂
跳蚤	小红疹、严重瘙痒，可能形成丘疹	鼠疫、斑疹伤寒等	全天	宠物附近、有机物堆积处	几天到1周	使用抗组胺或皮质类固醇药膏减轻痒感，保持环境卫生
虱子	皮肤发痒，特别是头部、颈部和耳后，可能有细小的虱卵	不直接传播疾病，但可能引起二次感染	全天	人际接触密切的地方	取决于治疗，未治疗可能持续	使用去虱洗发水和梳子，洗热水浴，清洁衣物和床上用品
臭虫	红肿、剧烈瘙痒的叮咬痕迹，成行出现	不传播疾病，但叮咬处可能感染	夜间	卧室、宾馆和居住区	几天到2周	使用抗组胺药膏，高温洗涤被叮咬者的衣物和床上用品，可能需要专业灭虫
马蜂	疼痛、红肿，可能引发过敏反应	不传播疾病，但对过敏个体危险	全天	野外、花园和树木附近	几天到1周，严重反应需更长	冷敷减轻肿痛，如有过敏反应需立即就医

42. 怎样处理蜜蜂蜇伤?

被蜜蜂蜇伤后，皮肤上会留下蜜蜂的毒刺和毒液囊，尽早去除毒刺，可以减轻症状。然后用肥皂水或清水清洗蜇伤部位，再用冰袋冷敷。一般蜜蜂蜇伤引起的疼痛时间比较短暂，几小时内就会消失，蜇伤部位灼痛或发痒，周围出现红晕和轻微肿胀。但如果出现全身皮疹、呼吸困难、喉咙和舌肿胀、恶心、呕吐、头晕、肢体无力、失去意识等严重过敏反应，要及时就医。

43. 如何鉴别是过敏还是蚊虫叮咬?

过敏性皮炎表现为皮肤红肿、发痒、风团、脱皮等症状，皮疹大小不一，颜色较浅，形状不规则，常呈片状，伴不同程度的瘙痒、疼痛感或烧灼感（图5-8A）。

虫咬性皮炎常表现为丘疹、风团、水肿性红斑、水疱、丘疱疹、瘀点、瘀斑等，用手指按压皮炎处，快速抬起后，会有快速充血和回血现象。常见于皮肤暴露部位（躯干四肢、面颈部等），伴不同程度的痒和刺痛感（图5-8B）。

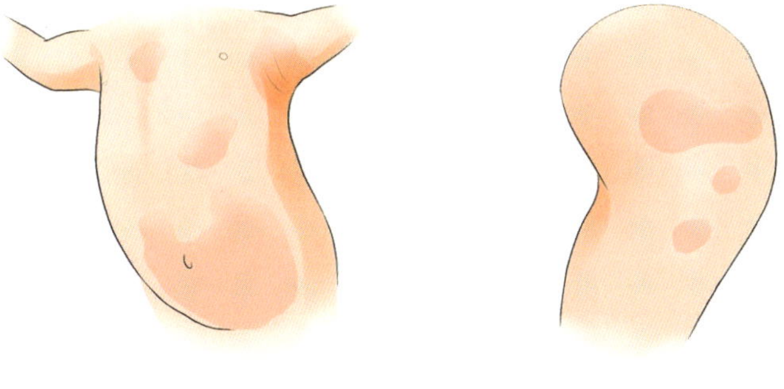

A　　B

图5-8　过敏性皮炎（A）和虫咬性皮炎（B）

44. 如何减轻蚊虫叮咬的症状?

想要蚊虫叮咬后的症状快速消退，最重要的一点就是尽量避免抓挠蚊虫叮咬的包，因为抓挠不但会使红肿面积扩大，还可能会使皮肤破溃，增加感染的风险，甚至可能留下瘢痕，影响美观。

如何帮助宝宝止痒呢？首先，及时清洁叮咬部位，用温和的清水轻轻洗净，避免使用刺激性的肥皂，以减少皮肤的进一步刺激。然后，可以考虑使用含有天然成分的药膏，如木瓜提取物或芦荟，这些成分天然温和，既能有效缓解瘙痒感，又适合娇嫩的宝宝皮肤。此外，冷敷是一种快速有效的止痒方式，家长可以用冰块包裹在软布中轻轻敷于叮咬处，这样不仅可以缓解瘙痒，还能减轻红肿。如果是在外出时，一根包裹好的冰棍也能成为应急的冷敷工具，既实用又能给宝宝带来一点趣味。但要记得，不要让冰直接接触宝宝的皮肤，以免造成冻伤。如果宝宝对冰敷感到不适，轻轻在流动的凉水下冲洗叮咬部位，也是一种简便的缓解方法。

45. 如何让宝宝与宠物友好相处?

（1）让宠物接纳宝宝：刚出生的宝宝对于宠物来说是一个陌生人，家长可以在接宝宝回家前，让宠物先熟悉宝宝的味道，在宠物认可这个小主人前，不要让宝宝单独与宠物相处，同时也要注意不要冷落了宠物。

（2）让宠物保持健康：定期给宠物洗澡、驱虫、除跳蚤，确保宠物接种疫苗，如狗、猫接种狂犬疫苗等；另外，还要定期为宠物修剪指甲，减少被其抓伤的概率。

（3）不在宠物面前喂宝宝食物，防止宠物舔舐宝宝。

（4）接触宠物后要给宝宝认真洗手，家长尽量陪在宝宝身边，防止宝宝用污染的手揉眼睛或放入口中。

（5）不要让宝宝接触宠物的粪便，家长要及时清理宠物的排泄物。

（6）告诉宝宝不要触碰宠物的敏感部位，如狗狗的耳朵、尾巴、爪子是不能随意拉扯的，也不可用手指触碰狗狗的鼻尖等。

（7）不让宝宝用手去喂食宠物，也不要与宠物过分亲密，如与宠物亲亲。

（8）不要戏弄宠物，会激发动物的攻击性。

46. 家中有宠物，如何保证宝宝的健康与安全？

（1）宠物身上携带的病原体可能会导致宝宝生病：居家常见宠物，如猫、狗等，身上可能携带弓形虫。当含有弓形虫卵的宠物粪便污染了人的食物、水或飘在空气中，再被人食入或吸入，人体就会感染。因此家长要定期给宠物进行弓形虫监测、使用驱虫剂和给宠物接种疫苗。同时做好宠物粪便的清洁工作，一般就不会轻易感染了。

（2）可能引起宝宝过敏：过敏原包括宠物的皮屑及唾液腺和皮脂腺分泌的特殊蛋白质。如果宝宝对宠物过敏，可以限制宠物的活动范围，远离宝宝的居住范围，定期对宠物进行清洁，并在宠物脱毛季节采取防范措施，减少使用易吸附皮屑的家具、玩具等。

（3）宠物可能会伤害宝宝：可选择性格较温顺的宠物来养，同时教会孩子与宠物如何相处。

47. 在外遇到陌生狗狗，如何保护宝宝？

（1）尽量不要碰触流浪猫、狗，因为它们身上可能携带很多病原体。

（2）不要打扰正在吃东西、睡觉或照顾小狗的狗。

（3）不要大声尖叫和突然从狗狗身边跑开，会惊吓到狗狗。

（4）如果在路上碰到一只陌生的狗狗走近你和宝宝，请保持镇静，不要直视它的眼睛，静静地站着，或者慢慢地后退。避免过于接近陌生的狗狗，狗狗很警惕陌生人，过于热情的宝宝接近狗狗，会使狗狗误认为是要攻击它，而对宝宝造成伤害。

（5）如果遇到大型犬，一定要带宝宝远离。幼犬虽小，但牙齿很尖锐，也要多加小心。

（6）如果宝宝被狗狗咬住，不要攻击它，否则它会咬得更紧；可以用衣物盖住狗狗的眼睛，或将狗狗的后腿抬起，让它失去重心。

48. 狗狗攻击的五个信号有哪些？

（1）弓背露齿：它突然弓起背部，并且露出牙齿朝你低吼。

（2）耳朵向后拢：当狗狗感受到威胁时，两只耳朵会向后折拢，并且慢慢放平，不要觉得这个样子的狗狗很萌而去抚摸它的脑袋，这是它非常生气的表现。

（3）尾巴下垂：狗狗出现了尾巴下垂的动作，发出急促的抖动，那么你就要留意了，这不仅是狗狗生气了，而且它还很想攻击你。

（4）毛发竖起：所有的动物在感到威胁时都喜欢炸毛。

（5）咆哮狂吠：叫声可以让我们知道狗狗感到不安，从而警示我们。

49. 宝宝被宠物抓伤或咬伤后如何处理？

（1）冲洗伤口：因伤口多为闭合的，需将伤口掰开冲洗，用干净的流动水冲约15分钟，不要用热水，否则会使出血加剧。

（2）挤出污血：被猫狗等温血动物咬伤或抓伤的伤口，外口小里面深，需要用力挤压周围组织，将沾有猫狗唾液的血液挤出来。

（3）伤口消毒：用肥皂水或弱碱性冲洗液冲洗伤口，然后用碘伏消毒，如果没有条件消毒，用干净的布覆盖伤口，尽快就医。

（4）不建议包扎伤口：局部伤口不建议包扎，不涂抹药膏，有利于排毒。

（5）尽早注射狂犬疫苗：首次注射疫苗最佳时间为被咬伤后的48小时内，记住“早注射比迟注射好，迟注射比不注射好”。

50. 什么情况下需要接种狂犬疫苗？

导致狂犬病的主要是狗，约占90%，其次为猫，约占5%。被其他动物如马、松鼠、猪、蝙蝠、猴和獾等咬伤或舔舐了伤口，也有患狂犬病的风险，应尽快接种狂犬疫苗。

51. 宝宝出生后，从医院到家，路上应注意什么？

宝宝出院回家是全家人最高兴的时刻，新手爸妈第一次带宝宝出门，可能会感到紧张或不知所措，不妨听听我们的建议。

（1）建议宝宝吃完奶，至少半小时以后再出发。如果医院距家路程较远，担心宝宝路上因为饥饿而哭闹，可以在出发前半小时吃奶，并换上干净的尿裤。新生儿消化系统发育不成熟，胃上部贲门括约肌未发育完善，处于松弛状态，容易吐奶，路上颠簸也会增加吐奶的可能，这时可将宝宝置于头高足低位，同时头偏向一侧，并密切观察宝宝的反应，防止呛奶发生。随着宝宝生长发育，3个月以后，吐奶现象会逐渐减轻，早产宝宝时间可能会长一些。

（2）建议给宝宝适当包裹，太厚太紧会影响宝宝呼吸。如果需要乘车或是其他交通工具，可以准备婴儿提篮，或者将宝宝放在躺角为160°左右的后向儿童汽车安全座椅上，并按说明系好安全带。3月龄以下的宝宝颈部没有支撑，颈部力量薄弱且不会抬头，被迫低头会导致呼吸道阻塞甚至窒息。一般适合新生儿的安全座椅都会配有婴儿衬垫设计，或者在宝宝头部两侧放适当大小的毛巾卷固定头部，以便帮助宝宝躺得更加舒适，同时旁边必须有大人看护，防止宝宝口鼻被毛巾卷堵塞，而发生窒息（图5-9）。

（3）注意室内外温差，汽车内温度应适宜，不应过高或过低。宝宝的体温调节能力还不够完善，容易造成体温过高或过低，让家长误以为宝宝出了问题。新生儿穿衣服的薄厚及件数通常和成人相同，或者多一件，如

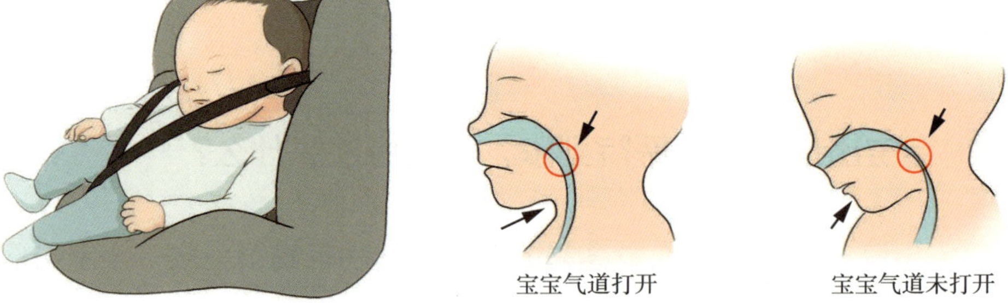

图5-9　宝宝气道打开与未打开比较

果掌握不好可以经常摸摸宝宝后背是不是温热无汗的，这时宝宝是最舒适的。

52. 儿童汽车安全座椅有必要吗？

随着汽车的普及，更多家庭会考虑是否需要给宝宝安装儿童汽车安全座椅。中国交通法规规定，4岁以下儿童必须使用儿童安全座椅，12岁以下的孩子禁止坐副驾驶。另外，新修订的《未成年人保护法》已于2021年6月1日正式实施，其中，第十八条明确规定：监护人应“采取配备儿童安全座椅、教育未成年人遵守交通规则等措施，防止未成年人受到交通事故的伤害”。此外，从安全角度考虑，正确选购和使用安全座椅被认为是最能有效防止交通事故造成儿童意外伤害的方法之一。儿童汽车安全座椅让宝宝在坐车途中，保护他们的不再只是父母的怀抱。它也会在之后的很多年里成为你生活中不可或缺的一部分，像自家汽车一样重要。

53. 是不是所有汽车都可以安装儿童安全座椅？

是的，只要后排有安全带，一般都是可以安装儿童安全座椅的。现在生产的汽车为了人们更加简单方便地安装儿童安全座椅，增加了两个接口：ISOFIX接口和LATCH接口。根据说明书正确安装即可。安装完毕后记得沿汽车安全带方向左右或前后摇晃安全座椅，座椅的移动幅度应该不超过2.5cm。如果儿童汽车安全座椅需要经常移动，安装在不同的车上，会出现安全座椅没有被完全锁定到位，常出现松动。为避免这一情况，像每次开车前检查汽车一样应检查安全座椅的稳固性。

54. 如何挑选儿童汽车安全座椅?

可以参考以下四个方面：①儿童安全座椅最重要的是安全性，选用符合国家安全标准（GH 27887—2011）、并通过CCC认证标志的儿童安全座椅；②选择适合宝宝年龄和体重的安全座椅；③选择大小、尺寸适合自己的汽车并可以稳固地安装在车上的安全座椅；④舒适性也是需要考虑的，需要考虑座椅布料的透气性、配件是否圆滑、支撑垫是否柔软且不易变形；⑤二手安全座椅不建议购买，它的稳固能力无从考究。

55. 1岁以下的宝宝需要什么样的儿童汽车安全座椅?

儿童汽车安全座椅分为纯后向座椅、可后向-前向转换座椅和前向座椅。美国儿科学会建议，2岁以下的婴幼儿，在其体重或身高还没有超过后向座椅限制时，应使用后向座椅。重要的一点是，宝宝使用后向座椅的时间越长越好，因为后向座椅对于小宝宝来说更加安全。婴幼儿的头偏大偏重，缺乏儿童和成人颈部力量及本能反应，无法对抗车前部碰撞时突如其来的冲击力。如果宝宝位于前向座椅上，撞击的力量迫使孩子的头和身体向前冲。所以后向座椅对宝宝头部和脊柱有至关重要的作用。

56. 你了解儿童汽车安全座椅的安全带吗?

如何让宝宝坐在儿童汽车安全座椅上是安全的呢？后向安全座椅都带有5点式安全带，安全带与座椅有五个连接点，两侧肩上、臀部两侧及两腿之间。宝宝系好安全带后，安全带应该紧贴宝宝的身体，一旦出现碰撞事故，任何空隙都会给宝宝留下移动空间，有可能对宝宝造成伤害。如图5-10所示，线束夹应与腋窝的高度齐平，贴在宝宝胸前。

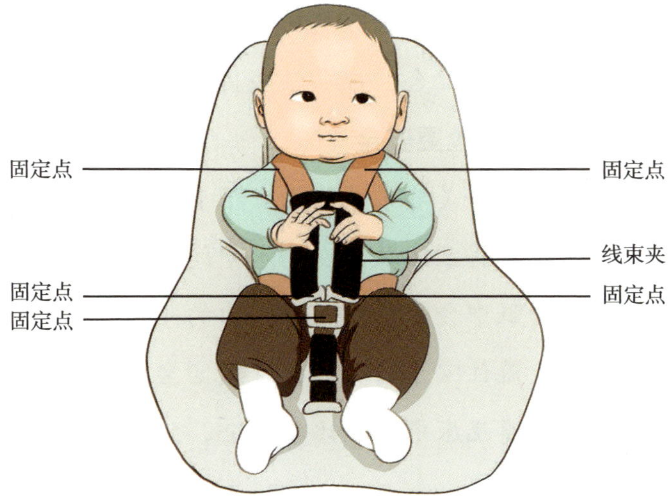

图5-10　5点式安全带

57. 停车的时候，你注意了吗？

千万不要把宝宝独自留在汽车内，气温27℃的时候，如果阳光直射，车内温度升到38℃只需不到5分钟，再加上婴儿体温升高比成人快3～5倍，高温可能带来致命的后果。

谣言粉碎机

1. 宝宝卡鱼刺，喝醋或咽米饭就好了

错。喝醋不能软化鱼刺，反而会刺激甚至灼伤食管黏膜，还有可能误入气道引发窒息；吞咽米饭会导致鱼刺越扎越深，增加取出鱼刺的难度。宝宝一旦被鱼刺卡住，应立即停止进食、进水，尽量减少吞咽动作。家长需要观察鱼刺的位置和大小，如果能看到鱼刺，而且宝宝能够配合，家长可以用镊子轻轻夹出鱼刺。如果鱼刺卡在肉眼看不见的位置，或者宝宝拒绝配合，应尽快去医院就诊。

2. 宝宝睡在父母身边更安全

错。宝宝与父母同睡是非常危险的。很多父母都希望每时每刻守护在宝宝的身边，认为将宝宝放置在两人中间睡觉比较安全。但在这种情况下，宝宝在睡眠中会呼吸到父母呼出的气体。另外，父母在睡眠中会不小心将被子盖住宝宝的头部，造成宝宝窒息死亡的危险。所以，还是将宝宝放在婴儿床中睡觉比较安全，父母将婴儿床放在自己的床边就好了。

3. 宝宝坠床后家长立马抱起来安抚

错。宝宝坠床后，最好不要立即抱起或者摇晃宝宝，特别是存在头部受伤风险的情况下。因为头部受伤可能会引起内部伤害，不一定立即表现出症状，反而会因为抱起动作引发更严重的并发症。先初步判断宝宝有无意识丧失，如果哭声洪亮，说明意识清醒，可以先安抚宝宝。然后检查有无明显伤口、宝宝的四肢活动情况。如果哭声微弱、出现意识不够清醒或伴随呕吐等症状就要立即就医。

4. 将牙膏涂抹在烫伤部位可以降温消炎

错。因为牙膏内含有薄荷成分会带来冰凉感，甚至有一定治疗口腔炎症的作用，所以家长误把牙膏作为降温消炎的首选。实际上，牙膏本身并没有抗感染作用，而且有可能含有一定量的细菌，涂抹在创面不仅没有起到消炎的作用，反而会加重创面的感染，从而影响伤口愈合。

5. 加大药量，病好得快

错。是药三分毒！擅自加大用药剂量，不但不会让病好得快，还可能导致肝损伤等严重危害。儿童用药的剂量一般是根据体重计算的，越小的宝宝剂量应越准确，请严格按照说明书或遵医嘱服药。对于比较粗心的家长，一定要计算准确，看准单位和刻度。

6. 车里多放一些玩具，可以减少宝宝坐车时哭闹

错。只要是不能完全固定在车里的东西或者坚硬的东西（如带吸盘的玩具、汽车模型、毛绒玩具等）最好不要放在车里，因为在意外发生时，所有可移动的物体都具有危险性。另外，尽量不要在座椅上放毛毯或厚衣服，会有造成宝宝窒息的风险，而且儿童汽车安全座椅都有为防止婴儿头部在座椅中晃动而设计专门的头垫，所以座椅上不用再额外加垫。

（于素杰　周　熤　谢羽庭　唐　娜）

第六章

有备无患

——父母必备技能

1. 什么时候需要进行海姆立克急救?

海姆立克急救法（Heimlich maneuver）是一种清除上呼吸道异物堵塞的急救方法，由美国医生亨利·海姆立克（Henry Heimlich）发明。此法是通过压迫上腹部使膈肌突然上升，利用产生的冲击力将异物排出，恢复气道的通畅。1974年，海姆立克医生运用该法成功抢救了一名因食物堵塞了呼吸道而发生窒息的患者，从此该法在全世界被广泛应用，被人们称为“生命的拥抱”。

全国妇幼卫生监测系统显示，意外呛奶或误食异物而引起的窒息，已成为我国婴幼儿死亡的主要原因。严重的呛奶可造成婴儿脑部缺氧，窒息5分钟，即可造成死亡。这就突出了事发现场抢救的重要性。这类悲剧在新闻媒体上屡见不鲜，而避免悲剧发生最有效、最简单的方法就是海姆立克急救法，每一位婴幼儿照看者都应该掌握!

2. 如何实施海姆立克急救?

（1）拍背、按压法：应用于1岁以下或不能站立的婴儿（图6-1、图6-2）。

1）用虎口托住宝宝下颌，前臂紧贴宝宝身体，另一只手扶住宝宝臀部，翻过身，头低臀高位。

2）半蹲或坐下，利用大腿作为支撑点将宝宝托住。

3）用手掌掌根处拍打肩胛骨中间点，向前、向下快速冲击拍打5次。

4）拍打5次后，用虎口托住宝宝的头颈，前臂夹紧身体，将宝宝翻到正面，观察宝宝口中的异物有无排出。

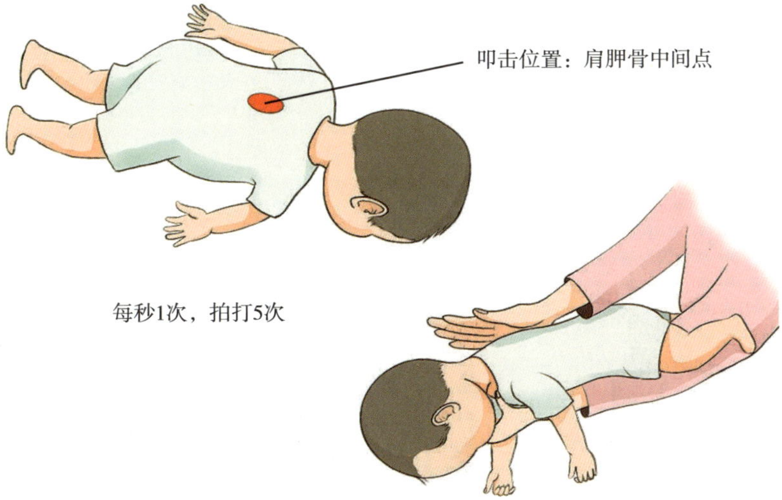

图6-1　海姆立克急救法（拍背法）

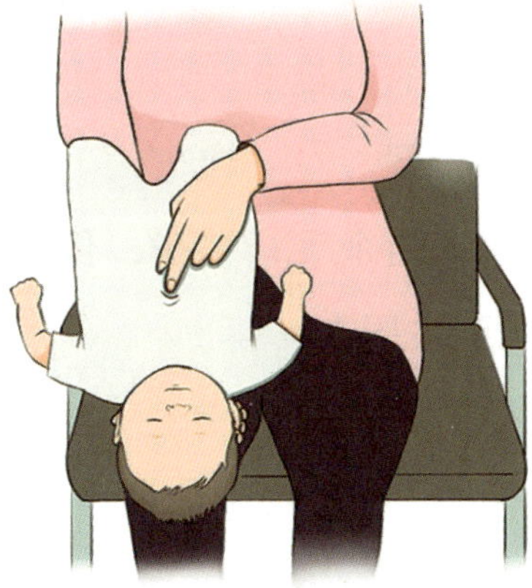

图6-2　海姆立克急救法（按压法）

注：用中指、示指按压两乳头连线中点，向前、向下快速按压5次。

5）如果还有异物且呼吸困难，继续用中指、示指按压两乳头连线中点，也是向前、向下快速按压5次。

6）如果异物还没有排出，继续拍背、按压各5次，交替进行，直到异物排出为止。

（2）“剪刀石头布”三步法：应用于1岁以上可以站立的幼儿（图6-3）。

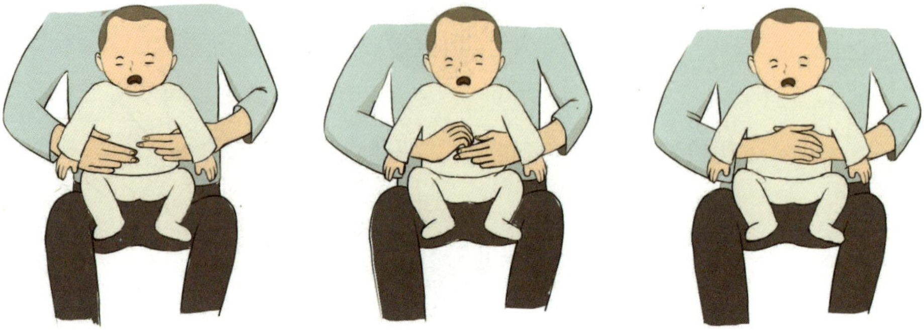

剪刀　石头　布

图6-3　海姆立克急救法（剪刀石头布）

1）站在幼儿背后，以前腿弓、后腿蹬的姿势站稳。

2）让幼儿坐在自己弓起的大腿上，并让其身体略前倾。

3）用两手环绕幼儿的腰部。

4）剪刀：肚脐上2指；两个手指并拢，像一个闭合的剪刀，将剪刀放置于肚脐上方，即可找到按压点。

5）石头：另一只手握住拳头，用拳眼（注意是用拳眼对准腹部而不是拳心）拇指侧顶住2指位置。

6）布：剪刀变成布，包住“石头”，快速向后上方冲击5次，直到患儿把异物咳出。

3. 进行海姆立克急救过程中，需要注意什么？

（1）意外发生第一时间，即刻拨打120或999，同时进行急救措施。气道异物无法排出，并持续有呛咳和呼吸困难症状时，应立即到医院急诊就医。

（2）如果异物堵塞引起窒息、意识丧失，则在尝试过海姆立克手法无效后，立即就地进行心肺复苏。

（3）实施过程中，注意保护婴幼儿的头颈部，保持呼吸道通畅（头颈在一条直线），头低臀高位或上半身向前倾，方便异物排出。

（4）即使通过海姆立克急救法排出阻塞物，也需要前往医院进行检查，因为急救操作时可能造成骨折等并发症。

（5）海姆立克急救法只适用于气道梗阻的情况，不能用于食管异物（有异物感，但不影响呼吸）的紧急处理，因为肺内向上冲击的气体不会经过食管。

4. 什么时候需要进行心肺复苏?

心肺复苏（cardiopulmonary resuscitation，CPR），是一种救助心跳或呼吸暂停病患的急救措施。

呛奶、异物吸入、外伤、溺水、中毒和自杀等意外伤害是导致心跳呼吸骤停的主要原因。3岁以下婴幼儿是最容易发生意外的群体，家长一定要掌握儿童心肺复苏急救法。开展心肺复苏的时间越早越好，1分钟内进行正确的心肺复苏成功率可以达到90%，4分钟内成功率达到60%，超过10分钟，则成功率很小。因此对于心跳呼吸骤停，现场抢救十分必要，应争分夺秒进行。

5. 如何实施心肺复苏?

（1）第一步，评估患儿意识状态。

一边大声呼叫患儿名字，一边拍打患儿脚底（1岁以下）或拍打患儿肩部（1岁以上）。若患儿无反应，立即呼叫他人帮助，拨打120或999。

（2）第二步，开放气道。

1）检查是否有口鼻异物：双手大拇指按住下巴，确保用拇指按住下嘴唇并在下颌牙齿上，头向后一点查看是否有异物。若有呛奶或误吸异物，开始海姆立克急救法。

2）清除口鼻异物：双手护在患者耳朵位置，轻轻向一边倾斜；打开口腔，将手指伸入口中清除异物后，头部归位。

3）仰头提颏法：一手五指并拢，放在额头位置；一手示指和中指并拢，放在下巴硬骨位置，双手同时用力将气道打开（图6-4）。

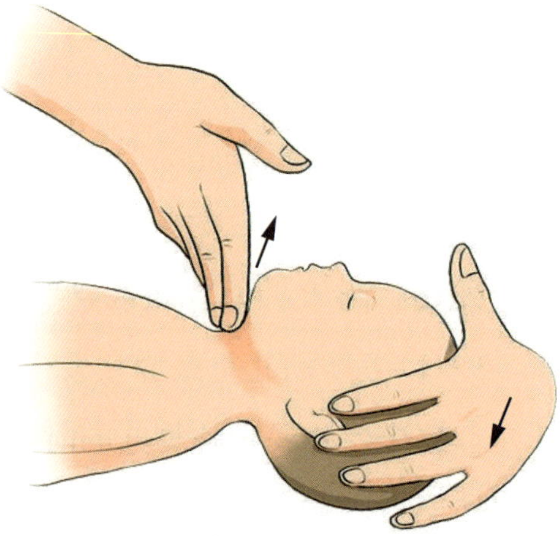

图6-4　仰头提颏法

儿童心肺复苏流程图如图6-5所示。

4）托颌法（图6-6）：若怀疑头颈部有创伤，则应避免头后仰，此时可用托颌法开放气道。将双手放置在患儿头部两侧，握住下颌角向上托下颌，使头部后仰，下颌角与耳垂连线成30°（婴儿）。

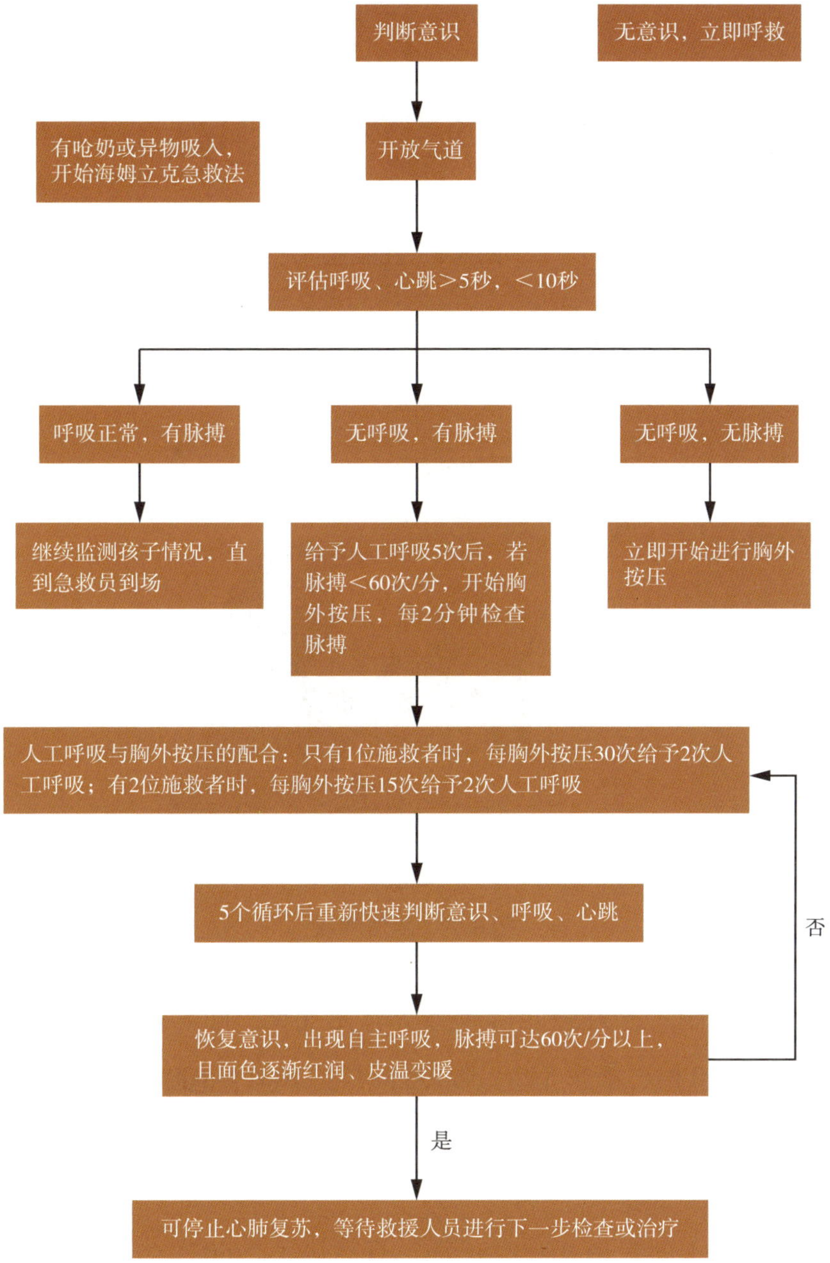

图6-5　儿童心肺复苏流程

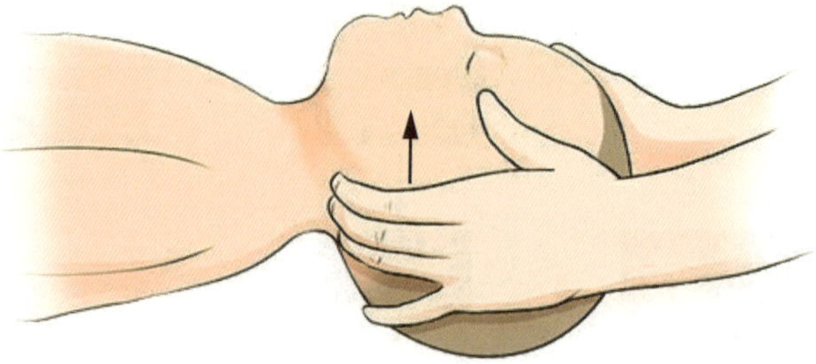

图6-6　托颌法

（3）第三步，评估呼吸、心跳，判断是否进行心肺复苏（图6-7）。

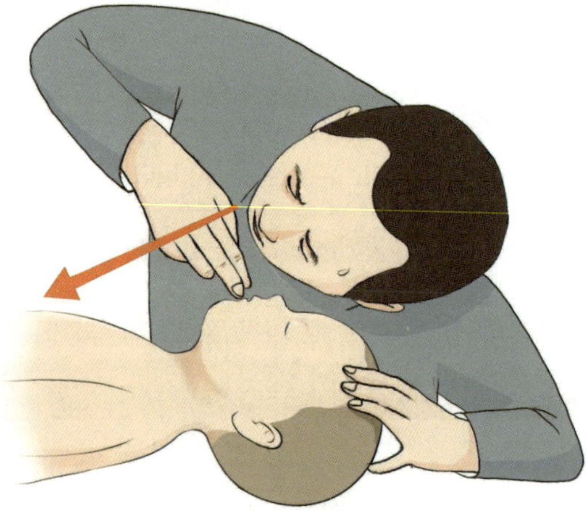

图6-7　评估呼吸

1）呼吸：侧头靠近患儿口鼻感受有无气息，同时观察患儿胸部有无起伏。最多用10秒、最少5秒，数数计时，“1001、1002……1005”。

2）心跳：触摸脉搏（婴幼儿肱动脉，大童颈动脉）（图6-8）。最多用10秒、最少5秒，数数计时，“1001、1002……1005”。

3）判断：①如果患儿呼吸正常，有脉搏（＞60次/分），可继续监测患儿情况，直到急救人员到场。②如果患儿有脉搏，但无呼吸或仅是喘息，给予人工呼吸5次（每3～5秒给予1次呼吸）后再次判断脉搏。若

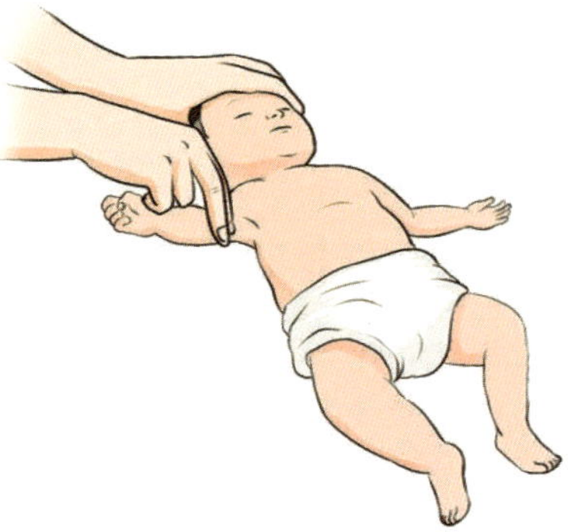

触摸肱动脉搏动

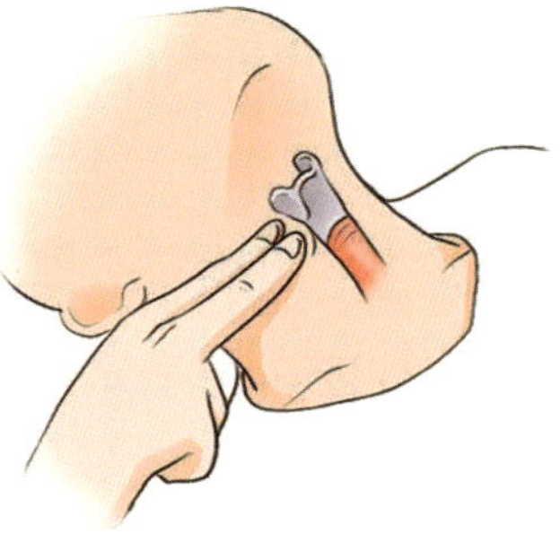

触摸颈动脉搏动

图6-8　评估心跳

脉搏＜60次/分（如数脉搏5秒，感受到10次，则此时脉搏为5×10＝50次/分），开始胸外按压，每2分钟检查1次脉搏。③如果没有感受到脉搏，应立即开始进行胸外按压。

（4）第四步，摆好体位。

1）让患儿仰面平躺在固定的表面，如地板上，保持呼吸道畅通。

2）解开患儿的衣物，找到按压部位——两乳头连线中点（图6-9）。

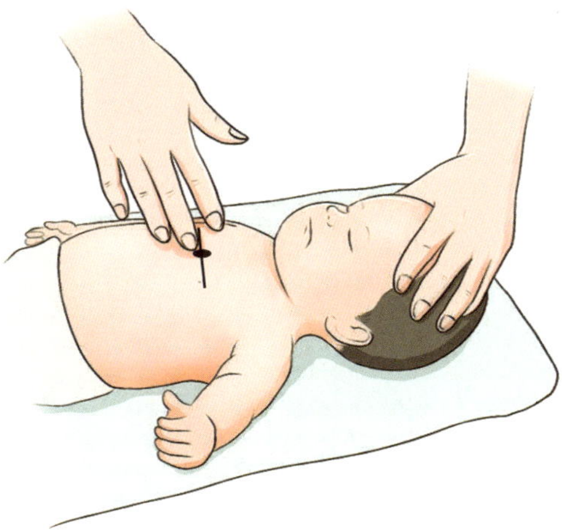

图6-9　胸外按压部位

（5）第五步，胸外按压。

1岁以内患儿采用以下两种方法。

1）双指按压法：一手示指与中指并拢，在患儿两乳头的中心点进行胸部按压，另一手固定头部，或放在小儿后背轻轻抬起胸廓，使头部处于自然位置，如图6-10所示。

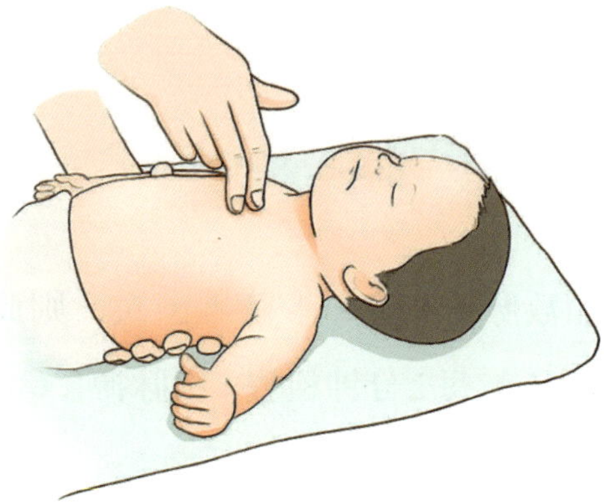

图6-10　双指按压法

2）双手环抱按压法：将双手围绕患儿胸部，用两拇指重叠或并列压迫胸骨，如图6-11所示。

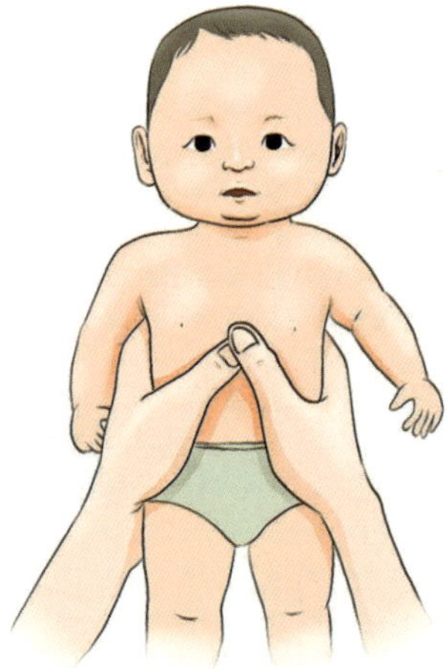

图6-11　双手环抱按压法

按压深度：至少为胸廓前后径的1/3，约为4cm。

1～3岁幼儿采用单掌按压法。将一手的掌根部置于患儿双乳头连线胸骨上，注意不要压迫剑突，手指抬起离开肋骨，仅手掌根保持和胸骨接触（图6-12）。手臂伸直，凭借体重，垂直下压，使胸骨下陷至少为胸廓前后径的1/3，约5cm。另一只手按压在患儿的前额，保持气道畅通，如图6-12所示。

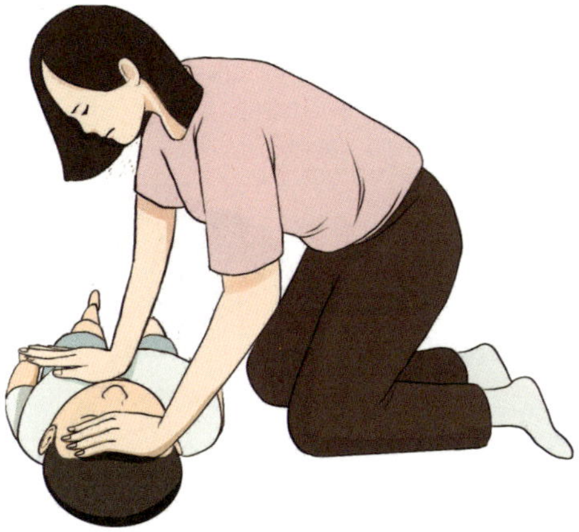

图6-12 单掌按压法

（6）第六步，人工呼吸。

气道通畅后，患儿可能出现自主呼吸。如仍无自主呼吸时应采用人工辅助通气，以维持气体交换。常用的方法是口对口人工呼吸。

施救者先深吸一口气，如果是1岁以下婴儿，将嘴覆盖婴儿的鼻和嘴（图6-13）；如果是较大的幼儿，用口对口，拇指和示指紧捏住患儿的鼻孔，保持其头后倾（图6-14）；将气吹入，同时可见胸廓起伏。每次吹气，时间持续1秒，停止吹气后，放开鼻孔，使患儿自然呼气，排出肺内气体。口对口呼吸即使操作正确，吸入氧浓度也较低（＜18%），操作时间过长，施救者极易疲劳，也有感染疾病的潜在可能，故应尽快获取其他辅助呼吸的方法替代。

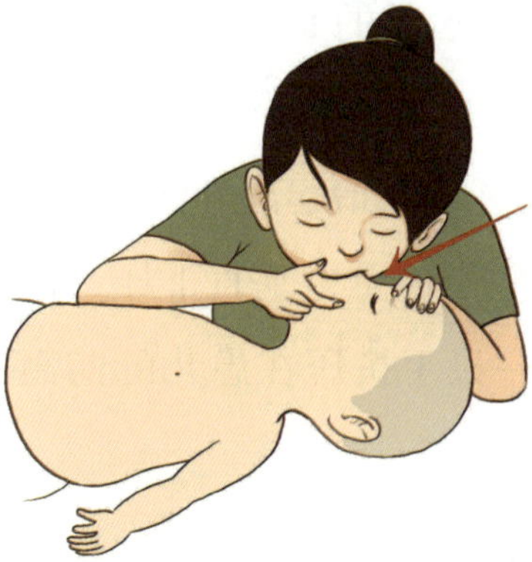

图6-13　1岁以内患儿，人工呼吸盖住口鼻

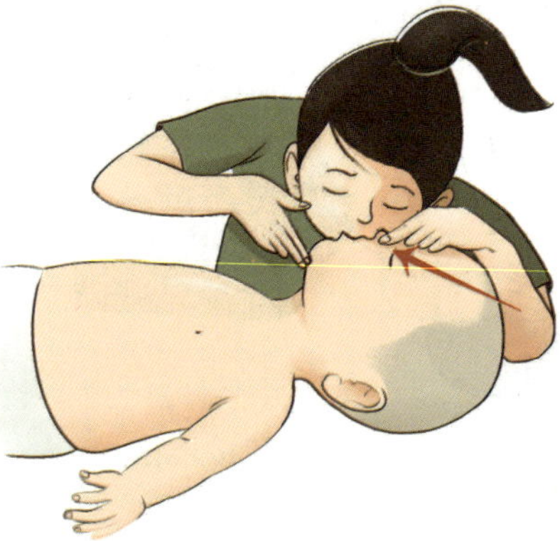

图6-14　1岁以上幼儿，人工呼吸口对口，捏住鼻孔

吹气时间：持续吹气1秒以上。

吹气量：以使被救人员胸廓有明显起伏为宜。

人工呼吸与胸外按压的配合：对于婴儿和儿童，只有1位施救者时每胸外按压30次给予2次人工呼吸，有2位施救者时每胸外按压15次给予2次人工呼吸。若患儿有心跳、脉搏而无自主呼吸，则每分钟给予12～20次人工呼吸，无须按压心脏。

不同年龄的心肺复苏急救法总结见表6-1。

表6-1　不同年龄心肺复苏急救法

	婴儿（1岁以内）	幼儿（1～3岁）
评估意识	拍打脚底	拍打肩膀
评估心跳	肱动脉	
按压部位	稍低于双乳头连线	双乳头连线中点与胸骨交界处
按压方法	双指按压法 双手环抱按压法	单掌按压法 双掌按压法
按压深度	约4cm	约5cm
按压速度	至少100～120次/分，年龄越小，频率越快	
开放气道	仰头提颏法。如头颈部有创伤，可用托颌法	
人工呼吸	口对嘴鼻	口对口，同时捏住鼻孔
按压/通气比例	单人30∶2，双人15∶2	

6. 何时可以停止心肺复苏?

在急救医生到来或患儿恢复自主呼吸之前，不要停止心肺复苏。重复胸部按压、人工呼吸，5个循环后重新快速判断意识、呼吸、心跳：“1001、1002……1005”。

如果患儿恢复意识，出现自主呼吸，脉搏可达60次/分以上，且面色逐渐红润、皮温变暖，即可停止心肺复苏。如果已经拨打120或999，应该让到来的专业急救人员检查一下，也可以送往医院进行详细检查，确保儿童已脱离危险，且没有发生并发症。

7. 为什么给孩子喂药这么难?

（1）药苦。是药三分苦，尤其大部分中成药的苦味是很难被掩盖的。

家长在选择药物时，尽可能选择孩子可以接受的口味，毕竟口服药只有吃进肚子里才可以发挥作用。

（2）生病难受。有些小宝宝生病会有咳嗽、鼻塞，这些症状会让宝宝烦躁、哭闹。家长应该先处理这些症状或进行安抚，让宝宝安静下来再喂药。

（3）害怕。有些喂药困难是由家长的吓唬、恐吓造成的。例如，孩子挑食或者玩水、贪凉的时候，家长会对孩子说："你再这样是要生病的，让医生阿姨给你打针、吃药。"虽然生病吃药是很正常的事，但是家长以吓唬的语气跟孩子说，会让孩子把吃药当作是一种惩罚，把医务人员当成坏人，除了吃药困难，甚至还会看病困难。

8. 如何正确地给宝宝喂药?

千万不要再捏着鼻子灌药！如果宝宝的鼻子被捏住，嘴巴就需要同时承担呼吸及进食两个功能。当宝宝换气时，灌进去的药物会进入气管，引起误吸，轻则引起呛咳或支气管、肺部的炎症，重则阻塞呼吸道造成窒息死亡。

给小宝宝喂药的正确姿势：将宝宝搂在怀里，半仰卧或者坐立都可以，不要平躺。喂药后也不要立刻躺下，观察5～10分钟左右再放下，并且让宝宝保持侧卧或半卧位（图6-15）。

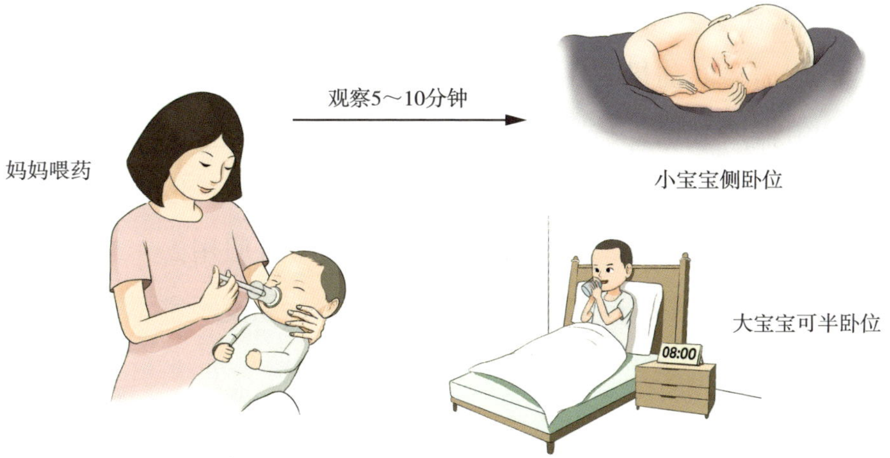

图6-15 喂药的正确姿势

9. 不同剂型的药物怎么喂?

（1）滴剂：滴剂型药物，一般在滴管上会有刻度，或说明每毫升药物需要多少滴，家长只需按照药物说明或遵医嘱取用相应的剂量。

（2）混悬剂：如退热药，服用前需要摇匀再取用。

（3）冲剂：用温水化开即可服用。有些药物的说明中有水量要求，如蒙脱石散，它是通过在消化道黏膜上形成一层保护膜而治疗腹泻的药物，冲调的浓度过稀或过稠都会影响药物效果，因此家长一定要严格遵守。对于其他没有冲调要求的药物，为了宝宝可以“一饮而尽”，家长可以用尽可能少的水来冲调。

（4）油剂：如维生素AD，用专用、干净的剪刀剪开，直接挤入勺子或嘴里服用。

（5）片剂/胶囊：很多早产儿出院后还会继续服用一些补充药物，比如钙片或铁剂，通常会是片剂或胶囊，需要按医嘱服用合适的剂量。家长可以采用专门的切割器对片剂进行分割，如1/2、1/4。如果需要的剂量比

1/8还要少或者是不规则的剂量，可以用温水将片剂全部溶解，再用注射器精准取用需要的剂量。比如需要1/9片时，可以用9ml的温水将片剂溶解，用注射器取1ml。又或是需要0.35g时，在药物包装上找到每一片药或每一粒胶囊是多少剂量，比如每片或每粒是0.5g，可以用5ml温水化开药物，用注射器取3.5ml即可。如果药物需要每日服用2～3次，化开的药水可以密封好放在冰箱里保存24小时，取出后恢复至室温再服用。

10. 哪些方法可以使喂药更轻松?

（1）选择味道较好的药物：尽可能选择孩子可以接受的口味。如果有些药确实无法替换，可以按照先苦后甜的顺序进行喂药。

（2）使用合适的喂药工具：

1）按给药方式分，喂药工具分为按压式和注射器式（图6-16）。按压式对于新手较友好，药物流速靠挤压的方式比较好控制。注射器式适用于液体量较大的药物，对家长手部动作要求略高，不太熟悉操作的话，可能一下用力过大，将药物“喷射”到孩子嘴中造成呛咳。所以在使用注射器式喂药前，家长先在药杯里练习推注射器的动作，控制好药物的滴注速度，再给孩子喂药。

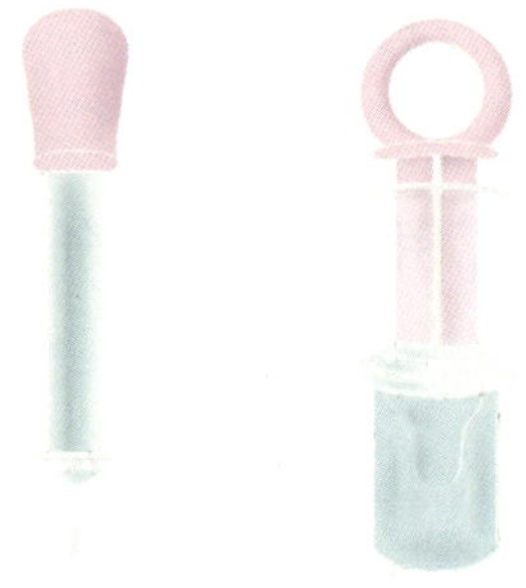

图6-16　按压式（A）和注射器式（B）喂药工具

2）按进入口腔部分的类型，喂药工具可分为滴管式和奶嘴式（图6-17）。滴管式可以将药物滴到宝宝味蕾较少的部位（舌下、舌头两侧），这样可以减少宝宝对苦味的觉知。不要将滴管放在舌头正中靠后的位置，避免引起呕吐反射或呛咳。宝宝越小，选择的滴管越要细软。奶嘴式适用于液体量较大且味道较好的药物，喂药时也更接近宝宝的习惯，能更轻松地让宝宝服用药物。

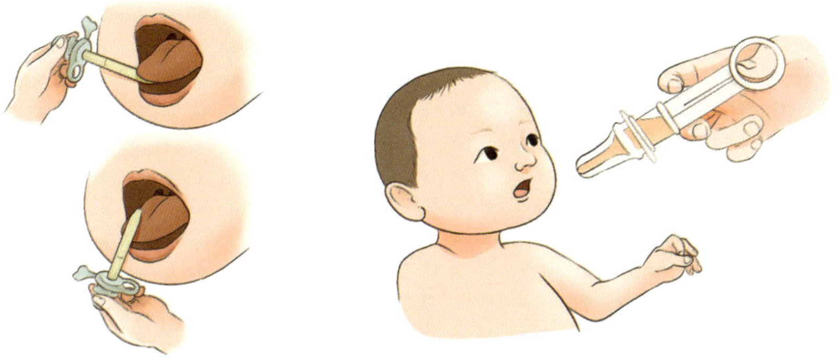

A　　　　B

图6-17　滴管式（A）和奶嘴式（B）喂药工具

3）给婴儿喂药时，由于宝宝还听不懂，不能进行沟通，家长在喂药时要“速战速决”。一是用尽可能少的水来冲调（没有冲调要求的药物），二是喂药时利用合适的喂药工具。喂药后，要及时安抚、转移注意力，夸奖宝宝很配合。即使宝宝听不懂，家长也要把吃药的好处念叨给宝宝听，从小培养孩子配合吃药的习惯。

4）面对可以沟通的大宝宝时，家长在平时可以选取一些关于人体健康的绘本、动画片，把科学的健康知识教给他。当孩子生病时，营造轻松的喂药环境，不要摆出很夸张的阵仗（全家总动员，拿出各种工具、玩具等），避免给孩子带来吃药好似“强敌来袭”的感觉。喂药时，同样是少加水，配合喂药工具，再利用生病吃药的动画人物或者身边的人作为榜样，来引导孩子服药。如果药很苦，服药后可以多喝些温水。家长要记得对孩子进行夸奖，如“这么难吃的药你居然吃下去了，比爸爸妈妈都勇敢，你真的太棒了”。

11. 孩子吃药后，一会儿就吐了，需要再喂一次吗？

需不需要再喂一次，主要看三个因素：呕吐时间、呕吐量及宝宝状态。如果只是嘴角流出一些药，或者不到喂药量的一半，一般不需要补喂药物。下面以退热药为例（图6-18）。

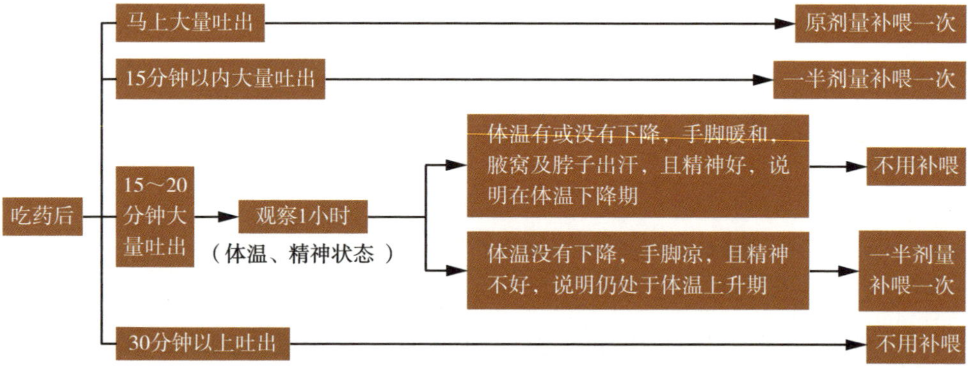

图6-18　是否补喂药物示意

12. 怎样知道我的孩子长得好不好？

评价一个孩子的体格发育情况，一般包括三个指标：身长/身高、体重和头围。某一次的测量数值并不能说明问题，需要动态监测孩子的生长情况，以生长曲线趋势作为依据，综合身长/身高、体重的曲线一起看，才能评判孩子的体格发育是否健康。

从宝宝出生起一直到6岁，推荐家长养成定期给宝宝测量身长/身高、体重，绘制生长曲线的习惯，让宝宝“自己和自己比”。

0～12月龄，每个月测量一次；13～24月龄，每3个月测量一次；2～6岁，至少每半年测量一次；6岁以上，至少每年测量一次。

在生长曲线图（图6-19、图6-20）上按月龄标注对应的数值点，然后

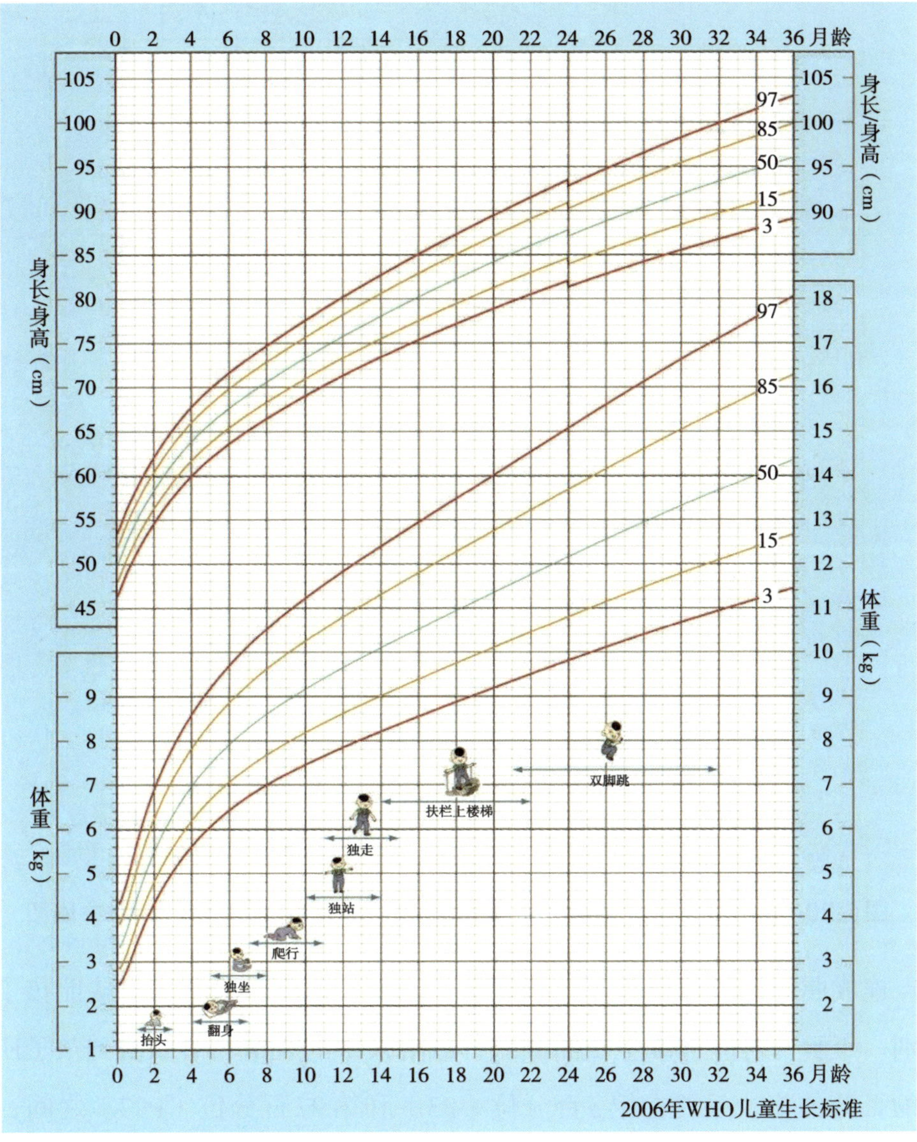

图6-19　0～3岁男童身长（身高）/年龄、体重/年龄百分位标准曲线图

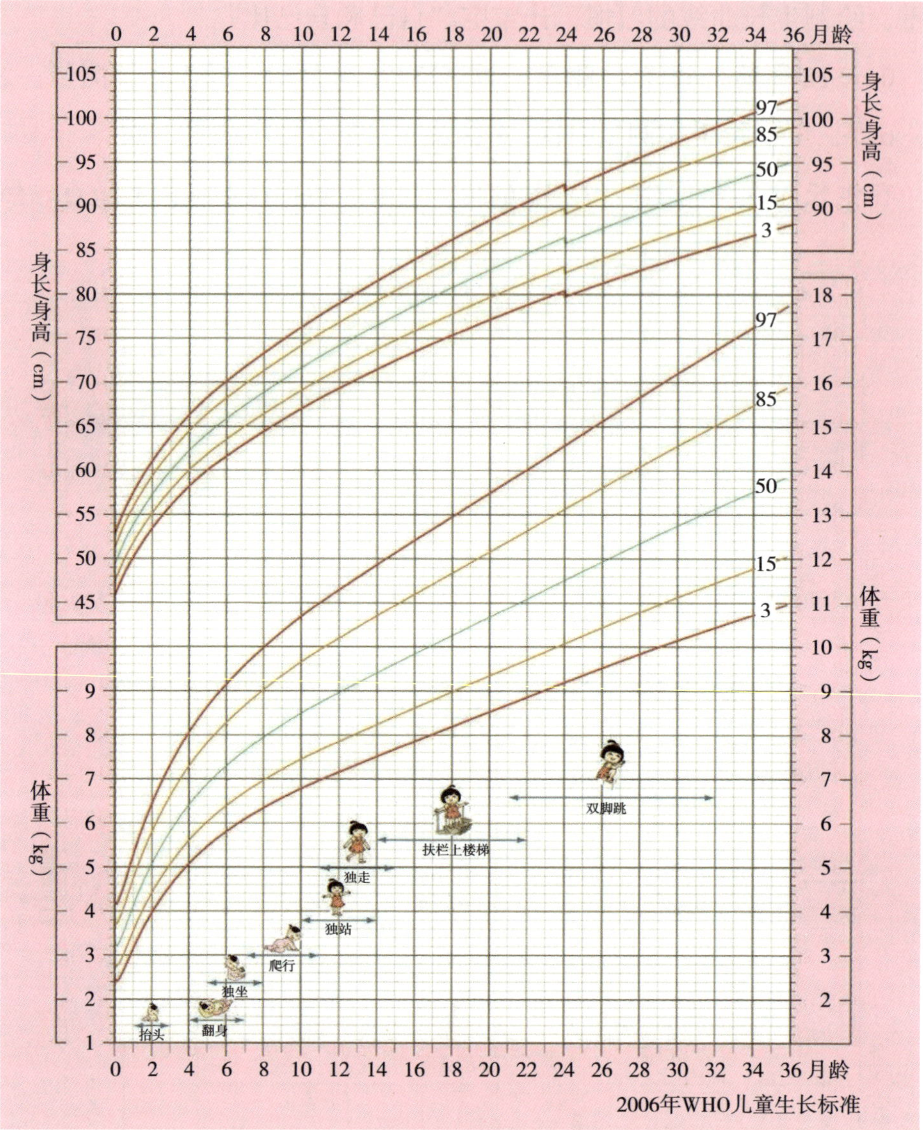

图6-20　0～3岁女童身长（身高）/年龄、体重/年龄百分位标准曲线图

将点连成曲线，就可以直观地看到孩子的生长速度是否平稳。按照孩子的性别、年龄，对应标准生长曲线图，或附录中的表格，可以找到孩子所对应的百分位值。只要在第3百分位（P3）和第97百分位（P97）之间，且增速平稳，都是正常的［不要以第50百分位（P50）作为可以接受的最低标准]。我们还可以通过曲线上的拐点，快速找到问题出现的时间节点。例如，添加辅食后，体重从原来的第75百分位（P75）下降到不足第50百分位（P50），说明体重增长确实出现了问题，如果没有绘制生长曲线，可能不会那么快发现这个问题。如果生长曲线波动较大，并伴随其他异常表现，就要提高警惕，及时就医。

13. 在家如何给2岁以内宝宝测量身长、体重、头围？

（1）身长/身高

2岁以内（图6-21）：测量时，让宝宝平躺在床上，伸展身体，家长可以用一只手轻轻按直宝宝的一侧腿，脚底垂直于地面，用两本较厚的书，垂直于宝宝所在的水平面，分别抵在头顶和脚掌处，然后用尺子测量两本书之间的距离，得到的数值称作身长。

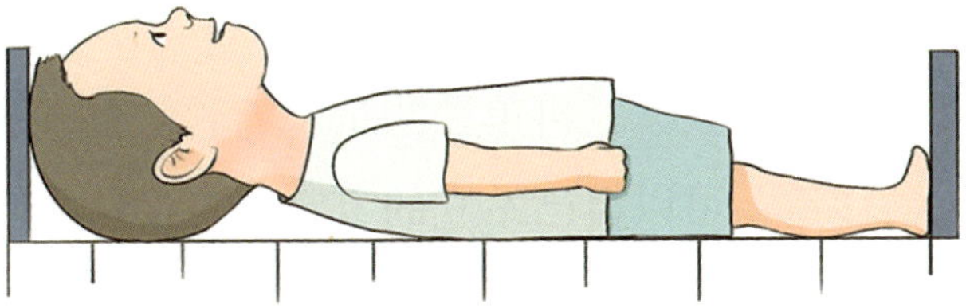

图6-21　2岁以内平躺测身长

2岁以上（图6-22）：使用带刻度的贴画贴到墙上，测量身高时让宝宝脚跟、臀部、头枕部（后脑勺）紧贴墙壁站直，注意测量时使用尺子或硬质书本垂直墙面后紧贴宝宝头顶，可以保证测量值的精确性，得到的数值称作身高。一般早上测量身高比晚上测量会高1～2cm，比卧位测量也会有1～2cm误差。

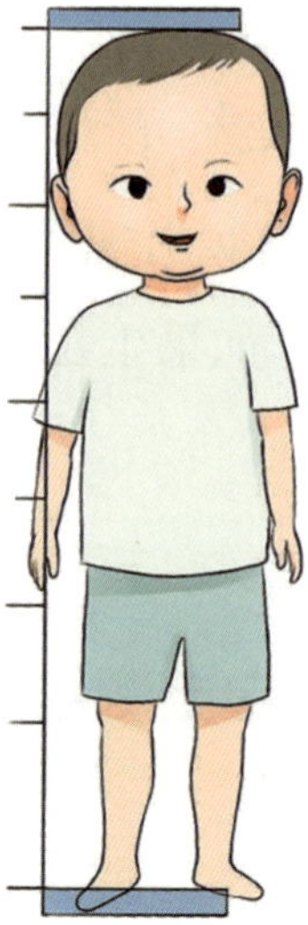

图6-22　2岁以上站立测身高

（2）体重：每次称体重尽量选在每日相同的时间，在宝宝安静且相同的状态（吃奶前或吃奶后），给宝宝换上干爽的纸尿裤，只留贴身衣物（夏天可不穿），将他放在婴儿秤上躺好，读取上面的数字并记录（图6-23）。如果担心宝宝在婴儿秤上乱动而测量不准，家长也可以先抱着宝宝用成人体重秤测量一个数值，再单独测量家长的体重，两次测量值之间的差值就是宝宝的体重。可以自己站立的宝宝，直接站在体重秤上称重即可（图6-24）。

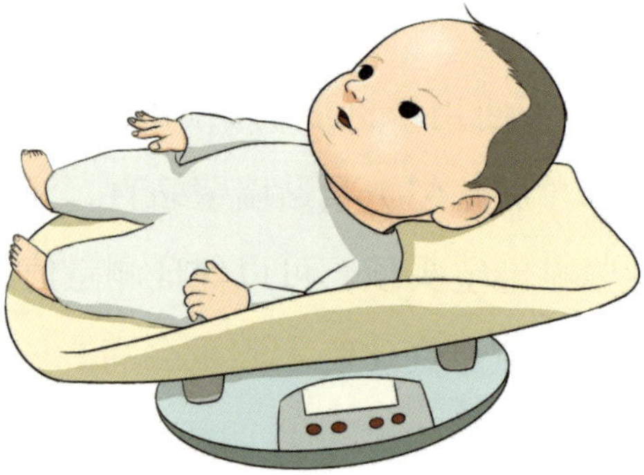

图6-23　婴儿秤称体重

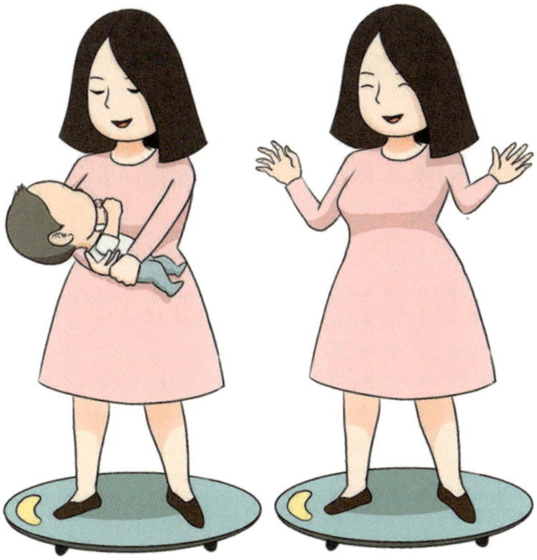

图6-24　家长抱着称体重

（3）头围：采用四点定位法。四点分别是两条眉毛各自的中间点和两耳尖对应在头上的点。确定之后，用软尺经过这四点，绕头部一周，得到的就是宝宝头围的数值（标准数值范围见附录）（图6-25）。

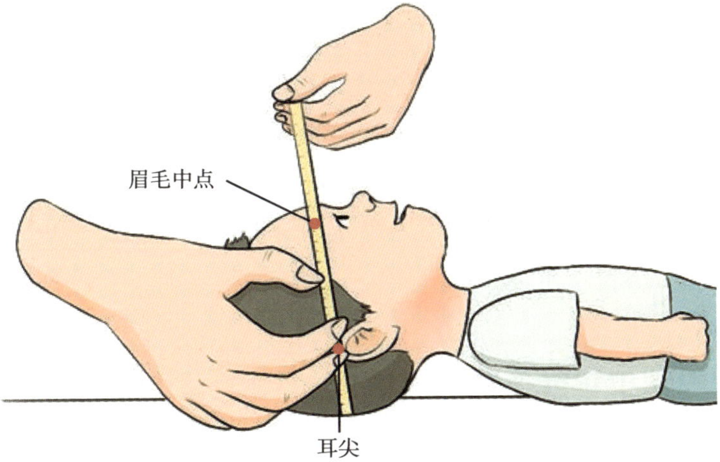

图6-25　测量头围

14. 孩子比同龄人矮，需要就医吗？

身高由遗传和外部环境共同决定。目前的研究普遍认为，遗传因素占到60%～70%，也就是说，孩子的身高主要还是取决于父母。因此，当孩子比同龄人矮时，我们首先看父母身高所在百分位。如果父母的身高在第50百分位以上，就需要带身高偏矮的孩子就医检查，分辨出是晚长还是其他原因。如果父母身高是偏矮（低于第50百分位），我们就要关注孩子的生长速度了。正常儿童在不同时期的生长速度是不同的，如表6-2所示。当孩子处于正常生长速度时，除保证合理饮食、运动、睡眠外，无须就医。

表6-2　宝宝正常生长速度与生长缓慢判定

	正常生长速度	生长缓慢
0～1岁	25cm/年	每年＜7cm
1～3岁	10～13cm/年	每年＜7cm
3岁至青春期	5～7cm/年	每年＜5cm
青春期		
女孩	4.5～6.5cm/年	每年＜6cm
男孩	4～6cm/年	每年＜6cm

15. 宝宝胖乎乎就是养得好吗？

胖宝宝肉嘟嘟的，很是招人喜欢。看到宝宝瘦了，会责怪年轻父母不会养孩子，甚至说母乳营养不好，要喂奶粉等。要知道，宝宝过于胖也是有很多危害的。如影响宝宝骨骼生长，心肺功能差，易发生睡眠呼吸暂停综合征、高血压、皮肤感染等，糖尿病的风险也会增加。随着宝宝长大，肥胖也容易使宝宝的自尊心降低，缺乏自信。因此，避免宝宝肥胖也是非常重要的。

判断宝宝是不是过于胖或喂养不足，需要参考一个指标：体重指数BMI（Body Mass Index）。具体方法分以下3步。

第一步：用体重（kg）除以身高（m）的平方，得出自己宝宝的BMI。

$$BMI=\frac{体重（kg）}{[身高（m）]^2}$$

第二步：在表A-7和表A-8中找到对应的标准差数值。

第三步：对照表6-3，就可以找到相应评价。

举个例子：

一个6岁3个月的男孩，身高128cm，体重25kg。

首先，用体重（25kg）除以身高（1.28m）的平方，BMI等于15.2（注意：BMI的身高以米为单位）。

然后在《7岁以下男童年龄别BMI的标准差数值》表里找到这个数字，位于−1SD和＋1SD之间。

最后在《儿童营养状况的标准差评价方法》里（表6-3），找到对应的内容是“−”。说明孩子的营养状况是良好的，既不太胖也不太瘦。

表6-3　儿童营养状况的标准差评价方法

BMI标准差法	≥＋3SD	＋2SD～＋3SD	＋1SD～＋2SD	−1SD～＋1SD	−2SD～−1SD	−3SD～−2SD	＜−3SD
评价	重度肥胖	肥胖	超重	—	—	消瘦	重度消瘦
年龄别体重	—	—	—	—	—	低体重	重度低体重
年龄别身长/身高	—	—	—	—	—	生长迟缓	重度生长迟缓

续　表

BMI标准差法	≥+3SD	+2SD～+3SD	+1SD～+2SD	-1SD～+1SD	-2SD～-1SD	-3SD～-2SD	<-3SD
身长/身高别体重	重度肥胖	肥胖	超重	—	—	消瘦	重度消瘦
年龄别BMI	重度肥胖	肥胖	超重	—	—	消瘦	重度消瘦

注："—" 表示正常。

16. 如何让孩子健康成长?

孩子的高矮胖瘦"七分天注定，三分靠打拼"，但后天的打拼对于把遗传基因发挥到最大效能，也起着十分关键的作用。家长们可以从以下4个方面帮助孩子健康成长。

（1）合理饮食，足量饮奶

0～6月龄：坚持6月龄内纯母乳喂养，顺应喂养，出生后1周开始坚持补充维生素D，妈妈在此阶段也要保持饮食均衡，为孩子提供优质的母乳。

7～24月龄：继续母乳喂养，保证奶量每天500～600ml，从富含铁质泥糊状食物开始添加辅食，逐步达到食物多样。

2～5岁：食物品种多样，规律就餐，每天饮奶350～500ml，参照《中国居民膳食指南（2022年）》，针对儿童食物的食材种类推荐，来给孩子搭配饮食。

6岁以上：吃好早餐，合理选择零食，每天饮奶300ml。

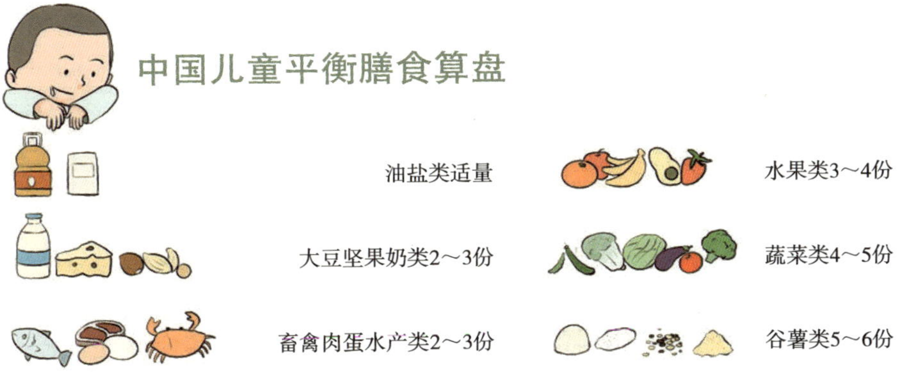

过多的营养补充剂会增加孩子的身体负担，还有引发性早熟的风险。合理饮食才是正确的选择，挑食偏食的孩子，也不建议家长强行喂，而是针对孩子心理进行合适的引导（如游戏任务、榜样力量、绘本等），从小培养正确的饮食习惯。

（2）睡眠充足，作息规律

不同年龄阶段的宝宝需要的睡眠时长是不同的，美国国家睡眠基金会（National Sleep Foundation，NSF）给出了合适的睡眠时间的指导建议（图6-26）。

家长要帮助孩子建立良好的睡眠规律，1岁以内一般不晚于21：00，起床时间也不宜过早。晚上睡眠不足用午睡“补”的做法是不科学的。另外，让宝宝“懂得夜的黑”。白天睡眠不必特意遮光，这样宝宝能认知和习惯白天的光亮。夜间睡眠尽量不开灯，营造一个较暗且较安静的睡眠环境。如果在浅睡时，宝宝的手脚会有些“小动作”，如微笑、皱眉、吸吮、睁眼、啼哭等，家长不要着急安抚宝宝，这些小动作是宝宝正在把白天所见所听进行巩固记忆，对宝宝发展新的脑细胞功能十分有利。不打扰宝宝，让深睡和浅睡两种状态交替进行，可以逐渐延长夜间睡眠时间，提高睡眠效率。

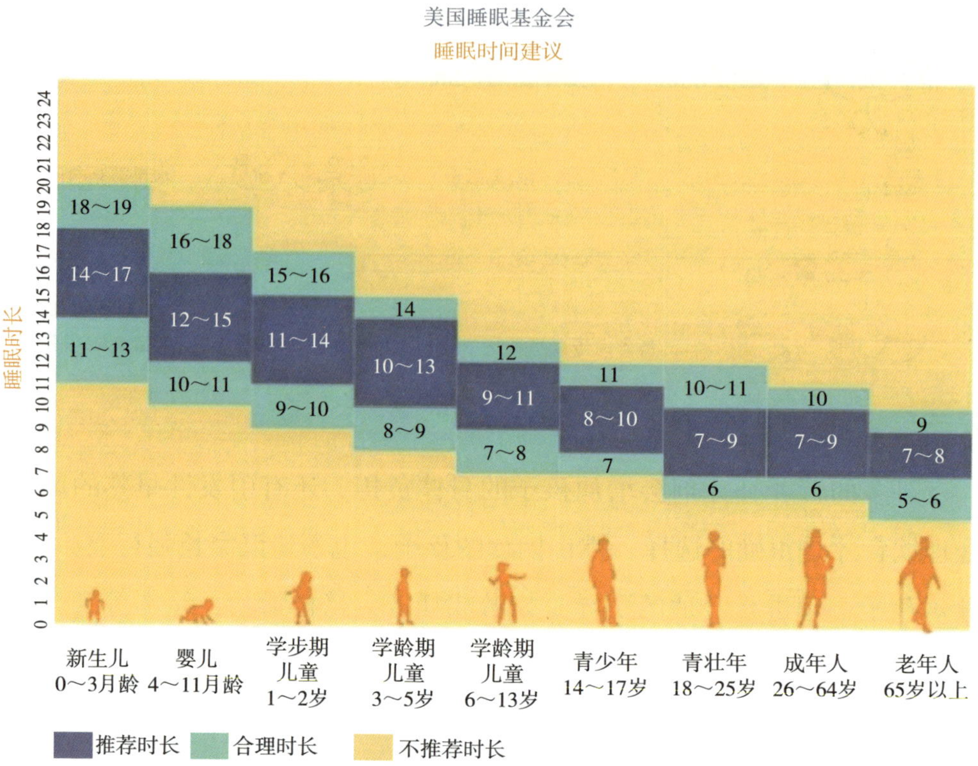

图6-26　美国睡眠基金会睡眠时间建议

（3）合理运动，促进生长

合理运动不但保证了宝宝的肌肉骨骼得到锻炼，还可以促进宝宝睡眠、进食。

综合美国儿科学会和我国的学龄前儿童运动指南，适合不同年龄段孩子的每日运动如下。

0～1岁：每天多次以多种方式进行身体活动，特别是家长的互动式游戏；对于尚不能自主运动的婴儿，可选择趴卧、抬头训练；每天累计≥30分钟，每次不少于10分钟。

1～2岁：每天累计≥3小时，每次不少于10分钟。简单动作的模仿游戏、钻洞游戏、散步、攀爬、自由跑跳、踢球等。

3～5岁：每天累计≥3小时，每次不少于30分钟。其中至少包括1小时中等到剧烈强度的活动，如快步走、跑跳、骑平衡车等。

6岁以上：每天累计≥1小时，每次不少于30分钟。每周至少应有3天进行剧烈强度有氧运动及增强肌肉和骨骼的运动，如跑跳、球类等。

（4）情绪健康，氛围轻松：生活环境也会影响孩子的身高，比如长期生活在狭小、压抑的空间，或长期受到家长的批评、打压等，都会导致孩子的生长激素分泌减少。因此，家长要给孩子布置一个相对宽敞、明亮的房间。与孩子相处时，家长要善于发现孩子的优点，遇到问题尽量保持情绪平和，营造轻松的家庭氛围。尊重孩子的生长规律，不“揠苗助长”，多陪伴、少批评、常交流，良好的心情才是孩子真正需要的。身高固然重要，但孩子的健康和快乐更重要，不是吗？

谣言粉碎机

1. 药太苦，用果汁、牛奶送服，或者把药直接掺在食物里

错。家长心疼孩子，就会想到用牛奶、果汁等“好吃的”送服药物。但是，果汁、水果含有大量的维生素、果糖、果酸等，属于酸性液体，会中和碱性药物，或使药物提前分解，从而影响碱性药物的疗效。甚至在某些情况下，还会增强药物的副作用。牛奶中含有大量的钙、铁等微量元素，可能与抗生素药物、铝制剂等药物形成凝块，从而影响药物吸收。

家长毕竟不是制药专家，因此不要随意改良药物。目前市场上的儿童药物都会尽可能添加甜味剂。服药时，最好使用温水送服，并且与喝果汁/牛奶、吃水果之间，间隔1小时。

另外，经常用哄骗的方法让孩子吃药，长此以往会让孩子认为药就是“好吃的”，而误食药物；而有的孩子识破家长的把戏后，不再相信家长提供的食物，甚至不再相信家长的话，如此便得不偿失。

2. 孩子生病救个急，成人药物减量给孩子吃

错。儿童不是“小大人”，儿科疾病也不是成人疾病的缩小版，用药靠掰、剂量靠猜是不行的。儿童的神经系统、内分泌系统及许多脏器发育尚不完善，肝肾功能及血脑屏障的作用也都不健全。他们不能像成人一样快速地代谢掉药物成分，很多成年人应用安全的药物可能会使儿童药物中毒，甚至带来身体上的潜在伤害。

2016年儿童用药安全调查报告中指出：我国每年约有3万名儿童因用药不合理导致耳聋，送往医院救治的中毒儿童中有73%是因药物中毒。所以儿童用药与成人用药要严格分开，不是减少成人用药的剂量就可以给儿童服用的。

如果孩子患有某些特殊疾病，一定要在医生的指导下服用成人药物，而且不要随意减少或加大药量。谨遵医嘱，定时复查，根据身体发育状况、相关检查及医生诊断，再调整药物剂量。

3. 孩子从小“鹤立鸡群”，以后肯定是高个子

错。孩子早早就“鹤立鸡群”（＞第97百分位，P97），也不见得是好事。一直比同龄孩子个头高6～7cm以上的孩子，往往骨龄偏大，有早发育的问题。建议家长带孩子去医院监测孩子的骨龄、生长激素水平等，尤其是8岁前出现乳房发育的女孩，以及9岁前出现睾丸增大的男孩。如果孩子的骨龄较年龄有超速现象，他的生长周期相对短，骨骺提前闭合而停长。性早熟还会对部分孩子（女孩更容易受影响）的情绪、心理造成一定的影响，害羞、敏感，甚至影响孩子性格的形成。

日常生活中，家长要避免孩子“营养过剩”，荤菜素菜合理搭配，不要过早食用燕窝、海参等补品，不要经常食用油炸食品。避免网上不良信息的影响，尽早让孩子接受性教育，建立正确的性观念。

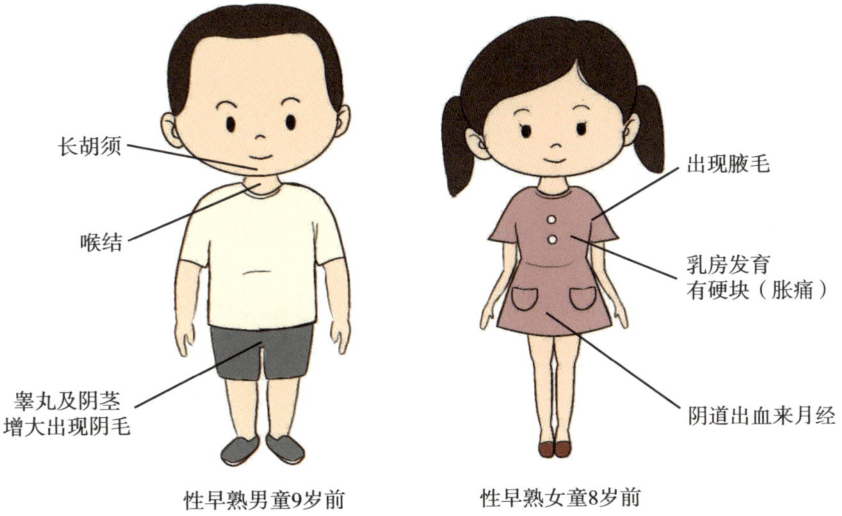

（莫雅睿）

附录A

国家卫生健康委员会2023年3月颁布的《7岁以下儿童生长标准》

表A-1　7岁以下男童年龄别体重的百分位数值　　单位：kg

年龄	P3	P10	P25	P50	P75	P90	P97
0月	2.8	3.0	3.2	3.5	3.7	4.0	4.2
1月	3.7	3.9	4.2	4.6	4.9	5.2	5.6
2月	4.7	5.0	5.4	5.8	6.1	6.6	7.1
3月	5.5	5.9	6.3	6.8	7.3	7.7	8.3
4月	6.1	6.5	7.0	7.6	8.0	8.4	9.2
5月	6.6	7.0	7.5	8.2	8.6	9.0	9.8
6月	6.9	7.4	7.9	8.7	9.1	9.6	10.4
7月	7.2	7.9	8.5	9.2	9.7	10.3	11.0
8月	7.4	8.4	8.9	9.7	10.1	10.8	11.5
9月	7.7	8.7	9.2	10.0	10.6	11.3	12.0
10月	7.9	8.9	9.4	10.3	10.8	11.6	12.3
11月	8.1	9.1	9.6	10.6	11.1	11.9	12.7
1岁	8.3	9.4	9.9	10.8	11.4	12.2	13.0
1岁1月	8.6	9.7	10.2	11.0	11.7	12.6	13.3
1岁2月	8.8	9.9	10.4	11.3	11.9	12.8	13.5
1岁3月	9.0	10.1	10.6	11.5	12.1	13.0	13.8
1岁4月	9.1	10.3	10.8	11.7	12.3	13.2	14.0
1岁5月	9.3	10.5	11.0	11.9	12.5	13.5	14.3
1岁6月	9.5	10.7	11.1	12.1	12.8	13.7	14.6
1岁7月	9.7	10.9	11.3	12.3	13.0	13.9	14.8
1岁8月	9.8	11.1	11.5	12.5	13.2	14.3	15.1
1岁9月	9.9	11.2	11.7	12.8	13.3	14.6	15.4
1岁10月	10.0	11.4	11.9	13.1	13.6	14.9	15.7
1岁11月	10.1	11.6	12.1	13.3	13.8	15.1	16.0
2岁	10.2	11.8	12.3	13.5	14.1	15.4	16.3
2岁3月	10.4	12.1	12.7	13.9	14.6	15.9	16.8
2岁6月	10.8	12.5	13.1	14.3	15.1	16.4	17.4
2岁9月	11.2	13.0	13.7	14.9	15.7	17.1	18.1
3岁	11.6	13.4	14.2	15.4	16.3	17.8	18.7
3岁3月	12.0	13.8	14.6	15.9	16.7	18.3	19.4
3岁6月	12.4	14.1	15.1	16.4	17.3	18.9	20.1

续　表

年龄	P3	P10	P25	P50	P75	P90	P97
3岁9月	12.8	14.5	15.6	16.9	17.8	19.4	20.8
4岁	13.2	14.9	16.1	17.5	18.3	20.1	21.6
4岁3月	13.6	15.3	16.5	18.0	18.7	20.6	22.1
4岁6月	14.0	15.7	17.0	18.4	19.3	21.1	22.6
4岁9月	14.5	16.1	17.4	18.9	19.8	21.6	23.3
5岁	14.9	16.6	17.8	19.1	20.2	22.3	24.2
5岁3月	15.3	16.9	18.1	19.7	21.4	23.2	25.1
5岁6月	16.2	17.4	18.7	20.3	22.2	24.0	26.0
5岁9月	16.6	17.9	19.3	21.0	22.9	24.8	27.0
6岁	17.1	18.3	19.8	21.6	23.6	25.7	27.9
6岁3月	17.5	18.8	20.3	22.2	24.3	26.5	28.9
6岁6月	17.8	19.2	20.8	22.8	25.0	27.3	29.8
6岁9月	18.2	19.7	21.3	23.4	25.7	28.0	30.6

注：年龄为整月或整岁。

表A-2　7岁以下女童年龄别体重的百分位数值　　单位：kg

年龄	P3	P10	P25	P50	P75	P90	P97
0月	2.7	2.9	3.1	3.3	3.6	3.8	4.1
1月	3.5	3.7	4.0	4.3	4.8	4.9	5.3
2月	4.4	4.7	5.0	5.4	6.0	6.2	6.6
3月	5.1	5.4	5.8	6.2	6.8	7.1	7.6
4月	5.6	6.0	6.4	6.9	7.4	7.9	8.4
5月	6.0	6.4	6.9	7.4	7.9	8.5	9.1
6月	6.4	6.8	7.2	7.8	8.4	9.0	9.6
7月	6.7	7.1	7.6	8.1	8.8	9.4	10.0
8月	6.9	7.4	7.9	8.4	9.1	9.7	10.4
9月	7.2	7.6	8.1	8.7	9.4	10.0	10.8
10月	7.4	7.8	8.3	9.0	9.6	10.3	11.1
11月	7.6	8.0	8.6	9.2	9.9	10.6	11.4
1岁	7.7	8.2	8.8	9.4	10.1	10.8	11.6
1岁1月	7.9	8.4	9.0	9.6	10.4	11.1	11.9

续 表

年龄	P3	P10	P25	P50	P75	P90	P97
1岁2月	8.1	8.6	9.2	9.8	10.6	11.3	12.2
1岁3月	8.3	8.8	9.3	10.0	10.8	11.6	12.4
1岁4月	8.4	9.0	9.5	10.3	11.0	11.8	12.7
1岁5月	8.6	9.1	9.7	10.5	11.3	12.1	12.9
1岁6月	8.8	9.3	9.9	10.7	11.5	12.3	13.2
1岁7月	9.0	9.5	10.1	10.9	11.7	12.6	13.5
1岁8月	9.1	9.7	10.3	11.1	11.9	12.8	13.8
1岁9月	9.3	9.9	10.5	11.3	12.2	13.1	14.0
1岁10月	9.5	10.1	10.7	11.5	12.5	13.4	14.3
1岁11月	9.7	10.3	10.9	11.7	12.6	13.6	14.6
2岁	9.8	10.4	11.1	11.9	12.9	13.9	14.8
2岁3月	10.3	10.9	11.6	12.5	13.5	14.8	15.5
2岁6月	10.7	11.4	12.1	13.0	14.1	15.4	16.2
2岁9月	11.1	11.8	12.6	13.6	14.6	15.7	16.9
3岁	11.5	12.3	13.1	14.1	15.3	16.4	17.7
3岁3月	12.0	12.7	13.6	14.7	15.9	17.1	18.4
3岁6月	12.4	13.2	14.1	15.2	16.4	17.7	19.1
3岁9月	12.8	13.6	14.5	15.7	17.0	18.3	19.8
4岁	13.1	14.0	15.0	16.2	17.8	19.0	20.5
4岁3月	13.5	14.4	15.4	16.7	18.1	19.6	21.1
4岁6月	13.8	14.8	15.9	17.2	18.7	20.2	21.9
4岁9月	14.1	15.2	16.4	17.8	19.3	20.9	22.6
5岁	14.7	15.8	16.9	18.4	20.0	21.6	23.4
5岁3月	15.1	16.2	17.5	19.0	20.7	22.3	24.3
5岁6月	15.5	16.7	18.0	19.5	21.3	23.0	25.1
5岁9月	15.9	17.1	18.5	20.2	22.0	23.9	26.0
6岁	16.3	17.6	19.0	20.7	22.7	24.7	26.8
6岁3月	16.7	18.0	19.5	21.3	23.3	25.4	27.6
6岁6月	17.0	18.4	19.9	21.8	23.9	26.1	28.5
6岁9月	17.4	18.8	20.4	22.4	24.6	26.8	29.3

注：年龄为整月或整岁。

表A-3　7岁以下男童年龄别身长/身高的百分位数值　　单位：cm

年龄	P3	P10	P25	P50	P75	P90	P97
0月	47.6	48.7	49.9	51.2	52.5	53.6	54.8
1月	51.3	52.5	53.8	55.1	56.5	57.7	59.0
2月	54.9	56.2	57.5	59.0	60.3	61.6	63.0
3月	58.0	59.4	60.7	62.2	63.7	65.1	66.4
4月	60.8	62.0	63.3	64.8	66.3	67.8	69.3
5月	62.5	63.9	64.6	66.4	68.0	69.5	71.3
6月	64.2	65.7	67.1	68.0	69.6	71.3	73.0
7月	65.7	67.3	68.6	69.4	71.1	72.8	74.6
8月	67.1	68.8	69.7	71.0	72.8	74.5	76.4
9月	68.3	69.8	71.4	72.0	73.8	75.5	77.8
10月	69.5	71.2	72.6	73.4	75.3	77.1	79.1
11月	70.7	72.2	73.6	74.3	76.3	78.1	80.2
1岁	71.7	73.3	74.8	75.6	77.5	79.2	81.4
1岁1月	73.0	74.4	75.9	76.7	78.5	80.2	82.5
1岁2月	73.8	75.4	77.1	77.7	79.6	81.2	83.6
1岁3月	74.8	76.5	78.0	78.6	80.8	82.3	85.1
1岁4月	75.8	77.5	79.2	81.0	82.9	84.6	86.3
1岁5月	76.8	78.5	80.2	82.1	84.0	85.7	87.4
1岁6月	77.7	79.4	81.2	83.1	85.0	86.7	87.4
1岁7月	78.6	80.4	82.1	84.1	86.1	87.8	88.7
1岁8月	79.6	82.3	83.4	85.1	86.1	89.1	91.6
1岁9月	80.5	82.3	84.1	84.1	88.1	89.8	91.6
1岁10月	81.4	83.2	85.0	87.0	89.1	90.9	92.7
1岁11月	82.2	84.1	85.1	87.0	89.1	91.9	93.7
2岁	82.4	84.2	85.6	88.2	90.3	92.2	94.0
2岁3月	84.8	86.7	88.6	90.8	93.0	95.4	96.8
2岁6月	87.0	88.9	91.0	93.2	95.4	97.5	99.4
2岁9月	89.0	91.0	91.3	91.3	91.3	91.3	91.3
3岁	90.9	93.0	95.1	97.5	99.9	101.8	104.1
3岁3月	92.7	94.8	97.0	99.5	101.9	103.8	106.2
3岁6月	94.4	96.6	98.8	101.3	103.8	105.7	108.3

续　表

年龄	P3	P10	P25	P50	P75	P90	P97
3岁9月	96.0	98.3	100.6	103.1	105.7	107.5	110.1
4岁	97.6	99.9	102.3	104.9	107.5	109.2	112.2
4岁3月	99.2	101.6	104.0	106.6	109.4	111.1	114.1
4岁6月	100.8	103.2	105.7	108.4	111.1	113.0	115.9
4岁9月	102.4	104.9	107.4	107.4	107.4	107.4	107.4
5岁	104.1	106.5	109.2	112.0	114.6	116.6	118.3
5岁3月	105.7	108.2	110.9	113.7	116.6	118.6	120.3
5岁6月	107.2	109.9	112.5	115.5	118.1	120.4	121.9
5岁9月	108.8	111.4	114.1	117.1	119.7	122.2	123.7
6岁	110.3	113.0	115.7	118.5	121.9	123.9	125.5
6岁3月	111.7	114.5	117.4	120.4	124.0	126.1	128.0
6岁6月	113.0	116.4	118.7	122.0	125.6	128.0	129.8
6岁9月	114.5	117.8	120.3	123.5	127.2	129.8	132.5

注：2岁以下适用于身长，2～7岁以下适用于身高。年龄为整月或整岁。

表A-4　7岁以下女童年龄别身长/身高的百分位数值　　单位：cm

年龄	P3	P10	P25	P50	P75	P90	P97
0月	46.8	47.9	49.1	50.3	51.6	52.7	53.8
1月	50.4	51.6	52.8	54.1	55.4	56.6	57.8
2月	53.8	55.0	56.3	57.7	59.1	60.4	61.6
3月	56.7	58.0	59.3	60.8	62.2	63.5	64.8
4月	59.1	60.4	61.7	63.3	64.8	66.1	67.4
5月	61.0	62.4	63.8	65.3	66.9	68.2	69.6
6月	62.7	64.1	65.1	67.1	68.7	70.1	71.5
7月	64.2	65.6	67.1	68.7	70.3	71.7	73.1
8月	65.6	67.0	68.5	70.1	71.7	73.2	74.7
9月	66.8	68.3	69.8	71.5	73.1	74.6	76.1
10月	68.1	69.6	71.1	72.8	74.5	76.0	77.5
11月	69.2	70.8	72.3	74.0	75.7	77.3	78.8
1岁	70.4	71.9	73.5	75.2	77.0	78.6	80.1

续 表

年龄	P3	P10	P25	P50	P75	P90	P97
1岁1月	71.4	73.0	74.6	76.4	78.2	79.8	81.4
1岁2月	72.5	74.1	75.7	77.5	79.3	81.0	82.6
1岁3月	73.5	75.2	76.8	78.6	80.5	82.1	83.8
1岁4月	74.6	76.2	77.9	79.7	81.6	83.3	84.9
1岁5月	75.7	77.2	78.9	80.8	82.7	84.4	86.1
1岁6月	76.5	78.2	79.9	81.9	83.8	85.5	87.2
1岁7月	77.5	79.2	80.9	82.9	84.8	86.6	88.3
1岁8月	78.4	80.1	81.9	83.9	85.9	87.6	89.4
1岁9月	79.3	81.1	82.9	84.9	86.9	88.7	90.4
1岁10月	80.2	82.0	83.8	85.8	87.9	89.7	91.5
1岁11月	81.1	82.9	84.7	86.8	88.8	90.7	92.5
2岁	81.2	83.0	84.9	87.0	89.1	90.9	92.9
2岁3月	83.6	85.5	87.4	89.5	91.7	93.6	95.5
2岁6月	85.7	87.7	89.7	91.9	94.1	96.1	98.1
2岁9月	87.7	89.8	91.8	94.1	96.4	98.4	100.5
3岁	89.7	91.8	93.9	96.2	98.5	100.7	102.7
3岁3月	91.5	93.6	95.8	98.0	100.6	102.8	104.9
3岁6月	93.2	95.4	97.6	100.1	102.5	104.8	106.9
3岁9月	94.9	97.1	99.4	101.9	104.4	106.7	108.9
4岁	96.5	98.8	101.1	103.7	106.3	108.6	110.9
4岁3月	98.1	100.4	102.8	105.4	108.1	110.4	112.8
4岁6月	99.7	102.1	104.5	107.2	109.9	112.3	114.7
4岁9月	101.3	103.8	106.2	108.9	111.8	114.1	116.7
5岁	103.0	105.5	108.0	110.8	113.6	116.1	118.6
5岁3月	104.6	107.1	109.7	112.6	115.4	117.8	120.6
5岁6月	106.1	108.7	111.3	114.3	117.2	119.5	122.4
5岁9月	107.6	110.2	112.9	115.9	118.9	121.5	124.2
6岁	109.0	111.7	114.5	117.5	120.7	123.3	126.0
6岁3月	110.4	113.2	116.0	119.1	122.2	124.9	127.7
6岁6月	111.8	114.6	117.4	120.6	123.7	126.6	129.4
6岁9月	113.2	116.0	118.9	122.1	125.3	128.2	131.0

注：2岁以下适用于身长，2～7岁以下适用于身高。年龄为整月或整岁。

表A-5　0～3岁男童年龄别头围的百分位数值　　单位：cm

年龄	P3	P10	P25	P50	P75	P90	P97
0月	31.9	32.7	33.4	34.3	35.2	36.0	36.8
1月	34.8	35.5	36.2	37.0	37.8	38.5	39.2
2月	36.9	37.6	38.3	39.1	39.9	40.6	41.3
3月	38.3	39.0	39.7	40.5	41.3	42.0	42.7
4月	39.4	40.1	40.8	41.6	42.4	43.1	43.9
5月	40.3	41.0	41.7	42.4	43.1	43.8	44.7
6月	41.1	41.8	42.4	43.1	43.8	44.4	45.4
7月	41.8	42.5	43.2	43.8	44.6	45.2	46.1
8月	42.4	43.1	43.8	44.4	45.1	45.8	46.7
9月	42.8	43.6	44.3	44.9	45.6	46.2	47.0
10月	43.2	43.9	44.7	45.3	46.0	46.7	47.5
11月	43.6	44.3	45.0	45.5	46.5	47.0	47.8
1岁	43.8	44.6	45.5	45.8	46.8	47.5	48.0
1岁1月	44.1	44.8	45.5	46.0	47.0	47.7	48.3
1岁2月	44.4	45.0	45.8	46.2	47.2	47.9	48.4
1岁3月	44.5	45.2	45.9	46.3	47.3	48.1	48.6
1岁4月	44.7	45.4	46.1	46.4	47.5	48.2	48.8
1岁5月	44.9	45.6	46.2	46.6	47.6	48.4	48.9
1岁6月	45.1	45.8	46.4	46.8	47.8	48.6	49.1
1岁7月	45.2	46.0	46.6	47.0	47.9	48.8	49.3
1岁8月	45.4	46.2	46.7	47.1	48.0	48.9	49.4
1岁9月	45.6	46.3	47.0	47.3	48.3	49.0	49.5
1岁10月	45.7	46.5	47.2	48.1	48.9	49.7	50.5
1岁11月	45.9	46.6	47.4	48.2	49.1	49.9	50.7
2岁	46.0	46.7	47.5	48.3	49.2	50.0	50.8
2岁3月	46.3	47.1	47.8	48.7	49.5	50.4	51.2
2岁6月	46.6	47.3	48.1	48.9	49.8	50.6	51.5
2岁9月	46.8	47.5	48.3	49.2	50.0	50.9	51.7
3岁	47.0	47.7	48.5	49.3	50.2	51.1	51.9

注：年龄为整月或整岁。

表A-6 0～3岁女童年龄别头围的百分位数值 单位：cm

年龄	P3	P10	P25	P50	P75	P90	P97
0月	31.5	32.3	33.1	33.9	34.8	35.6	36.3
1月	34.2	34.9	35.6	36.3	37.1	37.8	38.5
2月	36.2	36.8	37.5	38.2	39.0	39.6	40.3
3月	37.5	38.1	38.8	39.5	40.3	41.0	41.6
4月	38.5	39.1	39.8	40.6	41.4	42.1	42.7
5月	39.3	40.0	40.7	41.5	42.3	43.0	43.7
6月	40.0	40.7	41.4	42.2	43.0	43.7	44.5
7月	40.7	41.4	42.1	42.9	43.7	44.5	45.2
8月	41.2	42.0	42.7	43.5	44.3	45.0	45.8
9月	41.7	42.4	43.0	44.0	44.6	45.5	46.3
10月	42.1	42.9	43.6	44.4	45.2	46.0	46.8
11月	42.5	43.2	44.0	44.8	45.6	46.4	47.1
1岁	42.8	43.5	44.4	45.1	45.9	46.7	47.5
1岁1月	43.1	43.8	44.5	45.4	46.2	47.0	47.8
1岁2月	43.3	44.1	45.1	45.6	46.5	47.3	48.0
1岁3月	43.5	44.3	45.2	45.9	46.7	47.5	48.3
1岁4月	43.7	44.5	45.4	46.1	46.9	47.7	48.4
1岁5月	43.9	44.6	45.6	46.2	47.1	47.9	48.7
1岁6月	44.1	44.8	45.8	46.4	47.3	48.1	48.8
1岁7月	44.2	45.0	45.9	46.7	47.4	48.2	49.0
1岁8月	44.4	45.1	46.1	46.9	47.6	48.4	49.2
1岁9月	44.5	45.4	46.2	47.1	47.7	48.6	49.4
1岁10月	44.7	45.6	46.4	47.1	47.9	48.7	49.6
1岁11月	44.8	45.7	46.5	47.2	48.1	48.8	49.7
2岁	45.0	45.9	46.7	47.3	48.3	48.9	49.9
2岁3月	45.3	46.0	46.8	47.6	48.5	49.0	50.2
2岁6月	45.5	46.3	47.1	47.9	48.8	49.7	50.5
2岁9月	45.8	46.6	47.3	48.2	49.1	49.9	50.8
3岁	46.1	46.8	47.6	48.5	49.4	50.3	51.1

注：年龄为整月或整岁。

表A-7　7岁以下男童年龄别BMI的标准差数值　　单位：kg/m^2

年龄	−3SD	−2SD	−1SD	中位数	＋1SD	＋2SD	＋3SD
0月	10.2	11.1	12.0	13.2	14.4	15.7	17.1
1月	11.0	12.0	13.1	14.5	16.1	17.8	19.6
2月	12.1	13.2	14.5	15.9	17.5	19.2	21.0
3月	13.0	14.2	15.6	17.0	18.7	20.6	22.5
4月	13.6	14.9	16.4	17.8	19.6	21.5	23.4
5月	14.1	15.2	16.8	18.2	20.0	21.9	23.9
6月	14.1	15.2	16.8	18.3	20.1	22.0	24.0
7月	14.4	15.4	17.0	18.5	20.3	22.2	24.2
8月	14.1	15.1	16.7	18.2	20.0	21.9	23.9
9月	14.0	15.1	16.6	18.1	19.9	21.8	23.8
10月	14.1	15.1	16.8	18.3	20.2	22.1	24.1
11月	14.0	15.2	16.9	18.4	20.3	22.2	24.2
1岁	13.9	15.1	16.7	18.2	20.1	22.0	24.0
1岁1月	13.9	15.1	16.8	18.3	20.2	22.1	24.1
1岁2月	13.9	15.1	16.8	18.3	20.2	22.1	24.1
1岁3月	14.0	15.2	16.9	18.4	20.3	22.2	24.2
1岁4月	14.0	15.2	17.0	18.5	20.4	22.3	24.3
1岁5月	14.0	15.2	17.0	18.5	20.4	22.3	24.3
1岁6月	13.9	15.1	16.9	18.4	20.3	22.2	24.2
1岁7月	13.3	14.1	15.1	16.3	17.6	19.2	21.1
1岁8月	13.2	14.1	15.1	16.3	17.6	19.1	21.0
1岁9月	13.2	14.0	14.9	16.0	17.4	19.0	20.9
1岁10月	13.1	13.9	14.9	16.0	17.3	18.9	20.8
1岁11月	13.0	13.9	14.8	15.9	17.3	18.8	20.7
2岁	13.1	14.0	15.0	16.1	17.4	19.0	20.9
2岁1月	13.2	14.0	15.0	16.1	17.4	19.0	20.7
2岁2月	13.3	13.9	14.9	16.0	17.3	18.9	20.7
2岁3月	12.9	13.6	14.5	15.6	16.9	18.4	20.3
2岁4月	12.8	13.5	14.4	15.5	16.8	18.3	20.1
2岁5月	12.7	13.4	14.3	15.4	16.7	18.2	20.0

续　表

年龄	−3SD	−2SD	−1SD	中位数	＋1SD	＋2SD	＋3SD
2岁6月	12.7	13.3	14.2	15.3	16.6	18.1	20.0
2岁7月	12.8	13.5	14.5	15.6	16.9	18.4	20.3
2岁8月	12.9	13.7	14.7	15.8	17.0	18.6	20.4
2岁9月	12.9	13.6	14.6	15.6	17.0	18.4	20.3
2岁10月	12.8	13.6	14.6	15.6	16.8	18.3	20.1
2岁11月	12.7	13.5	14.5	15.5	16.7	18.2	20.0
3岁	12.7	13.5	14.5	15.5	16.7	18.2	20.0
3岁1月	12.6	13.4	14.4	15.4	16.6	18.1	20.0
3岁2月	12.6	13.4	14.4	15.4	16.6	18.1	20.0
3岁3月	12.5	13.4	14.3	15.3	16.5	18.0	19.9
3岁4月	12.6	13.4	14.3	15.3	16.6	18.0	20.0
3岁5月	12.7	13.4	14.3	15.3	16.6	18.1	20.1
3岁6月	12.7	13.4	14.3	15.3	16.6	18.1	20.1
3岁7月	12.7	13.4	14.3	15.4	16.7	18.2	20.1
3岁8月	12.7	13.4	14.3	15.3	16.6	18.1	20.0
3岁9月	12.6	13.4	14.3	15.3	16.6	18.1	20.0
3岁10月	12.6	13.3	14.3	15.3	16.6	18.1	20.1
3岁11月	12.6	13.3	14.3	15.3	16.6	18.2	20.1
4岁	12.6	13.3	14.3	15.3	16.6	18.1	20.1
4岁1月	12.5	13.2	14.2	15.3	16.5	18.1	20.1
4岁2月	12.5	13.3	14.2	15.3	16.6	18.2	20.2
4岁3月	12.5	13.3	14.1	15.3	16.6	18.2	20.3
4岁4月	12.5	13.3	14.1	15.3	16.6	18.2	20.3
4岁5月	12.4	13.2	14.1	15.2	16.5	18.2	20.5
4岁6月	12.3	13.1	14.1	15.2	16.4	18.1	20.7
4岁7月	12.3	13.1	14.1	15.2	16.4	18.1	20.7
4岁8月	12.2	13.0	14.1	15.2	16.4	18.1	20.7
4岁9月	12.2	13.0	14.1	15.2	16.4	18.1	20.7
5岁	12.2	13.0	14.1	15.1	16.3	18.0	21.0
5岁1月	12.2	13.1	14.1	15.1	16.3	18.0	21.0

续 表

年龄	-3SD	-2SD	-1SD	中位数	+1SD	+2SD	+3SD
5岁2月	12.2	13.1	14.1	15.1	16.3	18.0	21.0
5岁3月	12.3	13.1	14.1	15.1	16.3	18.0	21.0
5岁4月	12.3	13.1	14.1	15.1	16.3	18.0	21.0
5岁5月	12.3	13.1	14.1	15.1	16.3	18.0	21.0
5岁6月	12.3	13.1	14.1	15.1	16.3	18.0	21.0
5岁7月	12.2	13.0	14.0	15.1	16.3	18.0	21.4
5岁8月	12.2	13.0	14.0	15.1	16.3	18.0	21.7
5岁9月	12.2	13.0	14.0	15.1	16.3	18.0	21.7
6岁	12.2	13.0	14.0	15.1	16.3	18.0	22.0
6岁1月	12.2	13.0	14.0	15.1	16.3	18.1	22.0
6岁2月	12.2	13.0	14.0	15.1	16.3	18.0	22.0
6岁3月	12.2	13.0	14.0	15.1	16.3	18.0	22.0
6岁4月	12.2	13.0	14.0	15.1	16.3	18.0	22.1
6岁5月	12.2	13.0	14.0	15.1	16.3	18.0	22.2
6岁6月	12.2	13.0	14.0	15.1	16.3	18.0	22.2
6岁7月	12.2	13.0	14.0	15.1	16.3	18.0	22.3
6岁8月	12.2	13.0	14.0	15.1	16.3	18.0	22.9
6岁9月	12.1	13.0	14.0	15.1	16.3	18.1	23.3

表A-8　7岁以下女童年龄别BMI的标准差数值　　单位：kg/m^2

年龄	-3SD	-2SD	-1SD	中位数	+1SD	+2SD	+3SD
0月	10.0	10.9	12.0	13.1	14.2	15.4	16.7
1月	11.7	12.6	13.5	14.7	15.9	17.3	18.9
2月	12.7	13.7	14.8	16.1	17.5	19.0	20.9
3月	13.2	14.2	15.4	16.7	18.1	19.7	21.6
4月	13.5	14.5	15.7	17.1	18.5	20.0	21.9
5月	13.5	14.5	15.7	17.1	18.5	20.0	21.9
6月	13.7	14.7	15.9	17.3	18.7	20.2	22.1
7月	13.7	14.7	15.9	17.3	18.7	20.2	22.1

续 表

年龄	-3SD	-2SD	-1SD	中位数	+1SD	+2SD	+3SD
8月	13.7	14.7	15.9	17.3	18.7	20.2	22.1
9月	13.7	14.7	15.9	17.3	18.7	20.2	22.1
10月	13.6	14.6	15.8	17.2	18.6	20.1	22.0
11月	13.5	14.5	15.7	17.1	18.5	20.0	21.8
1岁	13.4	14.4	15.6	16.9	18.3	19.8	21.6
1岁1月	13.4	14.3	15.3	16.5	17.9	19.6	21.6
1岁2月	13.3	14.2	15.2	16.4	17.8	19.4	21.3
1岁3月	13.2	14.1	15.1	16.3	17.6	19.2	21.1
1岁4月	13.1	14.0	15.0	16.2	17.5	19.1	21.0
1岁5月	13.1	13.9	14.9	16.0	17.4	18.9	20.8
1岁6月	13.0	13.8	14.7	15.9	17.3	18.7	20.7
1岁7月	12.9	13.8	14.7	15.8	17.2	18.6	20.4
1岁8月	12.9	13.8	14.7	15.8	17.1	18.6	20.4
1岁9月	12.8	13.7	14.6	15.7	17.0	18.5	20.3
1岁10月	12.8	13.7	14.5	15.7	17.0	18.5	20.3
1岁11月	12.7	13.7	14.5	15.6	16.9	18.4	20.2
2岁	12.9	13.9	15.1	16.3	17.6	19.2	21.1
2岁1月	12.8	13.7	15.0	16.3	17.6	19.1	21.0
2岁2月	12.8	13.7	14.9	16.1	17.4	18.9	20.8
2岁3月	12.6	13.5	14.5	15.6	16.9	18.5	20.4
2岁4月	12.6	13.4	14.4	15.6	16.7	18.2	20.1
2岁5月	12.6	13.3	14.4	15.5	16.7	18.2	20.1
2岁6月	12.6	13.2	14.3	15.3	16.6	18.1	20.0
2岁7月	12.6	13.1	14.3	15.3	16.6	18.1	20.0
2岁8月	12.5	13.0	14.2	15.3	16.5	18.1	19.9
2岁9月	12.5	13.0	14.2	15.2	16.5	18.1	19.9
3岁	12.5	13.3	14.3	15.3	16.5	18.1	19.9
3岁3月	12.4	13.2	14.1	15.2	16.5	18.0	19.9

续　表

年龄	-3SD	-2SD	-1SD	中位数	+1SD	+2SD	+3SD
3岁6月	12.4	13.2	14.1	15.2	16.5	18.0	19.9
3岁9月	12.3	13.1	14.0	15.1	16.4	17.9	19.8
4岁	12.2	13.0	13.9	15.0	16.3	17.8	19.7
4岁3月	12.2	13.0	13.9	15.0	16.3	17.8	19.7
4岁6月	12.1	12.9	13.8	14.9	16.2	17.6	19.5
4岁9月	12.1	12.9	13.8	14.9	16.2	17.6	19.5
5岁	12.0	12.8	13.7	14.8	16.1	17.5	19.4
5岁3月	12.0	12.8	13.7	14.8	16.1	17.5	19.4
5岁6月	12.0	12.8	13.7	14.8	16.1	17.5	19.4
5岁9月	11.9	12.8	13.8	15.0	16.4	18.0	20.1
6岁	11.9	12.8	13.8	15.0	16.4	18.0	20.1
6岁3月	11.9	12.8	13.8	15.0	16.4	18.0	20.1
6岁6月	11.8	12.7	13.8	15.0	16.7	18.6	21.1
6岁9月	11.8	12.7	13.8	15.0	16.7	18.6	21.1